Michaelis
Die ersten fünf Jahre

Der Autor

Prof. Dr. Richard Michaelis war viele Jahre ärztlicher Direktor der Abteilung Kinderentwicklung und Kinderneurologie an der Universitätsklinik Tübingen. Er gilt als einer der führenden Experten Deutschlands zur frühen kindlichen Entwicklung. National, im europäischen Ausland und in der Türkei ist er auch heute noch als Referent gefragt. Prof. Dr. Richard Michaelis ist Vater von drei Töchtern, hat sich sehr intensiv um seine sechs Enkel während ihrer Babyzeit und im Vorschulalter gekümmert und dabei vieles an Entwicklungsphänomenen genau verfolgt. Neben diversen wissenschaftlichen Fachbüchern und Beiträgen verfasste er auch den vorliegenden Ratgeber für Eltern und für alle, die sich über das heutige Wissen zur frühen kindlichen Entwicklung sachkundig, verständlich aber auch kritisch informieren wollen.

Prof. Dr. Richard Michaelis

Die ersten fünf Jahre

Wie sich Ihr Kind entwickelt

INHALT

6 **Neu gefragt:**
Wie entwickeln sich Kinder?
6 Wir wissen heute viel mehr
10 Zum Aufbau des Buches

13 **Die Entwicklung Ihres Kindes**
14 **Reifung und Entwicklung**
14 Reifung oder Entwicklung, wo ist der Unterschied?
21 Reifekonzept und Entwicklungskonzept: Konsequenzen
28 Warum Individualität und wie?

32 **Einige notwendige neurobiologische Grundlagen**
32 Das limbische System
35 Limbisches System und Lernen
38 Limbisches System und Bindungsverhalten

47 **Die Gedächtnisse als Stützpfeiler der Entwicklung**
47 Die unbewussten Gedächtnisse
55 Die bewussten Gedächtnisse

64 **Nachahmung und Teilhabe**
64 Funktionen des Nachahmungsverhaltens
68 Auslöser von Nachahmungsverhalten
75 Aktives Teilhaben

83 **Auf dem Weg zum individuellen Selbst**
83 Die Entwicklung der Vorstellung vom Selbst
89 Deutungen der eigenen Erfahrungswelten

94 **Kinder in ihren Familien**
94 Die heutige Kleinfamilie
96 Eltern tun alles. Tun sie zu viel?
98 Was muss ich für mein Kind tun?
101 Neurobiologie und Entwicklung
102 Menschen sind ihr ganzes Leben lang lernfähig

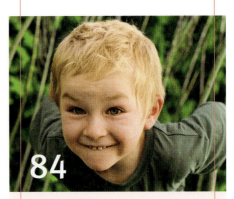

Ich-Entwicklung
Jeder ist einmalig und individuell. Die Entwicklung des „Selbst", also der Bewusstheit seiner selbst, verläuft in drei Entwicklungsschritten und ist sehr unterschiedlich.

105 **Entwicklung in Altersabschnitten**
106 **Grenzsteine der Entwicklung**
106 Was sind Grenzsteine?
108 Wie nutzen Sie Grenzsteine?
110 **Das erste Lebenshalbjahr: 1. bis 6. Lebensmonat**
110 Altersgebundene Entwicklung – Entwicklungspfade
119 Altersgebundene Besonderheiten
123 Gefährdungen durch Unfälle
125 **Das zweite Lebenshalbjahr: 7. bis 12. Lebensmonat**
125 Altersgebundene Entwicklung – Entwicklungspfade
138 Altersgebundene Besonderheiten
139 Gefährdungen durch Unfälle

4

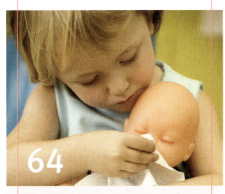

64

Nachahmen
Die Nachahmung ist ein wichtiger Faktor für die kindliche Entwicklung. Kinder imitieren gerne Aktivitäten, Mimik und Verhaltensweisen, die sie bei anderen Menschen sehen.

174

Motorik
Welche Energie, Frustrationstoleranz, Ausdauer, Unermüdlichkeit und Kraft legt ein Kind an den Tag bei der Erlernung einer motorischen Fähigkeit!

142 **Das dritte Lebenshalbjahr: 13. bis 18. Lebensmonat**
142 Altersgebundene Entwicklung – Entwicklungspfade
149 Altersgebundene Besonderheiten
150 Gefährdungen durch Unfälle

152 **Das vierte Lebenshalbjahr: 19. bis 24. Lebensmonat**
152 Altersgebundene Entwicklung – Entwicklungspfade
161 Altersgebundene Besonderheiten
171 Gefährdungen durch Unfälle

172 **Das dritte Lebensjahr: 25. bis 36. Lebensmonat**
172 Altersgebundene Entwicklung – Entwicklungspfade
181 Altersgebundene Besonderheiten
188 Gefährdungen durch Unfälle

190 **Das vierte Lebensjahr: 37. bis 48. Lebensmonat**
190 Altersgebundene Entwicklung – Entwicklungspfade
197 Altersgebundene Besonderheiten
202 Gefährdungen durch Unfälle

205 **Das fünfte Lebensjahr: 49. bis 60. Lebensmonat**
205 Altersgebundene Entwicklung – Entwicklungspfade
214 Altersgebundene Besonderheiten
217 Gefährdungen durch Unfälle

219 **Glossar**
224 **Literatur**
226 **Register**

Neu gefragt: Wie entwickeln sich Kinder?

Ich schreibe dieses Buch nicht, weil immer wieder einmal mehr oder weniger Neues oder Anderes über die Entwicklung von Kindern zu sagen ist oder weil ich besonders wirkungsvolle Rezepte zur Erziehung oder zur Entwicklungsförderung anzubieten hätte. Vielmehr hat sich in den letzten Jahren ein grundsätzlicher Wandel im Verständnis der kindlichen Entwicklung vollzogen, der bisher kaum wahrgenommen wurde, der aber unser Verständnis über die Entwicklung von Kindern grundsätzlich verändern wird.

Dieses neue Wissen möchte ich Ihnen vermitteln, damit Sie in der Lage sind, Ihr Kind informiert, mit Verständnis, Respekt und Faszination in seiner Entwicklung zu begleiten. Die neuen Einsichten in die Entwicklung Ihres Kindes bieten ein anderes, komplexeres, jedoch sehr viel zutreffenderes Verstehen der frühen Kinderwelten, die Sie, wenn notwendig, mit Kompetenz verändern können.

Wir wissen heute viel mehr

Die frühe Entwicklung von Kindern verläuft, wie wir heute wissen, sehr viel komplexer und mit einer eigenen, versteckten Logik. Entwicklungsprozesse laufen deutlich komplizierter ab, als sie die immer noch weithin gültige und vergleichsweise einfach gestrickte Reifetheorie (s. S. 14 ff.) beschreibt. Das bessere Verstehen der Kräfte, die die Entwicklung Ihres Kindes steuern, macht sich jedoch direkt bezahlt durch eine kindgerechte und spürbare Sicherheit in Ihrer erzieherischen Kompetenz, die Sie gewinnen werden. Verstehen ist aber auch die wichtige Basis für Ihr Vertrauen in die Entwicklung Ihres Kindes.

Woher stammt mein „anderes" Wissen über die frühe Entwicklung von Kindern? Aus meiner langjährigen und direkten Berufserfahrung mit Kindern der frühen Altersgruppen, als Leiter einer Abteilung für Entwicklungsneurologie an der Universitäts-Kinderklinik in Tübingen. Es stammt aber auch von der beruflichen Notwendigkeit, immer wieder Neues über die Entwicklung von Kindern zu lernen: Aus der Biologie und Neurobiologie, aus der Entwicklungspsychologie, aus der Pädagogik, den Sprachwissenschaften, aus der Evolutionstheorie und aus der Entwicklungsforschung der Kinderheilkunde.

Schließlich, und nicht zuletzt, verdanke ich mein Wissen der direkten, ganz bewussten Beobachtung sehr vieler Kinder bei allen nur möglichen, kindrelevanten Anlässen und Gelegenheiten. Das waren viele bekannte und unbekannte Kinder, wo immer ich ihnen begegnet bin. Dazu gehören auch meine Enkelinnen und Enkel. Oft habe ich die Eltern, auch wenn ich sie nicht kannte, zu ihren eigenen Meinungen und Erfahrungen befragt. Sie haben mir viele Details aus der Entwicklung ihrer Kinder bereitwillig erzählt. Ihnen allen sei an dieser Stelle besonders gedankt. Ihre Beiträge sind in den Text des Buches mit hineinverwoben, vor allem in die kleinen Beispielgeschichten.

Jedes Kind entwickelt sich individuell.

Alle diese beruflichen und persönlichen Erfahrungen haben bei mir schließlich die Vermutung aufkommen lassen, dass Kinder sich vielleicht ganz anders entwickeln, als dies bisher wissenschaftlich, aber auch in den allermeisten Ratgebern zur Entwicklung beschrieben wird.

Kinder, und nicht Bücher, haben mich gelehrt, dass sie sich in ihrer Entwicklung kaum an die Regeln halten, die ihnen von Entwicklungsexperten aller Fachrichtungen vorgegeben werden. Diese stützen sich seit Langem auf die scheinbar bewährte und verlässliche Reifungstheorie der kindlichen Entwicklung: Nur ein streng zeitlich und altersgebundenes, genetisch festgelegtes „Schritt-für-Schritt-Pro-

gramm" garantiere eine normale Entwicklung (s. S. 14 ff.).

Kinder erreichen bestimmte Ziele ihrer Entwicklung oft und zum Erstaunen und Unverständnis ihrer Eltern zu ganz anderen als zu den erwarteten oder von Ratgebern und Entwicklungstabellen geforderten Zeiten und oft auch auf sehr erstaunlichen Umwegen. Kinder durchlaufen einen ganz individuellen, einen nur ihnen eigenen Entwicklungsverlauf. Kinder „wundern" sich vom ersten Tag ihres Lebens an (da sie bereits über vorgeburtliche Erfahrungen verfügen) über jede neue Erfahrung und über jedes neue Ereignis in ihrem Tagesablauf, die sie mit anderen, bereits gemachten Erfahrungen vergleichen. Sie versuchen also, eine Art von „Theorie" aus ihren Erfahrungen zu gewinnen, damit ihnen neue Erfahrungen im Rahmen ihres bereits erworbenen, altersgebundenen Wissens verständlich werden. Wenn diese Erfahrungen sich nicht an bereits vorhandene anknüpfen lassen, müssen für neue Erfahrungen im Gedächtnis auch neue Kategorien, neue „Ordner" angelegt und eröffnet werden. Warum verarbeiten und speichern Babys schon so früh, was sie erleben und erfahren? Nach gängigem Verständnis sind sie doch in den ersten Tagen und Wochen ihres Lebens völlig von ihren Pflegepersonen abhängig und kümmern sich scheinbar um nichts Weiteres zu als zu schlafen, zu trinken und sich immer wieder frisch windeln und wickeln zu lassen.

Sie tun es, weil sie damit schon sehr früh fähig werden, sich an die Bedingungen an-

NEU GEFRAGT: WIE ENTWICKELN SICH KINDER?

Das andere Verständnis der frühen kindlichen Entwicklung

Worum geht es bei dem neuen Verständnis? Im Folgenden finden Sie eine Auflistung einiger Grundprinzipen der kindlichen Entwicklung, die in diesem Buch eine Rolle spielen.

- Vom ersten Tag ihres Lebens an sind Kinder unverwechselbare **Persönlichkeiten** und höchst perfekt mit allem versehen, was der jeweilige Entwicklungsstand von ihnen fordert. Kinder entwickeln sich individuell und daher auch unterschiedlich, also variabel, im Vergleich zu allen anderen Kindern.

- Kinder sind **Anpassungskünstler.** Sie orientieren sich in ihrer Entwicklung perfekt an der Umwelt und an den kulturellen und sozialen Bedingungen, in die sie hineingeboren wurden.

- Kinder sind von Geburt an hoch begabte **Kommunikatoren.** Sie versuchen mit allen Mitteln, die ihnen zur Verfügung stehen, andere Menschen zu einem „Dialog", zu einem „Gespräch" zu verführen.

- Kinder streben nach „**Teilhabe**" und „Teilnahme" am Leben ihrer Familie und das mit Power.

- Kinder lernen vor allem durch **Nachahmung.** Sie ist der stärkste, angeborene Lernfaktor überhaupt. Mit der Nachahmung von Vorbildern gelingt es Kindern am besten und schnellsten, teilzuhaben und teilzunehmen.

- Kinder scheuen keine Konflikte. Der Drang zur Nachahmung, zur Imitation ist so stark, dass er, besonders in den ersten Lebensjahren, in Konflikt mit dem Denken und Handeln der Erwachsenen gerät, Konflikte, die dann allzu rasch als Trotzphase missverstanden werden.

- Kinder wollen verstehen. Damit beginnen sie sofort nach der Geburt. Sie versuchen, Geschehnisse und Erfahrungen einzu-

ordnen, die ihren täglichen Tagesablauf bestimmen. Sie bilden dazu „**Theorien**", mit denen sie neue Erfahrungen in ihrem Gedächtnis sinnvoll einspeichern können.

- Erzieherische **Konflikte** ergeben sich meist aus den angeborenen Eigenschaften der „Teilnahme" und der „Nachahmung" (Imitation), deren starke Triebfedern von Erwachsenen kaum wahrgenommen, geschweige denn verstanden werden.

- Weil Kinder „teilhaben" wollen, gebühren ihnen Zuwendung, Verständnis und **Respekt,** wie anderen Mitmenschen auch. Dass sie auf ihrem Weg in ein teilhabendes und aktives Leben auf unsere Hilfe in besonderem Maße angewiesen sind, mindert nicht im Geringsten ihre Forderung nach Akzeptanz und Würdigung ihrer Persönlichkeit vom ersten Lebenstag an.

zupassen, in die sie hineingeboren wurden. Die jedoch können sich von den gewohnten Bedingungen unserer Lebenswelt drastisch unterscheiden. Denn es ist nicht gleichgültig, ob ein Kinderleben unter den Bedingungen einer arktischen Welt, in der Sahara oder in Mitteleuropa beginnt. Wir begegnen hier schon zwei Schlüsselbegriffen, Individualität und Anpassung (Adaptation), die für das Verstehen von Entwicklungsprozessen im Verlauf des Buches von entscheidender Bedeutung sind.

Versuchen Sie, ihr Kind zu verstehen

Das Buch hat sich vor allem zum Ziel gesetzt, Sie über beondere Entwicklungsbedingungen zu informieren, damit Sie ihr Kind in seinem Verhalten, in seinen Absichten und in seinem Tun verstehen können. Erst das Verstehen führt zu nachvollziehbaren Alternativen und Vorschlägen, wie Kinder in ihren jeweiligen Entwicklungsphasen in ihrem Verhalten altersgerecht beurteilt werden können, ohne sie unbeabsichtigt zu kränken oder zu verletzen, weil die Absicht, das Handeln des Kindes überhaupt nicht verstanden wurden. Mit einem verstehenden Wissen lässt sich sehr viel rationaler ein kindliches Verhalten steuern, das Ihnen und oft auch Ihrem Kind zu schaffen macht und Handlungsbereitschaft fordert, z. B. bei einem ausufernden Trotzverhalten.

Sie werden allerdings in diesem Buch keine Ratschläge finden, wie Sie Ihr Kind am besten, am intensivsten, am sichersten und effektivsten fördern- oder auch auf Leistung trimmen können. Das Buch ist kein „Förderbuch", in dem auf jeder Seite nachzulesen ist, was von Ihnen erwartet und getan werden muss, sondern ein „Verstehbuch". Das Buch wird Ihnen nicht zu irgendwelchen Diagnosen verhelfen, wenn auch hin und wieder Diagnosen von Auffälligkeiten und Krankheiten erwähnt werden.

Auf mögliche Gefährdungen der Entwicklung durch bestimmte Ereignisse und Auffälligkeiten wird an den entsprechenden Stellen immer hingewiesen werden. Haben Sie Bedenken, sind Sie verunsichert, gehen Sie zu Ihrer Kinderärztin oder Ihrem Kinderarzt. Möglicherweise finden Sie auch in einer Buchhandlung einen Ratgeber, der Ihnen hilfreich erscheint.

Einen verbesserten Stand der Entwicklung Ihres Kindes, die über seine angeborenen und erworbenen Potenziale hinausführt, ihm zu einem „besseren Gehirn" verhelfen würde, kann bisher keine Therapie und keine neue neurobiologische Erkenntnis anbieten, außer dem, was Sie, nach Bruer, s. S. 99) ohnehin schon immer gewusst haben und was seit alters her weitergegeben wird. (Zur Information: Wir reden von sich unauffällig entwickelnden Kindern und nicht von Kindern mit Entwicklungsdefiziten!)

Sprechen Sie viel mit Ihrem Baby! Singen Sie mit Ihrem Baby! Streicheln Sie Ihr Baby! Lesen Sie Ihrem Kind vor! Lassen Sie es nicht zu viel fernsehen! Gehen Sie einfühlsam und sorgsam mit Ihrem Baby, mit

NEU GEFRAGT: WIE ENTWICKELN SICH KINDER?

Ihrem Kind um. Wenn es notwendig ist, suchen Sie eine Stunden- oder Tagesbetreuung, in der sich Ihr Kind wohl fühlt (und das sollte es dann auch!), in der, je jünger Ihr Kind ist, die betreuenden Personen auch eine Bindungsfunktion übernehmen können.

Was ich diesen simplen, verständlichen Empfehlungen schon hier in der Einleitung hinzufügen möchte, ist: Achten und würdigen Sie die individuelle Persönlichkeit Ihres Kindes, die ihm angeborene Bereitschaft zur Teilhabe und zur Imitation, und versuchen Sie, Ihr Kind so zu behandeln, wie Sie selbst behandelt werden möchten. Verletzen Sie nicht dauerhaft seine Integrität, denn erst dann beginnen, nach Bruer, die wirklichen Probleme und die berechtigten Sorgen.

Zum Aufbau des Buches

Das Buch ist, nach der Einleitung, in zwei Teile gegliedert. Im ersten Teil werden die Generierungsprozesse vorgestellt, die Entwicklungsverläufe auslösen, antreiben und steuern. Einige neurobiologische Zusammenhänge vom limbischen System, zuständig für die Entwicklung von Gefühlen und für das Bindungsverhalten, sowie die verschiedenen Aufgaben der unterschiedlichen Gedächtnisse und der neuronalen Netzwerke werden erläutert.

Im zweiten Teil werden die Entwicklung in bestimmten Altersabschnitten und ihre altersrelevanten Besonderheiten besprochen. Für jeden Altersabschnitt werden Sie zum Abschluss sogenannte Grenzsteine der Entwicklung finden, mit denen Sie die Entwicklung Ihres Kindes überprüfen können, wenn Sie das tun möchten.

Im ersten Teil des Buches werden wir den Konditionen nachgehen, die die frühe kindliche Entwicklung auslösen, antreiben und steuern. Folgende Themen, die für das Verständnis der Entwicklung Ihres Kindes in einem bestimmten Alter spielen, werden behandelt:

- Reifung oder Entwicklung?
- neurobiologische Grundlagen (Emotionen und Lernen; Bindung und Bindungsverhalten)
- verschiedene Arten und Funktionen der Gedächtnisse
- Nachahmung und Teilhabe
- der Weg der individuellen Entwicklung und die Entwicklung zum Selbst
- Kinder in ihren Familien

Altersgebundene, individuelle Entwicklung

Die altersgebundene Entwicklung wird für folgende Altersgruppen beschrieben:
- je ein Kapitel für die ersten vier Lebenshalbjahre
- das dritte Lebensjahr
- das vierte Lebensjahr
- das fünfte Lebensjahr

NEU GEFRAGT: WIE ENTWICKELN SICH KINDER?

In diesen sieben Kapiteln werden die Entwicklungspfade in ihrem altersgebundenen Ablauf bis zum Ende des fünften Lebensjahres beschrieben und erläutert. Zeitlich gebundene Entwicklungsereignisse, die nur in einem bestimmten Alter die kindliche Entwicklung für eine gewisse Zeit bestimmen und beeinflussen, sind bei der Altersstufe eingeordnet, in der sie am bedeutsamsten sind.

Zu den altersgebundenen Entwicklungsverläufen, den sogenannten Entwicklungspfaden, gehören:
- die Bewegungsentwicklung des Körpers und der Hände und Finger
- die Sprach- und Sprechentwicklung
- die kognitive Entwicklung
- die soziale und die emotionale Entwicklung
- die Entwicklung des Selbst (Ich-Entwicklung) und die Selbstständigkeitsentwicklung

Das Schlafverhalten, altersbedingte Ängste, frühe Lernstörungen, Verhaltensauffälligkeiten und Gefährdungen durch Unfälle werden bei den jeweiligen Altersgruppen gesondert angesprochen.

Auf die ausführliche Beschreibung der körperlichen Entwicklung Ihres Kindes habe ich bewusst verzichtet, da sie im Vorsorgeheft Ihres Kindes, auch für Sie nachvollziehbar, dokumentiert ist. Die zeitlichen Entwicklungsverläufe sind so dargestellt, wie sie bei etwa 50 bis 90 Prozent aller sich normal entwickelnden Kinder erfolgen. Es gibt also keinen Grund zur Panik, wenn Ihr Kind noch nicht seine Altersnorm erreicht hat. Die Grenzsteine am Ende jedes Kapitels weisen darauf hin, bis zu welchem Alter spätestens ein bestimmter Entwicklungsschritt erreicht sein muss.

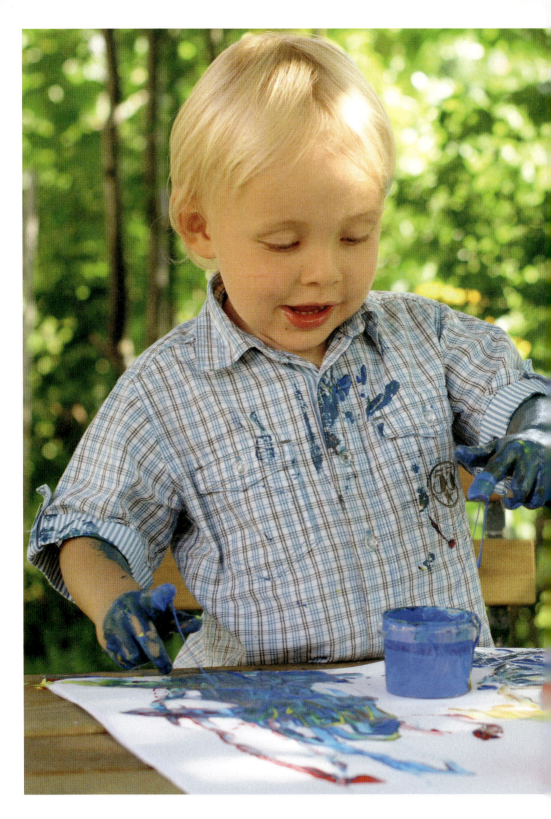

Die Entwicklung Ihres Kindes

Ein Sprichwort sagt: Man sieht nur was man weiß. Das Verständnis für die vielen Facetten der Entwicklung und des Verhaltens Ihres Kindes befähigt Sie, die Entwicklung Ihres Kindes gelassen richtig einzuschätzen und sich an Ihrem Kind und seinen besonderen Fähigkeiten zu erfreuen.

DIE ENTWICKLUNG IHRES KINDES

Reifung und Entwicklung

Im täglichen Sprachgebrauch werden die Wörter „Reifung" und „Entwicklung" als etwa gleichwertige Begriffe verwendet. Richtiger ist jedoch nachzufragen, was denn „reifen" und was „sich entwickeln" soll. Wie wir sehen werden, ist die Beantwortung dieser Frage für das Verstehen, wie Kinder sich tatsächlich entwickeln, von ganz besonderer Bedeutung.

Reifungsprozesse verlaufen gradlinig und wenig von außen beeinflussbar. Ihr Ablauf ist in einem genetischen Programm festgelegt. Entwicklungsprozesse reagieren dagegen auf sich verändernde Umweltbedingungen. Sie sind daher Lernprozesse. Sie ermöglichen damit ein adaptives (anpassendes) Verhalten.

Reifung oder Entwicklung, wo ist der Unterschied?

Das Wort Reifung beschreibt das Wachstum und die Ausbildung von Organen und ihren Funktionen, z. B. der Leber oder des Herzens oder der Seh- oder Hörorgane. Auch das Gehirn reift in seinen Zellstrukturen. Aber zur Ausbildung seiner Funktionen und Fähigkeiten sind Lernprozesse für das Gehirn unerlässlich, was schon auf den Begriff der Entwicklung verweist. Organe entstehen nach einem detaillierten, genetisch (erblich) festgelegten Bauplan und damit auch in sehr genau vorgegebenen, zeitlichen Abläufen. Haben Organe wie Herz, Leber, Nieren die für ihre Funktionen notwendige Ausreifung erreicht, arbeiten sie lebenslang oder mit zeitlicher Begrenzung unverdrossen weiter, es sei denn, sie werden durch Krankheiten oder andere Faktoren in ihrer Funktion beeinträchtigt.

Als Beispiel für einen Reifungsprozess soll hier das Gehör stehen: In der 28. Schwangerschaftswoche ist das Gehör eines ungeborenen Kindes voll ausgereift und funktionsfähig, was nicht zufällig ist, wie wir im Zusammenhang mit der Sprachentwicklung noch erfahren werden. Ab dem 30. Lebensjahr beginnt, jedenfalls in unserer Kultur, bereits eine Abnahme der Hörfähigkeit. Eine sehr viel frühere Schädigung der Hörfähigkeit droht heute oft schon Jugendlichen durch die extreme laute Beschallung durch Kopfhörer und in Diskotheken. Diese Reifung des Gehörs ist ein charakteristischer Reifungsprozess, der sich nur in geringem Maß an veränderte Umweltbedingungen anpassen kann oder, wie es in der Fachsprache ausgedrückt wird: Ein Reifungsprozess hat keine adaptiven Fähigkeiten.

REIFUNG UND ENTWICKLUNG

Entwicklungsprozesse hingegen werden durch neue Erfahrungen und Lernen angestoßen, nicht durch genetisch festgelegte Programme. Sie lösen nachhaltige Änderungen im Verhalten und in den Reaktionen von Menschen auf ökologische (umweltbedingte) und soziale Störungen und Veränderungen aus, z. B. im menschlichen Miteinander, in der Familie, in Freundschaften und in sozialen Gruppierungen. Entwicklungsprozesse verlaufen individuell. Jeder Mensch, jedes Kind löst daher Probleme auf seine Art und im Hinblick auf seine eigenen Ziele und Bedürfnisse.

Nachhaltige Veränderungen des Verhaltens sind im Verlauf des menschlichen Lebens notwendig: Aufnahme in Kindergarten und Schule, Ausbildung, Beruf, Familiengründung, Geschwister, Einzelkind, Krankheiten, Verlust eines Partners, einer Partnerin, der Tod Nahestehender oder die Konfrontation mit dem eigenen Tod, um nur einige zu nennen. Entwicklungsprozesse nehmen daher keinen geregelten, vorhersagbaren Verlauf. Sie geschehen lebenslang immer wieder neu, als gelungene, teilweise gelungene oder nicht gelungene Anpassungen. Sie sind daher Adaptationsprozesse.

Entwicklung ist nicht Reifung

Entwicklung wird immer noch in den meisten Entwicklungsbüchern, Arnold Gesell folgend (siehe Kasten S. 16), als ein Reifungsprozess dargestellt und beschrieben. Schematisch und mit einer ge-

wissen Vereinfachung lässt sich ein solches „Schritt-für-Schritt-Modell" für die Entwicklung z. B. der Körperbeweglichkeit (Körpermotorik) folgendermaßen darstellen, so wie es auch heute noch in vielen Entwicklungstabellen zu finden ist:

Rückenlage → Bauchlage → Sitzen → aus dem Liegen direkt zum Sitzen kommen → Kriechen → Krabbeln → Hochziehen zum Stehen → Stehen mit Festhalten → Gehen mit Festhalten → freies Gehen.

Ein reifebezogenes Verständnis von Entwicklungsprozessen nach Gesell muss jedoch notwendigerweise zu weiteren Konsequenzen führen:

- Die Gehirnentwicklung muss zuerst einmal die altersbedingten Reifestufen erreicht haben, bevor das Gehirn überhaupt zum Lernen befähigt ist.
- Entwicklung verläuft in voraussagbaren Schrittabfolgen, von einfachen zu schwierigeren Fähigkeiten. Kein vorangehender Entwicklungsschritt darf, ohne eine Störung des Gesamtablaufes zu riskieren, ausgelassen werden.
- Eine normale Entwicklung kann an der normalen zeitlichen Abfolge der einzelnen Entwicklungsschritte abgelesen werden. Diese sind strikt linear (aufeinanderfolgend) organisiert.
- Alle Kinder dieser Welt entwickeln sich auf die gleiche Art und Weise.
- Und, von besonderer Wichtigkeit: Eine Störung der normalen, (genetisch) festgelegten Schrittfolgen in einem oder in mehreren Entwicklungspfaden weist auf eine nicht normale, eine auffällige oder sogar krankhafte Entwicklung hin.

DIE ENTWICKLUNG IHRES KINDES

WISSEN

Arnold Gesell

…, ein Kinderarzt und Kinderpsychologe an der Yale-Universität in den USA (1880–1961), hat in den 20er- und 30er-Jahren des letzten Jahrhunderts als Erster Entwicklungstests für Kleinkinder entwickelt und veröffentlicht. Sie sind bis heute die Grundlage nahezu aller Entwickungstests und Entwicklungsbeurteilungen für Kleinkinder geblieben. Gesell war der Überzeugung, dass Entwicklungsprozesse am besten zu erklären seien als Reifungsprozesse, also von biologischen Faktoren, von Genen bestimmt (determiniert) und von ihnen in ihrem Ablauf gesteuert. Gesell und seine Mitarbeiterinnen haben sehr populäre Entwicklungsbücher veröffentlicht. Sie sind vielfach übersetzt worden, auch ins Deutsche. Gesells Grundlagen und Kriterien für Entwicklungsbeurteilungen sind bis heute eine Art Kulturgut der westlichen Welt für Eltern und Entwicklungsfachleute geblieben, die bis heute Gültigkeit beanspruchen.

Gesells Reifetheorie liegt immer noch den meisten Tests der Entwicklungsbeurteilungen von Kindern zugrunde. Wir werden jedoch gleich sehen, dass das Konzept der Reifung nicht mehr genügt, um alle Besonderheiten der kindlichen Entwicklung zu verstehen und zu erklären.

Entwicklung als Anpassungsprozess

Wer Kinder in ihrer Entwicklung über längere Zeit mit gezielter Aufmerksamkeit begleitet, wird mit einer gewissen Verblüffung feststellen, dass sich jedes Kind seinen eigenen, individuellen Entwicklungsverlauf sucht und ihn auch findet. Untersuchungen darüber, wie ansonsten ganz unauffällige Kinder sich individuell, also jedes für sich, entwickeln, wurden vor einigen Jahren an der Universitäts-Kinderklinik Tübingen durchgeführt. Dort war

uns über die Jahre aufgefallen, dass viele Kinder sich anders entwickeln, als mit einer Reifungstheorie zu erwarten gewesen wäre. Und doch waren die meisten der Kinder bis zu Beginn des Schulalters ganz unauffällig geblieben.

Normalerweise erfolgt die Beurteilung von bestimmten Entwicklungsschritten nach statistischen Werten. Sie werden an sogenannten Normalpopulationen, also aus Entwicklungsbefunden von Kindern gewonnen, die sich normal entwickelt haben. Die individuelle Entwicklung eines einzelnen Kindes interessierte dabei nicht. Warum nicht? Durch die statistische Bearbeitung der Einzelbefunde zu Mittel- oder Perzentilenwerten gehen die individuellen Werte des einzelnen Kindes verloren, sie sind schlicht bedeutungslos.

Nehmen Sie sich die Zeit und schauen Sie sich die Tabelle genauer an. Welche Infor-

REIFUNG UND ENTWICKLUNG

mationen können Sie ihr entnehmen? Die Zahlen in der Tabelle sagen Ihnen, dass z. B. 10 Prozent der Kinder einer Untersuchung, die an 100 sich unauffällig entwickelnden Kindern durchgeführt wurde, im Alter von sechseinhalb Monaten fähig waren, sich selbst zum Stehen hochzuziehen. 50 Prozent der Kinder konnten das mit achteinhalb Monaten, 100 Prozent, also alle, mit dreizehn Monaten. Gehen mit Festhalten konnten 10 Prozent der Kinder mit sieben Monaten, mit 13 Monaten alle Kinder. Ebensolche Informationen lassen sich der Tabelle für die Entwicklung bestimmter sprachlicher Fähigkeiten in Perzentilen entnehmen.

Zeitliche Bandbreite für den Erwerb bestimmter Fähigkeiten

	10%	50%	100%
Hochziehen zum Stehen	6,5.	8,5.	13. Monat
Gehen mit Festhalten	7.	10.	13. Monat
Freies Gehen	10,5.	12,5.	19. Monat
Silbenverdoppelung	6.	8.	12. Monat
Zwei-Wort-Sprache	15.	20.	24. Monat

Die Tabelle zeigt, bis zu welchem Monat 10 Prozent, 50 Prozent und 100 Prozent der Kinder einer Untersuchungsgruppe, die sich unauffällig entwickelte, ein bestimmtes Entwicklungsziel erreicht hatten.

Wie sich ein individuelles Kind entwickelt hat, gibt die Tabelle nicht preis, obwohl die Werte der individuellen Entwicklungen aller Kinder den Zahlen der Tabelle zugrunde liegen. Was jedoch aus der Tabelle entnommen werden kann, ist: Die Zwei-Wort-Sprache erscheint in einer Gruppe sich normal entwickelnder Kinder frühestens mit 15 Monaten, und alle Kinder haben diese Fähigkeit bis zum 24. Lebensmonat gelernt.

Für die Festlegung sogenannter Grenzsteine der Entwicklung sind (s. S. 106 ff.) solche Angaben von besonderem Wert, denn damit lässt sich festlegen, ob ein Kind deutlich längere Zeit für die Entwicklung einer Fähigkeit benötigt als Kinder, die sich in einem festgelegten Zeitfenster normal entwickelt haben. Das war nun aber bereits ein Vorgriff auf die Grenzsteine der Entwicklung.

So entwickeln sich gesunde Kinder

Betrachten Sie sich nun genauer die Beispiele einer individuellen Entwicklung bei drei Kindern aus der Tübinger Studie, in der 100 Kinder von Geburt an in zwei Kinderarztpraxen in ihrer Entwicklung begleitet wurden. Die Eltern hatten die Bewegungsentwicklung ihrer Kinder nach

DIE ENTWICKLUNG IHRES KINDES

einem vorgegebenen Schema protokolliert und das Alter angegeben, in der der jeweilige Entwicklungsschritt sicher und selbstständig erlernt worden war. Der Entwicklungsstand und die Protokolle wurden in den Praxen noch einmal mit den Eltern besprochen und nachgeprüft. Die drei Abbildungen basieren auf dem Schema der Entwicklung der Körpermotorik (Körperbewegungen), das auf dem linken Rand des Bildes mit 10 Symbolen dargestellt ist (von unten nach oben):

1. Umdrehen von Rückenlage in die Bauchlage
2. Umdrehen von Bauchlage in die Rückenlage
3. freies, sicheres Sitzen
4. Hochkommen vom Liegen zum Sitzen
5. Robben
6. Krabbeln
7. Hochziehen zum Stehen
8. Stehen mit Festhalten
9. Gehen mit Festhalten
10. freies, sicheres Gehen

Am unteren Rand ist, von links nach rechts, das Alter in Monaten angegeben, in dem ein Kind ein bestimmtes Ziel seiner Bewegungsentwicklung erreicht hat.

Beispiel: Lilli

In der Abbildung unten verläuft die Entwicklung von Lilli, wie es nach dem Reifekonzept zu erwarten ist.

Schritt für Schritt hat Lilli das freie Gehen erlernt. Kein Schritt wurde ausgelassen, einer erfolgte immer nach dem anderen, allerdings wurden von Lilli das Hochziehen zum Stehen und das Stehen mit Festhalten zur selben Zeit, am Ende des 11. Lebensmonats, erlernt.

▲ Verlauf der motorischen Entwicklung von drei Kindern.

REIFUNG UND ENTWICKLUNG

Beispiel: Jan

Jan dagegen (Abb. S. 18) hat zwischen dem 7. und 8. Lebensmonat sozusagen nebeneinanderher sechs Entwicklungsziele erreicht: freies Sitzen, Hochkommen zum Sitzen, Kriechen, Krabbeln, Hochziehen zum Stehen, Stehen mit Festhalten.

Beispiel: Kathie

Einen ganz anderen Verlauf ihrer Entwicklung zeigt Kathie (Abb. S. 18) Wie Sie nun schon selbst sehen können, verläuft ihre Entwicklung im motorischen Bereich fast „chaotisch", wenn die Regeln eines Reifekonzeptes zugrunde gelegt werden. Von einem „Schritt-für-Schritt-Ablauf" der Entwicklung kann keine Rede mehr sein.

Die weitere Entwicklung dieser Kinder

Alle drei Kinder blieben in ihrer weiteren Entwicklung bis zum Schulalter unauffällig. Von den 100 Kindern der Studie hatten 25 Prozent einen Entwicklungsverlauf, wie er hier von Lilli beschrieben wurde. Die anderen 75 Prozent zeigten Verläufe ähnlich denen von Jan und Kathie, also Verläufe, die mit einem Reifeprozess nicht mehr zu erklären sind.

Etwa 15 Prozent der Kinder haben während ihrer motorischen Entwicklung die Schrittfolge des Kriechens und/oder des Krabbelns nicht durchlaufen, was auch in anderen Studien gefunden wurde. Die Entwicklungsschritte des Kriechens und Krabbelns wurden von diesen Kindern einfach übersprungen, ohne dass sie Schaden an ihrer motorischen Entwicklung genommen hätten. Später, nachdem sie frei gehen gelernt hatten, konnten sie auch sicher

und flink krabbeln, sobald sie auf dem Boden spielten und sich dort schnell fortbewegen wollten, ohne erst wieder eine senkrechte Stellung zum Gehen einzunehmen. Jedoch als entscheidende Schritte für ein korrektes Bewegungserlernen waren offenbar die Entwicklungsschritte Kriechen und Krabbeln nicht von fundamentaler Bedeutung.

Fortschritte und scheinbare Rückschritte gehören dazu

Die ersten freien Schritte, als wichtigstes Etappenziel der motorischen Entwicklung, sind für jedes Kind ein überwältigendes Ereignis. Die Freude und der Stolz über die neue und mit unermüdlichem Wiederholen erworbene Leistung spiegeln sich deutlich in der Mimik eines Kindes wider. Wer gelernt hat, solche Gemütsäußerungen im Gesicht eines Kindes zu suchen und darauf zu achten, wird berührt und beeindruckt sein von der Freude des Kindes an seiner gewonnenen Selbstständigkeit. Es hat nun den gleichen Status wie andere, ältere Kinder und wie seine Eltern: Es kann aufrecht und sicher gehen! Es kann jetzt teilhaben und teilnehmen an den Aktivitäten aller Menschen, die es bisher kennengelernt hat. Es gehört von nun an unübersehbar dazu.

Inkonsistenzen

Untersuchungen der individuellen Entwicklung von Kindern zeigen im Einzelverlauf jedoch scheinbare „Auffälligkeiten" der kindlichen Entwicklung, die erklärt werden müssen. Warum ist z. B. ein Kind

Die Entwicklung Ihres Kindes

schon einmal einige Schrittchen frei gegangen, oder es hat bereits, zur Begeisterung der Eltern, Mama oder Papa gesagt? Dann aber war die neu erworbene Fähigkeit, zur großen Enttäuschung der Eltern, plötzlich wieder verschwunden. Trotz aller Ermunterungen nicht aktivierbar, ist sie plötzlich, nach einigen Tagen oder Wochen, wieder da und wird nun auch endgültig beibehalten.

Solche Aufschübe werden Inkonsistenzen genannt. Sie sind charakteristisch für eine adaptive, unauffällige Entwicklung. Neue Fähigkeiten, die sich anbahnen, stehen nicht von heute auf morgen stabil zur Verfügung. Wer Kinder beobachtet, dem fällt immer wieder auf, wie hartnäckig, unverdrossen und unermüdlich Kinder eine neu zu erwerbende Fähigkeit ausprobieren, bis sie tatsächlich perfekt gelingt und vollständig automatisiert ist.

Entwicklungsfortschritte pendeln sich offenbar erst durch Nutzung und Üben auf einem höheren Niveau ein. Das ist einleuchtend, denn es sind die neuronalen Netzwerke im Gehirn, die erst (synaptisch) verknüpft werden müssen, bevor sie neue Leistungen optimal steuern können.

Mit der Beschreibung eines individuellen Entwicklungsverlaufes der Körpermotorik wurde ein allgemein gültiges Entwicklungsprinzip gefunden. Dieses Prinzip lässt sich in allen Entwicklungspfaden, wie in der Sprachentwicklung, der geistigen Entwicklung und darüber hinaus auch bei der emotionalen und sozialen Entwicklung, nachweisen.

Grundzüge individueller Entwicklungsverläufe

Kinder entwickeln sich in allen ihren Entwicklungspfaden immer individuell. Dabei zeigen sich Inkonsistenzen und verschiedene Formen von Variabilitäten.

Inkonsistenzen. Innerhalb eines bestimmten Entwicklungspfades (z. B. der Sprachentwicklung oder der Entwicklung der Fingerfertigkeiten) können bestimmte Wegstrecken rasch oder langsam oder parallel laufend bewältigt werden. Es kann aber auch geschehen, dass ein Kind scheinbar in seiner Entwicklung wieder zurückfällt, den einen oder anderen Entwicklungsschritt überspringt oder ihn für seine Entwicklung offenbar gar nicht benötigt. Diese Varianten in einem individuellen Entwicklungsablauf, die sogenannten Inkonsistenzen, sind Unregelmäßigkeiten in einem Entwicklungsverlauf, die es nach der Reifetheorie gar nicht geben darf. Sie wären als Auffälligkeit oder gar als Entwicklungsstörung zu bewerten, weil die Schritt-für-Schritt-Abfolge gestört ist. Wird Entwicklung jedoch als ein Anpassungsgeschehen verstanden, sind Inkonsistenzen geradezu zu erwarten.

Variabilität. Kinder zeigen daher auch innerhalb ihrer Entwicklungsverläufe eine große Unterschiedlichkeit, eine große individuelle Variabilität. Diese überraschende und oft große Variabilität kann ein einzelnes Kind in einem Teilgebiet seiner Entwicklung aufweisen, z. B. bei der Körpermotorik. Die motorische Entwicklung kann aber auch rasch, die Sprachentwicklung

REIFUNG UND ENTWICKLUNG

dagegen eher langsam verlaufen oder gerade umgekehrt. Die Variabilität innerhalb einer Einzelentwicklung wird intraindividuelle Variabilität genannt.

Kinder entwickeln sich aber auch gegenüber anderen Kindern immer und stets unterschiedlich. Das gilt ebenso für Geschwister. Die von Kind zu Kind unterschiedliche Entwicklung wird interindividuelle Variabilität genannt.

Die unterschiedlichen individuellen Variabilitäten in der kindlichen Entwicklung

legen nahe, dass sie im Laufe der Evolution des Menschen entstanden sind. Sie haben die Anpassungsfähigkeit des Menschen an seine Umwelt so drastisch verbessert, dass Menschen dazu fähig wurden, in den heißesten, kältesten und unwirtlichsten Zonen der Erde bis heute zu überleben. Daraus lässt sich ableiten, dass die Entwicklungsverläufe bei Kindern anderer Kulturen auch unterschiedlich sein müssen. Die Variabilität in der Entwicklung von Kindern unterschiedlicher Kulturen wird daher transkulturelle Variabilität genannt. Ihre Existenz wird viel zu wenig beachtet.

Reifekonzept und Entwicklungskonzept: Konsequenzen

Als wichtigste Konsequenz eines Reifekonzeptes ist also festzuhalten: Eine Störung der normalen, (genetisch) festgelegten Schrittfolgen in einem Entwicklungspfad (oder in mehreren) verweist auf eine auffällige oder sogar krankhafte Entwicklung eines Kindes. Als wichtigste Konsequenz eines adaptiven Entwicklungskonzeptes gilt jedoch:

Variabilität und Inkonsistenzen in der Entwicklung, in den Entwicklungspfaden, dokumentieren eine normale Entwicklung. Starre, schematisch nicht variabel verlaufende Entwicklungsprozesse sind typisch für eine nicht normale, eine auffällige oder sogar krankhafte Entwicklung eines Kindes. Sie zeigen kein adaptives Verhalten auf Veränderungen der Umwelt.

Diese Schlussfolgerungen aus zwei verschiedenen Entwicklungskonzepten stehen in einem nicht zu übersehenden, eklatanten Widerspruch. Sie widersprechen sich vor allem darin, wie Kinder in ihrer Entwicklung richtig zu beurteilen sind. Im Abschnitt über die Grenzsteine (s. S. 106) lässt sich nachlesen, wie Sie Ihr Kind mithilfe eines adaptiven Entwicklungskonzeptes in seiner Entwicklung beurteilen können.

Die Vorteile eines adaptiven Entwicklungskonzeptes

Wenn hier Individualität, Variabilität und Adaptivität als die entscheidenden Faktoren in der frühen kindlichen Entwicklung bewertet werden, steckt dahinter nicht nur

21

pures theoretisches Interesse. Wie wir noch sehen werden, führen diese Erkenntnisse zu ganz praktischen Konsequenzen für die Entwicklungsbeurteilung selbst. Ohne sie ist aber auch das wirkliche Verstehen von Kinderwelten, die Erwachsenen sonst nur mit besonderen Kenntnissen, Erfahrungen oder mit einem angeborenen Einfühlungsvermögen zugänglich sind, nicht möglich. Es ist daher alles andere als gleichgültig, ob Kinder auf dem Hintergrund eines Reifungskonzeptes in ihrer Entwicklung beurteilt werden oder ob mit dem Wissen und der Kenntnis, wie variabel, individuell und adaptiv die kindliche Entwicklung tatsächlich verläuft.

Ein Kind, das sich in seiner Entwicklung nicht an die Schrittfolgen der Reifungsprozesse hält, läuft Gefahr, als „auffällig" oder als in seiner Entwicklung „bedroht" beurteilt zu werden. Diese Fehlbeurteilung geschieht auch heute noch, und viel zu oft. Die Empfehlungen, wie einer Fehlentwicklung zu begegnen ist, laufen dann darauf hinaus, unbedingt die genaue Schrittfolge der Entwicklung bei einem Kind therapeutisch nachzuholen, da sonst die gesamte Entwicklung des Kindes bedroht sei – bis hin zu einer späteren Lese-Rechtschreib-Schwäche oder einer anderen gravierenden Lernstörung.

Beispiel: Krabbeln und/oder Stehen?

Ich habe nicht so selten erlebt, dass Eltern mit ihrem Kind nach einer physio- oder ergotherapeutischen (Krankengymnastik, Beschäftigungs-)Therapie in die Sprechstunde kamen. Ihr Kind konnte schon mit Festhalten stehen, saß jedoch noch nicht

frei, konnte nicht krabbeln und war auch noch nicht in der Lage, mit eigener Hilfe aus dem Stand wieder auf den Boden zurückzugelangen. Das Kind freute sich jedoch königlich und für die Eltern unübersehbar über den neu gewonnenen Überblick in seiner Lebenswelt aus höherer Warte: Seine Teilnahmekompetenz hatte sich dramatisch verbessert. Den Eltern war jedoch von therapeutischer Seite, ganz im Sinne eines Reifungskonzeptes, dringend empfohlen worden, ihr Kind unter allen Umständen am viel zu frühen Stehen zu hindern. Erst müssten die anderen vorausgehenden Entwicklungsschritte vom Kind erlernt worden sein, besonders das Krabbeln, bevor eine Aufrichtung erst wieder zugelassen werden dürfe. Ihr Kind, hatte man den Eltern erklärt, habe zu seinem eigenen Wohle die nun einmal notwendigen Entwicklungsschritte zu durchlaufen, auch wenn es dazu mehr oder weniger gezwungen werden müsse. Davor sollten die Eltern nicht zurückschrecken. Und der Hinweis fehlte nie, dass nur die Einhaltung der festgelegten Sequenz des Entwicklungsverlaufes eine normale Entwicklung ihres Kindes garantieren könne.

Es wird Ihnen sicher nicht schwerfallen, sich nun vorzustellen, was in Kind (Drang zur Teilnahme) und Eltern vorgeht, wenn sie sich gezwungen sehen, solchen „Dr.-Eisenbart"-Empfehlungen nachzukommen, obwohl sie ihr Kind selbst ganz in Ordnung finden, und Ihre Kinderärztin bzw. Kinderarzt das genauso sieht.

Allerdings ist eine gewisse Lockerung in der Beurteilung des Verlaufes der kindlichen

Reifung und Entwicklung

Entwicklung erfolgt. Akzeptiert wird, dass die zeitliche Dauer und das zeitliche Auftreten eines bestimmten Entwicklungsschrittes durchaus auch individuell verlaufen könne. Jedoch: Die Abfolge der, wie in unserem Beispiel, zehn Ziele der Bewegungsentwicklung sei genetisch festgelegt und müsse doch immer gewahrt bleiben. Diese Meinung wird auch heute noch sehr allgemein vertreten, auch von führenden Entwicklungsexperten.

Inzwischen wissen wir jedoch, dass sich auch die Abfolge der einzelnen Entwicklungsschritte variabel verändert. Kinder bestimmen selbst und adaptiv darüber, entgegen jeder anderen, auch von Fachleuten geäußerten Meinung über die für sie „richtige" Abfolge der eigenen Entwicklungsschritte.

Lebensalter = Entwicklungsalter?

Die eben formulierten Vorstellungen zur individuellen und variablen Entwicklung von Kindern sollen an zwei Beispielen noch einmal gezeigt werden. Remo Largo, ehemaliger Leiter der Abteilung Wachstum und Entwicklung an der Universitäts-Kinderklinik in Zürich, hat Schulkinder in einem bestimmten Alter nach ihren unterschiedlichen Begabungen untersucht und sie nach ihrem Altersstand bewertet. Leider gibt es solche Untersuchungen bei Vorschulkinder bisher nicht; wir können

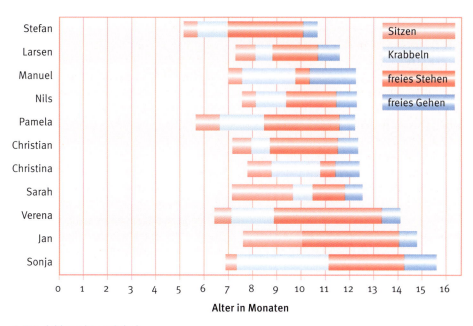

▲ Entwicklung ist variabel.

23

Die Entwicklung Ihres Kindes

jedoch davon ausgehen, dass unterschiedliche Begabungen, also die gleichen Entwicklungsprofile, auch bei den Vorschulkindern existieren.

In den Abb. auf Seite 25 werden die Ergebnisse von zwei Kindern dargestellt. Oben: Ein elf Jahre und vier Monate alter Junge entspricht im Sprachverständnis und in seiner Auffassungsgabe einem fast Sechzehnjährigen, in seiner Sprachfähigkeit einem Dreizehnjährigen; im Lesen und Schreiben liegt er etwas über seinem Alter. Seine sozialen Fähigkeiten sind altersentsprechend, sein logisches Denken und seine Rechenleistungen gleichen dem eines Vierzehneinhalbjährigen, sein räumliches Vorstellungsvermögen liegt knapp unter seinem Altersdurchschnitt, aber seine motorische Bewegungsfähigkeit ist nicht viel besser als die eines knapp achtjährigen Jungen, bei insgesamt normaler kognitiver Entwicklung.

Die untere Abbildung auf S. 25 demonstriert die Begabungsstruktur eines neunjährigen Jungen mit einer Lese-Rechtschreib-Störung bei einer insgesamt normalen Intelligenz: Seine sprachliche Auffassungsgabe und sein Sprachvermögen liegen etwas über der Norm neunjähriger Jungen. Die Leistungen im Lesen und Schreiben entsprechen einem Sechsjährigen. Das Sozialverhalten ist das eines Zehneinhalbjährigen. Die Fähigkeit zu logischem Denken liegt knapp über der Altersnorm; seine Rechenleistungen sind die eines Sechsjährigen, während sein räumliches Vorstellungsvermögen fast dem eines vierzehnjährigen Jungen entspricht. Seine

motorischen Fähigkeiten liegen in der Altersnorm.

Fähigkeiten bei Schulbeginn

In einer anderen Studie hat Largo gezeigt, dass schon Einschulungskinder mit einer großen zeitlichen Bandbreite von unterschiedlich entwickelten Fähigkeiten ihre Schulzeit beginnen.

Zwanzig Kinder in einer Klasse von Schulanfängern sind in vielen Aspekten ihrer Entwicklung hintan oder voraus, bei etwa gleichem Alter. Geprüft wurden Körpergröße, der Intelligenzquotient (IQ), Lesen, Rechnen, Zeichnen sowie Musizieren. Die Streubreite der geprüften, eben genannten Alterswerte der normalen Entwicklung gleichaltriger, siebenjähriger Kinder liegt dabei zwischen fünfeinhalb und achteinhalb Jahren!

Bei Übernahme eines Klassenjahrgangs geht eine Lehrerin, ein Lehrer, ganz im Sinne eines Reifungskonzeptes, davon aus, dass bei siebenjährigen Kindern die Entwicklung, mit kleineren Abweichungen, doch insgesamt gleichwertig sei.

Lehrerinnen und Lehrer werden ihre eigenen beruflichen Qualitäten daran messen, ob es ihnen gelingt, alle ihre Schülerinnen und Schüler am Ende des Schuljahres in die nächste Klasse weiterzugeben. Gelingt dies bei dem einen oder anderen Kind nicht, kann das eigentlich nur an einer Schwäche der kindlichen Intelligenzleistungen liegen, nicht an ihnen, nicht am Lehrplan und nicht an ihren altersbezogenen Lehrmethoden.

Alter (Jahre)	Sprache rezeptiv	Sprache expressiv	Lesen, Schreiben	Sozial-verhalten	logisches Denken	Zahlenver-ständnis, Rechnen	räumlich-figurale Vorstellung	Motorik/ Kinästhetik
15	●							
14					●	●		
13		●						
12								
11			●					
10				●			●	
9								
8								
7								●

Tom: 11 Jahre, 4 Monate

Alter (Jahre)	Sprache rezeptiv	Sprache expressiv	Lesen, Schreiben	Sozial-verhalten	logisches Denken	Zahlenver-ständnis, Rechnen	räumlich-figurale Vorstellung	Motorik/ Kinästhetik
14								
13							●	
12								
11								
10	●			●				
9		●			●			
8								●
7								
6			●			●		

Jonas: 9 Jahre, 3 Monate

▲ Der Erwerb der verschiedenen Kompetenzen kann sehr unterschiedlich verlaufen.

Sie können anhand der beiden oberen Beispiele die Vielfalt der Möglichkeiten und Varianten bei den individuellen Begabungen leicht erkennen. Dort sehen Sie auf einen Blick, wie unterschiedlich sich die beiden Schulkinder entwickeln.

Warum Anpassung und Variabilität?

Anpassungsprozesse sind Lernprozesse, die im Gehirn gespeichert, festgeschrieben werden, damit sie immer wieder und bei

DIE ENTWICKLUNG IHRES KINDES

Bedarf abgerufen und genutzt werden können. Kinder müssen sich an vieles anpassen:

- an die familiäre Situation, in die sie hineingeboren wurden,
- an die Geborgenheit, Zuwendung oder an deren Mängel, die sie erfahren und
- auch an die Erziehungs- und Wertevorstellungen, die ihre Eltern für richtig und angemessen halten und die sie versuchen, bewusst oder unbewusst auf ihr Kind zu übertragen.

Großeltern, Babysitter, Tanten, Onkel, Freunde und Freundinnen der Familie bieten einem Kind vielfältigste Gelegenheiten, sich anzupassen – vergnüglich, herzlich, neutral oder gar abweisend.

Wie wir noch sehen werden, verfügen Kleinkinder jedoch über außerordentlich effektive Gaben, im Aussehen und im Verhalten, mit denen sie Zuwendung nahezu erzwingen können: Schutzmechanismen, die ihr Überleben in gefährdeten Situationen sichern können, wie sie Sara Bluffer Hrdy in ihrem Buch „Mutter Natur" beschrieben hat.

Ein Garten wird andere Erfahrungen bieten als das Leben in einer Millionenstadt mit Hochhäusern. Ein Kind wird, unter den üblichen Bedingungen, seine Umwelt, in der es lebt, zunächst nicht als gut oder schlecht, angenehm oder lebensfeindlich bewerten. Es wird sie hinnehmen, wie sie ist, und versuchen, sich in die Vorgaben zu schicken, also sich anzupassen, solange Mutter, Vater oder andere verlässliche Bindungspersonen ihm die Sicherheit bieten,

stets versorgt, geborgen, angenommen und geliebt zu sein.

Umwelt formt Entwicklung

Auch die geografische und kulturelle Umwelt, in der ein Kind aufwächst, zwingt zu adaptiven Lernprozessen. Eskimokinder können ihre Entwicklung unter extrem anderen Bedingungen ebenso durchlaufen wie Kinder, die im tropischen Dschungel aufwachsen. Dass sich unter solch unterschiedlichsten Lebensbedingungen auch die einzelnen Entwicklungspfade in ihrem Ablauf verändern müssen, ist fast schon eine Selbstverständlichkeit. Kinder entwickeln sich, als Adaptationsantwort auf ihre besonderen Lebens- und Umweltbedingungen, in bestimmten Phasen schneller oder langsamer, oder sie erwerben sehr spezielle und hoch komplizierte Fähigkeiten, die ihnen ihre Umwelt und das Leben in ihr abverlangen.

Junge Indios, die an einem großen Fluss leben, lernen schon ab drei Jahren, zu mehreren in einem kippligen Boot stehend, mit Pfeil und Bogen Fische zu erlegen – eine notwendige Adaptation an die Bedingungen, unter denen sie leben. Während europäische Kinder zu solch einer atemberaubenden Ausbalancierung ihres Gleichgewichts nicht fähig wären, sind für die Indiokinder solche Fähigkeiten pure Selbstverständlichkeiten, die zu ihrem gewohnten Lernprogramm gehören.

Leicht einzusehen ist, dass z. B. der Entwicklungsschritt des Krabbelns, wenn er denn eine genetisch absolut notwendige Stufe der motorischen Entwicklung wäre, solche Anpassungsleistungen eher verhindern als fördern würde.

Kultur formt Entwicklung

Das Gleiche gilt für das Einleben in die sehr unterschiedlichen kulturellen Eigenheiten anderer Gesellschaften. Die Vorstellungen, wie Kinder sich verhalten sollten, können schon in europäischen Staaten sehr unterschiedlich sein: In Frankreich sind Eltern eher der Meinung, Kinder seien durch ihre Geburt zunächst nur kleine „Wilde", die von früh an, ab dem zarten Alter von eineinhalb Jahren, einer strengen Erziehung zu den Manieren bedürfen, die in Frankreich bei älteren Kindern und Erwachsenen erwartet, ja vorausgesetzt werden.

Deutsche Eltern und Großeltern neigen hingegen zunächst dazu, ihre Kinder und Enkel als einzigartige Wesen zu erleben, denen alle Wege offenstehen. Die Kindheit wird daher als eine Zeit gesehen, in der es Kindern gut gehen sollte; eine frühe, strenge Erziehung ist nicht unbedingt Voraussetzung für ein erwünschtes Verhalten im späteren Erwachsenenleben. Die deutsche, permissive Erziehung steht der französischen, direktiven, konträr gegenüber.

Die insgesamt recht freie westliche Erziehung ist keineswegs selbstverständlich für Kulturen, in denen auch heute noch der Gehorsam des Kindes Eltern und Erwachsenen gegenüber ein entscheidender Erziehungsfaktor ist, wie u.a. in Japan, in indianischen und in islamischen Kulturen.

Kinder müssen sich also von Geburt an sehr unterschiedlichen Lebensbedingungen anpassen, wenn sie in ihnen bestehen und, in einem direkten, aber auch im weitesten Sinne, überleben wollen. Die Fähigkeit, sich anzupassen, zu lernen, beginnt, wie wir heute wissen, bereits im intrauterinen Leben und endet wohl erst mit dem Tod. Sie begleitet Menschen als Hilfe in den täglichen Herausforderungen, Bedrängnissen, aber auch Freuden lebenslang. Die beim Menschen besonders hoch entwickelte Anpassungsfähigkeit kann auch als eine Mitgift der Evolution verstanden werden. Kinder sind Anpassungskünstler und Anpassungsexperten. Wirkungsvollere Entwicklungshilfen als die adaptiven Kräfte der Evolution und durch die wichtigsten Bindungspersonen kann es für ein Kind eigentlich nicht geben.

Vorteile einer adaptiv orientierten Entwicklung

Ein Kind ist zu jedem Zeitpunkt seiner Entwicklung fähig und vorbereitet, auf nahezu alle Umwelteinflüsse und Lebensanforderungen reagieren zu können. Von Geburt an kann es saugen und trinken, ohne dass es Gefahr liefe, die Milch in die Lungen zu befördern, was Ersticken oder eine tödliche Lungenentzündung zur Folge haben könnte.

Ein Schritt für Schritt organisierter Entwicklungsverlauf wäre biologisch lebensgefährdend. Werden Entwicklungsprozesse als eine Art Zahnradsystem verstanden, wie es die Reifetheorie unterstellt, bei dem jedes Zahnrad exakt in ein anderes Zahnrad zu greifen hat, erlitte das ganze Räder-

DIE ENTWICKLUNG IHRES KINDES

werk schnell einen Totalausfall, sobald nur das kleinste Rädchen beschädigt wäre oder ausfiele. Die Verteilung der Gesamtentwicklung eines Kindes auf unterschiedliche Entwicklungspfade, auch bei krankheits- oder unfallbedingten Einschränkungen, bedeutet dagegen eine erhöhte Chance, über andere Pfade wesentliche Entwicklungsziele doch noch zu erreichen und damit das Überleben zu sichern.

Durch Lernen und Erfahrungen gelingt es Kindern und Erwachsenen bis heute, sich an Bedingungen in ihrem Leben anzupassen, die sich verändern oder die geändert werden müssen. Der seit Jahrmillionen wirksame Faktor Fähigkeit zur Anpassung ist also auch heute noch effektiv, in jedem einzelnen menschlichen Leben und bei jedem Kind in seiner individuellen Entwicklung jedes Mal neu.

Warum Individualität und wie?

Individualität muss ein besonderer Überlebensvorteil für die Menschheit gewesen sein, sie hätte sonst nicht bis heute überlebt. Aber warum hat sich während der Evolution herausgestellt, dass Individualität sich für höhere Lebewesen bezahlt macht? Um es auf einen kurzen und einfachen Nenner zu bringen: Individualität bietet die Chance zur Entstehung einer Vielfalt nützlicher (aber auch schädigender) Eigenschaften eines Lebewesens, weil sie eventuell eine größere und bessere Chance bietet, sich an die Änderungen in seiner Umwelt anzupassen.

Zwei Arten von Individualität sind dabei zu unterscheiden: eine angeborene und eine erworbene.

Angeborene Individualität

Dass es eine angeborene Individualität gibt, wurde erst verstanden, nachdem zu Beginn des letzten Jahrhunderts die Chro-

mosomen und Gene und deren Kombinationen entdeckt wurden. Die Hälfte der Chromosomen stammt von der Mutter. Sie sind eine zufällige Auswahl von Vorfahreneigenschaften, die die Mutter in ihrem eigenen Chromosomensatz trägt und weitergibt. Das Gleiche gilt für die väterlichen Chromosomen. Dabei ist es wiederum dem Zufall überlassen, welche Chromosomen von der mütterlichen Seite und welche von der väterlichen Seite sich in einem neuen Lebewesen zusammenschließen.

Damit wird verständlich, dass keine Person der anderen gleichen kann. Die Zufälligkeit dieses „Verfahrens" garantiert eine einzigartige Individualität.

Erworbene Individualität

Sie entsteht durch individuell erlebte Erfahrungen und durch individuelles Lernen. Gene bestimmen nicht alleine und auch nicht endgültig unser Handeln und Ver-

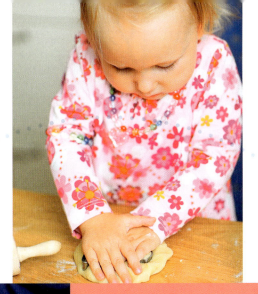

Erfahrungen und Lernen

Entwicklungsprozesse werden durch neue Erfahrungen und Lernen angestoßen. Diese Prozesse verlaufen individuell. Es ist spannend zu beobachten, wie jedes Kind Probleme auf seine Art und im Hinblick auf seine eigenen Ziele und Bedürfnisse löst. Die Freude und der Stolz über die neue und mit unermüdlichem Wiederholen erworbene Leistung spiegeln sich deutlich in der Mimik des Kindes wider.

DIE ENTWICKLUNG IHRES KINDES

halten, wir sind ihnen nicht ausgeliefert. Erfahrungen und Lernen, also Adaptationsprozesse, spielen eine ebenso bestimmende Rolle in der Entwicklung und im Leben von Menschen. Die Gesamtheit der Gene eines Menschen, der sogenannte Genotyp, legt nicht alleine das individuelle Verhalten fest. Der Genotyp eines Kindes mit der Vielfältigkeit seiner Anlagen bestimmt nur die Basis, nur die Disposition, zu einem nicht weiter aufschlüsselbaren Mix aus Genetik und Lernen.

Oder, anders gesagt: Erst der Mix aus genetischen Vorgaben in Verbindung mit Lernen und Erfahrung ermöglicht ein individuelles Verhalten, das alleine einem Kind, einem Menschen eigen ist und ein Leben mit individuellen Fähigkeiten überhaupt erst ermöglicht.

Das Gehirn programmiert sich selbst

Wie aber entsteht Individualität im Gehirn? Alles, was wir bisher über die kindliche Entwicklung gelernt haben, schließt sich in dieser einen Frage zusammen.

Tun und Verhalten können nur, wie ich versucht habe zu erklären, individueller Art sein. Das setzt voraus, dass auch das Gehirn in seinem Aufbau und in seinen Leistungen individuell organisiert sein muss und sich individuell entwickelt.

Gefühltes und Wahrgenommenes werden in einem Verbundsystem von Nervenzellen, in den sogenannten „neuronalen Netzwerken", gespeichert und zu anderen, zielorientierten Zentren im Gehirn weitergeleitet. Dort stehen sie auf Abruf zur Verfügung, wenn sie gebraucht werden.

Dazu müssen die neuronalen Netzwerke jedoch erst mit einer Art „Software" eingerichtet werden, wie sie Gerald Edelman mit seiner Theorie der individuellen Organisation neuronaler Netzwerke beschrieben hat. Die „Software" entsteht mit dem individuellen, kontinuierlichen Strom der einlaufenden Sinneswahrnehmungen: Individuelle neuronale Netzwerke werden über eine individualisierte Wahrnehmung arbeitsfähig. Oder, anders ausgedrückt: Ein Kind mit seinem eigenen, individuellen und kontinuierlichen Wechselspiel von Aktivitäten und Sinneswahrnehmungen bestimmt damit selbst die neuronale Organisation seines Gehirns.

Eine Reifung des Gehirns alleine kann keine adaptiven und variablen Entwicklungsprozesse garantieren. Nur individuell programmierte, neuronale Netzwerke sind dazu in der Lage. Kinder lernen nur gut und mit Erfolg, wenn sie mit ihrem eigenen Tun, Fühlen und Empfinden den Aufbau der eigenen neuronalen Netzwerke bewerkstelligen. Die eigenen Aktivitäten sind durch nichts und niemand zu ersetzen, wenn es gilt, individuelle neuronale Netzwerke aufzubauen und zu aktivieren.

REIFUNG UND ENTWICKLUNG

Entwicklung – ein Mix aus Genetik, Gelerntem und Anpassung

Das Konzept „Entwicklung" beinhaltet: Die Fähigkeit, wenn nötig, sich auf neue Umweltbedingungen einzustellen (Adaptation) und aus Erfahrungen zu lernen. Dazu gehören aber auch ererbte und erworbene individuelle Persönlichkeitsvarianten. Die Konditionen des „Mixes" aus Genotyp, Gelerntem und individueller Variabilität sind hier noch einmal zusammengefasst.

Entwicklung

- Mit einem adaptiven Entwicklungskonzept lassen sich die Besonderheiten der frühen kindlichen Entwicklung schlüssiger erklären als mit einem Reifekonzept. Mit ihm wird verständlich, warum Entwicklungsverläufe eine ausgesprochen hohe individuelle Variabilität zeigen, und warum Inkonsistenzen (Unregelmäßigkeiten) für kindliche Entwicklungsverläufe charakteristisch sind.
- Bei Beurteilungen, ob eine kindliche Entwicklung normal oder auffällig verläuft, muss der individuelle und variable Entwicklungsverlauf eines Kindes mit berücksichtigt werden. Ohne diese Berücksichtigung des einzelnen Kindes werden viele Kinder oft fälschlich als auffällig beurteilt, ohne es zu sein.
- Adaptive Fähigkeiten geben einem Kind die Chance, sich schon sehr früh in seine vorgegebenen sozialen, kulturellen, sprachlichen und ökologischen Lebensräume einzupassen. Damit erhöhen sich seine Lebenschancen beträchtlich.

Individualität

- Die Entwicklung von Individualität im Verlauf der Evolution des Menschen ist ebenfalls eine Variante der Anpassung an die Umwelt. Menschen mit einer besonderen, individuellen Begabung können sehr speziellen und unterschiedlichen Notwendigkeiten und Bedürfnissen gerecht werden und Leistungen bringen, zu denen andere nicht oder nur bedingt befähigt sind.
- Unterschieden wird zwischen einer angeborenen Individualität, die durch die ererbte individuelle Gen- und Chromosomenausstattung vorgegeben ist, und einer durch lebenslange Erfahrung und Lernen erworbenen Individualität.
- Das Gehirn programmiert seine veränderbaren neuronalen Netzwerke und Strukturen ausschließlich nach dem Zustrom von individueller Erfahrung und individuellem Lernen. Daher ist es für Kinder nicht gleichgültig, was und wie sie lernen und welchen Erfahrungen sie ausgesetzt waren und sind.

DIE ENTWICKLUNG IHRES KINDES

Einige notwendige neurobiologische Grundlagen

Einige neurobiologische Systeme des Gehirns sind für das Verständnis von Entwicklungsprozessen von grundsätzlicher Bedeutung. Es sind:
– das limbische System, zuständig für Emotionen und Gefühle und
– die Gedächtnisse als Speicher- und Vergleichssysteme fürs Lernen und Erfahren.
Beide Systeme bleiben lebenslang aktiv.

Das limbische System

Im Gehirn liegt, im Übergangsbereich von Rückenmark und Hirn, eine Hirnregion mit komplizierter Form verborgen. Sie sehen sie auf Seite 34 als schematische Abbildung. Weil sie am unteren Rand (Limbus) zum Großhirn liegt, trägt sie den Namen das limbische System oder auch „Gefühlssystem". Im Verlauf der menschlichen Evolution, über etwa sieben Millionen Jahre hin, verschwand das limbische System sozusagen in der Tiefe, denn es wölbte sich das immer größer werdende menschliche Großhirn wie eine Kuppel darüber.

Alle Sinneseindrücke – gleichgültig, ob sie aus den Sinnesorganen der Haut, der Muskeln und Gelenke über das Rückenmark in das Gehirn gelangen oder ob auf direktem Weg, wie die Sinnesempfindungen der Augen, Ohren, des Gleichgewichtsorgans, des Geschmacks und Geruchs, oder ob sie schließlich aus dem eigenen Inneren

stammen, aus dem Verdauungsapparat, dem Atmungs- und dem Herz-Kreislauf-System oder aus den Hormondrüsen –, alle diese empfindbaren und nicht empfindbaren Sinnesreize werden zuerst über das limbische System geleitet, bevor sie ihren eigentlichen Ort der bewussten Wahrnehmung erreichen. Im limbischen System werden sie mit einer Art emotional negativer oder positiver „Duftmarke" versehen. Das limbische System besteht aus drei anatomisch und funktionell unterschiedlichen Anteilen (s. Abb. auf S. 34).

Die Mandelkerne

Der rechte und linke Mandelkern (im Aussehen Mandeln ähnlich) bewerten Sinneserfahrungen negativ und wirken damit als ein „Vermeidungssystem". Für unser Thema der frühen Entwicklung ist bedeutsam, dass Mandelkerne emotionale negative Erfahrung signalisieren, die erlebt wurde: Nichtbeachtung, ungerechte, unerwartete Zurechtweisungen, Kränkungen, Persönlichkeitsverletzungen, die Kinder schon in sehr frühem Alter emotional empfinden und die ihnen „im Gemüt" nahegehen. Mandelkernreaktionen versuchen aber auch Verhalten so zu steuern, dass potenziell schädliche oder lebensgefährdende Erfahrungen nicht wiederholt werden.

Die Mandelkerne sollen also die Wiederholung einer negativ empfundenen Situation verhindern: Bitte nicht noch einmal!

Ein demotivierendes, vermeidendes Verhalten ist die Konsequenz. „Mandelkern-Lernen" ist damit wenig effektiv, kontraproduktiv, angstbesetzt, fehlerbehaftet, unökonomisch und überaus demotivierend. Das gilt für Kinder ab dem ersten Tag ihres Lebens, wahrscheinlich sogar schon für die Zeit davor (s. S. 49).

Das dopaminproduzierende neuronale Netzwerk

Es ist ein nur mit dem Mikroskop sichtbares, aber breit ausgelegtes neuronales Netzwerk, ein Verbund tausender, miteinander kommunizierender Nervenzellen, die den Neurotransmitter (Botenstoff im Nervensystem) Dopamin produzieren. Sie bewerten Sinneserfahrungen positiv und bilden somit ein „Belohnungssystem". Eine äußere oder innere Sinneserfahrung wird von ihnen als angenehm bewertet, als

belohnend, bestätigend, als motivierend: Bitte noch weitere solcher Erfahrungen! Dopamin hat eine ähnliche chemische Struktur und einen ähnlich emotionalen Effekt wie die körpereigenen, morphiumähnlichen Substanzen, die Endorphine. Sie belohnen das Gehirn für gute Erfahrungen und Erfolge, u.a. bei und nach sportlichen oder musikalischen Anstrengungen, nach effektivem Lernen, nach freudigen, erfolgsbetonten Ereignissen, aber auch bei der Befriedigung emotionaler Bedürfnisse.

Der dopaminerge (so die fachsprachliche Bezeichnung) Anteil des limbischen Systems ist also ein „Belohnungssystem". Ein „dopaminerges Lernen" ist besonders effektiv, Vergnügen auslösend, belohnend, Fehler reduzierend, hochökonomisch und somit energiesparend, und es motiviert zu weiterem Lernen. Die positiven Folgen für eine Person sind beträchtlich: Stärkung der Persönlichkeit, Selbstbestätigung, Stabilisierung des Selbstwertgefühls, zunehmendes Zutrauen in die eigenen Leistungen, Neugier auf neue Erfahrungen und neue Herausforderungen – und das alles auch bei Kindern ab dem ersten Lebenstag.

Der Hippocampus

Der Hippocampus (lat. Seepferdchen, weil er die Form eines liegenden, mit dem Kopf nach vorne weisenden Seepferdchens hat, s. S. 34) speichert emotionelle Erfahrungen im Langzeitgedächtnis, wenn sie sich für eine individuelle Person als bedeutsam erwiesen haben. Sie werden dann dort

Die Entwicklung Ihres Kindes

Das limbische System im Überblick

Das limbische System des Gehirns erfüllt zwei überlebenswichtige Funktionen: Es entscheidet: Was könnte einem Menschen, einem Tier schaden, und was ist gut und damit auch lebenserhaltend?

- Das limbische System besteht aus drei Anteilen: den beiden Mandelkernen, dem dopaminproduzierenden neuronalen Netzwerk und dem Hippocampus.
- Zwei sogenannte Mandelkerne reagieren auf negative Signale, die aus der Umwelt kommen, oder auf negative Erfahrungen, die einem unangenehm „aufgestoßen" sind. Sie lösen Flucht-, Abwehr- und Angstreaktionen aus. Die Mandelkerne versuchen, das Verhalten so zu steuern, dass Wiederholungen unangenehmer oder lebensgefährlicher Erfahrungen möglichst vermieden werden. Die Mandelkerne werden daher auch „Vermeidungssystem" genannt.
- Ein weit ausgebreitetes neuronales Netzwerk innerhalb des limbischen Systems schüttet dagegen den Neurotransmitter Dopamin aus, der ein bestätigendes, belohnendes Gefühl auslöst und damit den Wunsch nach Wiederholung weckt. Das Dopaminsystem des limbischen Systems wird daher auch als „Belohnungssystem" bezeichnet, seine Wirkung als „dopaminerg".
- Über den Hippocampus werden emotional markierte, bedeutsame Erfahrungen nachts, während des Schlafs in das Langzeitgedächtnis übertragen.
- Ein kleiner Anteil des unteren Stirnhirns funktioniert ab etwa dem vierten Lebensjahr als emotionaler Zensor.

▲ Lage des limbischen Systems im Gehirn

dauerhaft verankert. Das Gedächtnis übernimmt keine Informationen in reiner Form. Sie haften sehr viel besser, wenn sie mit einer emotionalen Bewertung, ob positiv oder negativ, versehen sind und im Zusammenhang mit den gerade akut bedeutsamen, individuellen und sozialen Lebenssituationen stehen. Der Hippocampus entscheidet daher letztendlich, welche emotionalisierten Sinneseindrücke, Erfahrungen und Gelerntes in das Langzeitgedächtnis übernommen werden sollen und welche nicht. Die Übertragung in das Langzeitgedächtnis erfolgt vor allem während des Schlafes, in den Tiefschlafphasen (s. S. 119).

Limbisches System und Lernen

Das limbische System erfüllt eine Reihe von Voraussetzungen, die für das Lernen von grundsätzlicher Bedeutung sind, ja Lernen erst so richtig effektiv werden lassen: Empfindet der Körper, wenn er lernt, Behagen, lernt das Gehirn gut! Empfindet der Körper, wenn er lernt, Unbehagen, lernt das Gehirn schlecht!

Emotionen werden bei den meisten Menschen in der rechten Hirnhälfte dauerhaft und lebenslang gespeichert. Die rechte Hirnhälfte bleibt daher über das Leben hin bestimmend (dominant) für belohnende oder vermeidende Gefühle und für die Strategien, mit denen sie bewältigt werden können.

Die rechte Hirnhälfte entwickelt vom ersten Lebenstag an die Fähigkeit, die emotionalen Signale anderer Menschen zu deuten: aus der Mimik, aus dem Gesichtsausdruck, aus der Sprache und Stimmlage, aus dem emotionalen Inhalt des Gesagten, aus der Gestik, aus Körperhaltung und Bewegung. Die rechte Hirnhälfte hat jedoch auch gelernt, wie emotionale Erfahrungen zu beantworten sind oder keine emotionalen Regungen zu zeigen, falls dies die richtigere Verhaltensstrategie zu sein verspricht. Auch ein solch täuschendes Verhalten können Kinder schon in der Säuglingszeit lernen, besonders, wenn sie unter einer emotionalen Deprivation (Vernachlässigung) leiden.

Die direkte Verbindung zwischen der Steuerung unbewusster körperlicher Reaktionen und dem limbischen System lässt verstehen, dass Erwachsene und Kinder auf emotionale Geschehnisse mit Stresssymptomen wie Herzrasen oder beschleunigter Atmung reagieren, mit einem roten Kopf, Schweißausbruch oder Ohnmacht.

Lernen sei sexy, ist gelegentlich zu lesen. Etwas begriffen zu haben, löst im Gehirn einen Dopaminschub aus oder eine Endorphinausschüttung: eine direkte Belohnung mit einer Art Gehirnschokolade aus eigener Produktion. Kinder bringen, wie wir noch sehen werden, eine angeborene Motivation mit auf die Welt, so viel wie möglich zu lernen und sich ihre Belohnung selbst mit ihren Gehirnen zu verdienen.

Übergangsobjekte

Gegen Trennungsängste gibt es seit alters her und in allen Kulturen ein probates Rezept: Es sind die sogenannten transitorischen Gegenstände oder Übergangsobjekte. Diese Gegenstände werden nicht gewechselt. Daher ist Vorsicht geboten: Der Verlust kann eine kleine oder auch größere Katastrophe auslösen, denn das würde einen nahezu gleichen emotionalen Schmerz auslösen wie der wirkliche Verlust der Mutter.

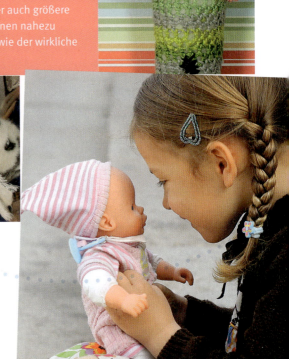

EINIGE NOTWENDIGE NEUROBIOLOGISCHE GRUNDLAGEN

Trotzdem: Lernen ist auch unter Stress möglich

Die Frage mag auf der Zunge liegen, ob wir tatsächlich unserem limbischen System und seinen emotionalen Bewertungen so weitgehend ausgeliefert sind. Denn die Lebenserfahrung zeigt: Lernen ist auch unter unerfreulichen Bedingungen möglich.

In der Tat hat sich im Laufe der Evolution zum heutigen Menschen ein dem limbischen System übergeordnetes Zentrum im Gehirn entwickelt, das es uns erlaubt, Gefühle und die daraus entstehende Handlungsbereitschaft zu überprüfen, falls die nicht vorher schon eine positive oder negative, spontane, emotionale Explosion ausgelöst haben. Das ist auch notwendig, weil im alltäglichen Leben nicht immer nach „entweder–oder" entschieden werden kann.

Wir kennen alle aus unserer Lebenserfahrung die ambivalenten Gefühle, die wir manchmal über lange Zeit mit uns herumtragen, ohne zu einer entweder-oder-Entscheidung fähig zu sein. Wir suchen nach einem Kompromiss, der oft gefunden werden kann; manchmal jedoch müssen wir uns kompromisslos entscheiden. Dazu hilft uns ein kleiner Großhirnanteil, dessen Lage und Funktion im Gehirn kurz beschrieben werden soll.

Ein kleiner Stirnhirnanteil kontrolliert Emotionen

Über die Qualität von Emotionen wird auch im Stirnhirn des Großhirns entschieden. Erwähnt wurde bereits, dass sich beim Menschen im Verlauf der Evolution vor allem die Hirnrinde, das Großhirn, mit seinen vielen äußerlich sichtbaren Windungen, stetig vergrößert hat: Eine besondere Vergrößerung erfuhr das Stirnhirn (s. Abb. S. 37). Es hat dem modernen Menschen zu seiner großen, steilen Stirn verholfen.

Auf die vielfältigen Aufgaben des Stirnhirns kann in dem hier vorgegebenen Zusammenhang nicht eingegangen werden.

Im Stirnhirn existiert ein kleines Rindenareal, in direkter räumlicher Nähe und mit direkten Nervenverbindungen zum dahinterliegenden limbischen System. Dieses emotionale Rindenareal (der orbitale, präfrontale Kortex) ist zu einem mehr oder weniger bewussten Zensor emotionaler Zustände geworden.

Das Gewissen kommt später

Durch Erfahrung und Lernen geschult, prüft das emotionale Rindenareal als Zensor die Gemengelage der Gefühle. Anschließend beurteilt es, ob in der gerade bestehenden, aktiven Lebenssituation eine eben erlebte, emotionale Stimmung zugelassen oder ausgebremst werden soll. Der „Zensor" entscheidet nach der persönlichen Motivation und dem Temperament seines „Klienten", ob an einem Plan festgehalten werden kann oder ob er besser eine Weile aufgeschoben oder gar ganz aufgegeben werden soll. Der Zensor entscheidet damit auch über Risiken, Folgen und Konsequenzen sozialer, ethischer, sittlicher und moralischer Regelverletzungen.

37

Die Entwicklung Ihres Kindes

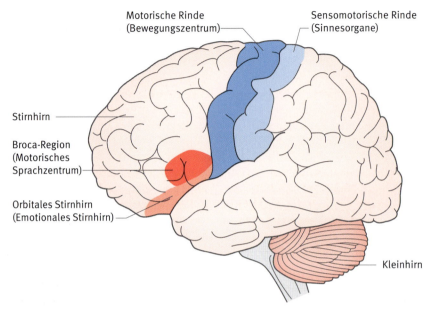

▲ Einige Hirnrindenareale

Kinder beginnen jedoch erst im Alter von etwa drei bis fünf Jahren, mit allerdings beträchtlicher individueller zeitlicher Variabilität, zu begreifen und zu verstehen, dass es überhaupt sittliche und moralische Regeln gibt, an die sie sich zu halten haben. In jüngerem Alter haben sie noch keinerlei Bedenken, z. B. ihre Mutter, ihren Vater zu heiraten. Sie leben in der magischen Phase ihres Lebens, in der alles möglich ist und in der Regeln, Verbote oder Tabus kaum existieren. Wir werden dem Thema auf S. 181 und S. 198 noch einmal begegnen.

Limbisches System und Bindungsverhalten

Menschen gehören zu den in ihrer sozialen Kompetenz am höchsten entwickelten Wesen dieser Erde – wie Elefanten auch. Beide haben ein kompliziertes soziales Bindungsverhalten entwickelt, und beide erreichen ein vergleichsweise hohes Lebensalter, wohl wegen der sehr spät einsetzenden Pubertät. Beide haben nur wenige „Kinder", in deren Aufzucht eine aufwendige Fürsorge investiert werden muss. Schließlich sind enge „persönliche" Bindungen an einige Bindungspersonen bzw. Bindungstiere für Menschen und Elefanten eine Voraussetzung dafür, dass das notwendige, komplizierte soziale und emotionale Repertoire gelernt und praktiziert werden kann, von dem Leben und Überleben abhängen. Ohne dieses Bindungsverhalten wäre kein menschliches Zusammenleben möglich, die Menschheit wäre längst ausgestorben.

Dieses Bindungsverhalten wird u. a. vom limbischen System gesteuert. Ein gelungenes Bindungsverhalten belohnt das Gehirn (nicht das limbische System) mit der Ausschüttung einer kräftigen Portion von „Glückshormonen", und das bei beiden, bei der Mutter und beim Kind! Sie erleben gemeinsam solche Situationen lustvoll.

Daraus entsteht eine gegenseitige, dramatische und höchst beglückende Bestätigung des Selbstwertgefühls, das wiederum die Bereitschaft entflammt, sich mit einer Welt voller Schwierigkeiten auseinanderzusetzen. Denn Kleinkinder sind schon immer – und in den fünf Millionen Jahren ihrer Evolution allemal – eine große Herausforderung gewesen, da sie immer getragen werden mussten, in den Zeiten der Jäger und Sammler ein Problem der Evolution, an das selten gedacht wird. Denn tragen lässt sich immer nur ein Kind. Und was geschah, wenn ein nächstes Kind geboren wurde, bevor das ältere Kind selbst gehen konnte? Darüber kann in dem Buch von Sarah Bluffer Hrdy mit dem Titel „Mutter Natur" nachgelesen werden. Unter diesem Aspekt könnte auch argumentiert werden: Die Evolution musste sich einen sehr raffinierten Trick mit der Ausschüttung von „Glückshormonen" einfallen lassen, denn sie machen Lust auf die Weitergabe

des Lebens und Mut zu weiteren Nachkommen: eine Sicherung der Weitergabe und des Weiterbestehens menschlichen Lebens. Bis heute hat dieser evolutionäre „Trick" die Menschheit vor dem Aussterben bewahrt.

Die rechte Hirnhälfte

In den ersten drei Lebensjahren regiert die rechte Hirnhälfte (nicht das limbische System), also emotional, nahezu ausschließlich das Verhalten eines Kindes. Die rechte Hirnhälfte ist in dieser Zeitspanne die dominante Hirnhälfte. Kinder benötigen das emotionsgesteuerte, rechtshirnig betonte Verhalten ihrer Mütter, ihrer Bindungspersonen, als eine Art Schablone für ihren eigenen, individuellen Aufbau ihrer emotional betonten rechten Hirnhälfte. Mütter und ihre Babys beeinflussen sich in dieser Zeit gegenseitig hochgradig und intensiv.

Verständlich wird aber auch, dass bei Kindern und Müttern, bei denen aus den verschiedensten Gründen ein solches Miteinander nicht gelungen ist, Spuren eines misslungenen Bindungsverhaltens im limbischen neuronalen Netzwerk des Kindes nachweisbar sind. Es ist sicher kein Zufall, dass Kinder reif für den Kindergarten sind, wenn die linke Hirnhälfte dominant zu werden beginnt.

In den letzten Jahren wird immer wieder die Qualität der Bindung und des Bindungsverhaltens als entscheidender Faktor für die emotionale Stabilität im weiteren Lebensverlauf debattiert. Eine sichere

Bindung sei eine Voraussetzung für das Gelingen des ganzen weiteren Lebens. Eine unsichere, ambivalente Bindung sei für das weitere Leben dagegen eine Risikobelastung.

Abgesehen davon, dass es für solche direkten Zusammenhänge bisher keine wirklich stichhaltigen Belege gibt, sind sie auch mit der lebenslangen und überragenden Fähigkeit des Menschen zu adaptivem Verhalten nicht in Einklang zu bringen. Aus der engen Bindung, wie sie Bowlby und Mary Ainsworth beschrieben haben, entsteht nach Karin und Klaus Grossmann (die die Arbeiten von Bowlby und Ainsworth in Deutschland weitergeführt haben) bis zum Ende des Vorschulalters ein partnerschaftliches Bindungsverhalten: die Fähigkeit, neue Bindungen eingehen zu können, ohne die vorausgegangenen ganz aufzugeben. Bindungsveränderungen gelingen nicht immer. Söhne können sich gelegentlich nicht wirklich von ihren Müttern lösen, Töchter nicht von ihren Vätern. Darauf näher einzugehen ist jedoch nicht Thema dieses Buches.

Karin und Klaus Grossmann haben mit ihren Untersuchungen allerdings gezeigt, dass Kinder im Alter von sechs Jahren, mit einem sicheren Bindungsverhalten in den ersten beiden Lebensjahren, tendenziell offener über ihre Gefühle sprechen konnten, konstruktiver an Aufgaben herangingen und Hilfsangebote anderer besser akzeptieren konnten. Solche Daten sagen jedoch nur tendenziell etwas über die späteren Fähigkeiten aus, unvermeidliche Lebensschwierigkeiten zu meistern oder an ihnen zu scheitern.

Warum Menschen Bindungen brauchen

Kinder sind genetisch dazu angelegt und darauf vorbereitet, eine emotionale Bindung zu einigen engen Bindungspersonen, wie wir sie nennen wollen, einzugehen. Neugeborene und Babys sind darauf angewiesen, bedingungslos akzeptiert zu werden, damit sie so lange überleben, bis sie sich selbst versorgen können.

Urvertrauen
Grundlegende Forschungen zum Bindungsverhalten von Babys und Kleinkindern wurden in den 60er-Jahren von John Bowlby ausgeführt (s. S. 42). Auch andere Autoren haben die notwendigen Voraussetzungen für Kinder zu Beginn ihres Lebens betont, mit den bekannten Schlagworten, wie Urvertrauen, sichere Basis oder der Sicherung der Basic Need (Grundversorgung).

Wilhelm Busch hat in seiner Geschichte vom Maler Klexel das Urvertrauen in seiner Art auf den Punkt gebracht: „Früh zeigt er seine Energie, indem er ausdermaßen schrie, denn früh belehrt ihn die Erfahrung, sobald er schrie, bekam er Nahrung. Dann lutscht er emsig und behände, bis dass die Flüssigkeit zu Ende."

Kriterien des Bindungsverhaltens

Für das Entstehen einer sicheren stabilen Bindung sind notwendig:
- Erfüllung der Lebensnotwendigkeiten, also alles was physisch wie psychisch

EINIGE NOTWENDIGE NEUROBIOLOGISCHE GRUNDLAGEN

zum Leben notwendig ist, wie Nahrung, Pflege, Versorgtsein, Akzeptanz,
- Zuwendung, liebevolle Ansprache und „Dialoge", die das Angenommensein vermitteln,
- häufige und bestätigende Rückversicherungen wie Berühren, Anlächeln, Küsschen,
- keine über- oder unterfordernde Zuwendung und Beschäftigung für das Kind,
- eine dem Aufnahmevermögen des Kindes angemessene Zuwendung und Pflege,
- angemessenes Eingehen und Reagieren auf Aufforderungen des Kindes zur Kontaktaufnahme.

Die Entstehung eines Bindungsverhaltens beginnt, nach Bluffer Hrdy, mit der Akzeptanz des Kindes durch die Mutter. Die Bindung erfolgt beiderseits emotional, also u. a. auch über die limbischen Systeme. Das Bindungsverhalten stabilisiert sich zunächst bis zum Ende des ersten Lebensjahres, entwickelt sich aber weiter bis zum vierten, fünften Lebensjahr. Dann aber muss, um die Entwicklung des Selbst nicht zu gefährden, eine teilweise Ablösung des Bindungsverhaltens erfolgen, bei erhaltener Bindungsfähigkeit!

Auch auf diese Problematik werden wir noch einmal zurückkommen müssen, denn: Kinder müssen lernen, selbst bindungsfähig zu bleiben, von anderen sozial abhängig zu sein und trotzdem darüber hinaus eine selbstständige Identität und eine eigene Individualität zu entwickeln.

Eine schwierige Aufgabe für alle Beteiligten und ein kompliziertes Geschehen, eine zwiespältige Gabe der Evolution. Denn diese komplexen Voraussetzungen tragen in sich auch den Keim des weniger guten Gelingens und des Misslingens, denn Kinder und Eltern wollen im Prinzip im Guten miteinander verbunden bleiben.

Nicht nur am Anfang wichtig

Das Bindungsverhalten steuert zunächst einmal nur die notwendige Bindung von Babys und Kleinkindern, um deren Überleben zu sichern. Ein gelungenes und stabiles Bindungsverhalten ist jedoch auch Voraussetzung für den Aufbau einer Reihe weiterer Entwicklungsziele:
- die Fähigkeit, im weiteren Leben selbst enge Bindungen eingehen und stabil halten zu können
- Entwicklung von Selbstwertgefühl und Selbstbewusstsein
- Entstehung eines Neugier- und Explorationsverhaltens unter dem Schutz und mit dem Wissen um ein sicheres Gebundensein
- Entwicklung der Motivation und des Antriebs, sich motorisch und geistig weiterzuentwickeln, Handfertigkeiten zu erlernen, Kontakte zu anderen Menschen, zu Kindern aufzunehmen
- Entwicklung der Fähigkeit, die eigenen Emotionen und die anderer zu verstehen und sie in ihrer Bedeutung einzuschätzen (empathiefähig zu werden)

DIE ENTWICKLUNG IHRES KINDES

Sicheres und unsicheres Bindungsverhalten

Forschungen bei Trennungssituationen haben gezeigt, welche Eigenschaften ein sicheres bzw. ein unsicher-ambivalentes Bindungsverhalten charakterisieren.

Kinder mit sicherem Bindungsverhalten ertragen die kurzfristige dreiminütige Trennung von ihren Müttern mit mehr oder weniger ausgeprägten Trennungsprotesten. Das Spiel wird unterbrochen, die Kinder suchen nach den Müttern. Kehren die Mütter zurück, begrüßen die Kinder sie begeistert und erleichtert, suchen Körperkontakt, beruhigen sich rasch und spielen weiter.

Kinder mit unsicher-ambivalentem Bindungsverhalten protestieren dagegen heftig, gelegentlich extrem, wenn die Mütter verschwinden möchten, klammern sich an sie und weinen panikartig. Kehren die Mütter zurück, klammern die Kinder sich wieder an sie, weinen wieder mit Panik und verhalten sich häufig aggressiv, bestrafen also die Mütter für ihr Weggehen. Sie beruhigen sich nur schwer und kehren auch nicht wieder zu ihrem Spiel zurück.

Auch Kinder, die sich ganz unauffällig entwickeln, zeigen immer wieder einmal Phasen und Übergänge zu einem unsicheren und ambivalenten Bindungsverhalten. Darauf wird in den Abschnitten über Trennungsverhalten (s. S. 133 und S. 142) noch einmal näher eingegangen.

Bindungspersonen

Bindungspersonen entwickeln eine besondere Feinfühligkeit für die Bedürfnisse ihres Babys. Sie stellen sich prompt auf das Temperament des Kindes ein. Sie verwenden ein dem Baby und seiner Aufnahmefähigkeit präzise angemessenes Sprachverhalten:

WISSEN

Pionier der Bindungsforschung

John Bowlby, ein britischer Psychiater, hat in den 60er-Jahren des letzten Jahrhunderts erstmals auf die Notwendigkeit eines Bindungsverhaltens von Kindern in den ersten beiden Lebensjahren an vertraute Bindungspersonen, in aller Regel sind es die Mütter, hingewiesen. Er nannte ein solches Verhalten Attachment. Bindung ist für ihn der erfüllte Anspruch eines Kindes diesen Alters, sich prinzipiell sicher, versorgt, akzeptiert und geliebt zu wissen. Bowlby legte aber auch Wert auf die Feststellung, dass jeder Mensch jeden Alters menschliche Nähe sucht, wenn er alarmiert, angstbesetzt, müde oder unguten Gefühlen ausgesetzt ist. Bindung und Bindungsverhalten sind daher keineswegs nur an die frühe Kindheit gebunden. Sie bleiben von lebenslanger Bedeutung.

EINIGE NOTWENDIGE NEUROBIOLOGISCHE GRUNDLAGEN

langsam, betont, wiederholend und mit hoher Stimmlage. Solches Verhalten Babys gegenüber ist angeboren: Kinder, Jugendliche, Erwachsene, auch solche ohne Erfahrungen mit Babys, alte Menschen, Männer und Frauen gleichermaßen, sie alle werden einem Baby dieselben Verhaltensmuster bieten. Sie werden die Augenbrauen anheben und ihr Gesicht frontal in den Blickwinkel des Kindes zu bringen versuchen. Bindungspersonen werden sich so verhalten, als sei das Baby bereits fähig, mit ihnen ein Gespräch, einen Dialog, ein Zwiegespräch zu beginnen.

Diese zunächst absurd scheinende Annahme ist richtig. Schon bald nach der Geburt wird ein waches Baby seine Bindungspersonen anschauen und den Blick bewusst auf Gesicht und Mund richten. Die Mimik und kleine Kopfbewegungen ahmen bereits eine Art von Dialog nach, einen Dialog ohne Sprache, vielleicht mit einigen noch wenig differenzierten Kehllauten, nichtsdestotrotz ein hingebungsvoller Dialog.

Bindungspersonen nehmen die notwendigen Manipulationen an einem Baby vorsichtig und sanft vor und respektieren seine Bedürfnisse. Sie schützen das Baby auch vor einem Übermaß an Zuwendung und Überforderung durch zu viele Angebote. Das Baby ist von Anfang an fähig, eigentlich unmissverständlich zu signalisieren, wenn es ihm zu viel an Zuwendung wird: Es wendet den Kopf, das Gesicht ab – eine Geste, die nicht immer beachtet wird und manchmal nur weitere Versuche auslöst, den Dialog zurückzugewinnen.

Mütter und andere Personen

Bindungsperson sind in aller Regel die Eltern und hier zuallererst die Mutter. Sie wird es jedoch selten ganz alleine sein, da Menschen im Verlauf ihrer Evolution immer in kleineren oder größeren familiären Verbänden gelebt haben. Väter, Geschwister der Mutter, des Vaters oder des Kindes, Tanten, Nichten, Großmütter können zu den wichtigsten Bindungspersonen für ein Kind werden.

Die Zahl der Bindungspersonen mag für unsere Vorstellungen zu groß sein. Ein Kind kommt jedoch gut damit zurecht, wenn eine Bedingung erfüllt ist: Alle Bindungspersonen müssen ihm dauerhaft bekannt sein. Sie werden vom Kind mit Augen und Ohren als dazugehörig wahrgenommen, auch wenn sie nicht direkt in seine Pflege eingebunden sind.

Auch Männer sind Bindungspersonen. In manchen Kulturen übernehmen Männer sogar die Aufgaben einer ersten Bezugsperson über die ersten Jahre. Durch die gesetzlich eingeführte Elternzeit haben heute auch Männer in Deutschland die Chance, wenigstens für eine bestimmte Zeit, die wichtigste Bezugsperson für ihr Kind zu sein.

Beispiel: nachgeholte Bindung

Die italienische Journalistin Franca Magnani wurde als Baby bei ihren Großeltern zurückgelassen, weil die Familie nach Frankreich emigrierte. Sie schreibt in ihrem Buch „Eine italienische Familie": „Die ›Mama‹ war etwas Unwirkliches. Alle meine kleinen Freunde in Todi hatten eine

DIE ENTWICKLUNG IHRES KINDES

Lernen und Bindungsverhalten

Die Bedeutung des limbischen Systems für das Lernen sowie die wichtigsten Kriterien des Bindungsverhaltens werden hier noch einmal zusammengefasst.

Lernen

- Das limbische System entscheidet prinzipiell und zuerst darüber, ob eine Situation (u. a. Nahrungsaufnahme, soziale Kontakte, Umweltbedingungen) zu vermeiden ist, da sie gefährlich sein könnte oder nützlich ist und damit zur Wiederholung auffordert (dopaminerges Belohnungssystem).
- Das limbische System ist lernfähig, also ein Faktor, der über adaptive Fähigkeiten verfügt.
- Das limbische System hat einen großen, ja entscheidenden Einfluss auf die Effektivität und Qualität des Lernens.
- Mit dem „Belohnungssystem" wird sehr viel besser und ökonomischer gelernt als mit dem „Vermeidungssystem".
- Aber auch mit Mandelkernreaktionen ist Lernen möglich, jedoch deutlich weniger belohnend und motivierend.

Bindung und Bindungsverhalten

- Menschen gehören zu den Lebewesen mit der höchsten sozialen Kompetenz.
- Menschen benötigen zum Überleben soziale Strukturen, deren Regeln gelernt werden müssen.
- Kinder sind genetisch darauf vorbereitet, mit anderen Menschen eine emotionale Bindung einzugehen. Sie sind, um überleben zu können, darauf angewiesen, von ihren engsten Bindungspersonen (in aller Regel ihren Müttern) bedingungslos akzeptiert und angenommen zu werden, bis sie sich selbst versorgen können.
- Voraussetzung für ein Leben in sozialen Strukturen, wie immer sie auch sein mögen, ist die gemachte Erfahrung von sicherem und stabilem Bindungsverhalten.
- Kinder sind vom ersten Tag ihres Lebens an vorbe-

reitet und angelegt, eine enge emotionale Bindung mit Mutter, Vater und mit einigen weiteren Bindungspersonen einzugehen.

- Bindungspersonen bedienen sich bestimmter angeborener Verhaltensschemata im Umgang mit einem Baby, die es erlauben, der begrenzten Aufnahmefähigkeit von Babys für Außenreize gerecht zu werden.
- Das Bindungsverhalten von Kind und Mutter bzw. Bindungsperson wird durch das limbische System gesteuert. Mütterliches und kindliches limbisches System stellen sich aufeinander ein und stimmen sich sehr präzise im positiven Zusammenspiel (Belohnungssystem) miteinander ab.
- Das Bindungsverhalten steuert zunächst einmal nur die notwendige Bindung von Babys und Kleinkindern, um deren Überleben zu sichern.
- Das Erleben, sicher gebunden zu sein, ist Voraussetzung für das Entstehen eines Selbstbe-

44

EINIGE NOTWENDIGE NEUROBIOLOGISCHE GRUNDLAGEN

wusstseins, Zutrauens zu sich selbst, für die Motivation, Neues zu erkunden und zu wagen, und für die Fähigkeit, später selbst enge Bindungen eingehen zu können.

- Ein sicheres und stabiles Bindungsverhalten ist Voraussetzung für die Entwicklung sozialer und emotionaler Kompetenz, für die Entstehung von Neugierde und Motivation, zu lernen und nachzuahmen, im Schutz und mit der Hilfe von Bindungspersonen. Damit gewinnt ein Kind Selbstwertbewusstheit und Selbstbewusstsein.

- Die enge und ausschließliche Beziehung zu Bindungspersonen muss sich lockern und ändern, wenn ein Kind eine eigene Persönlichkeit entwickeln soll, ohne dass die Bindungsfähigkeit als solche verloren geht. Das geschieht zwischen dem vierten und dem sechsten Lebensjahr. Die frühkindliche Bindung verändert sich zu einer sogenannten partnerschaftlichen Bindung.

- Dass eine sichere und stabile Bindung in den ersten beiden Lebensjahren eine unerlässliche Basis sei, für das Gelingen des gesamten weiteren Lebens, wird zwar oft behauptet, ist aber nicht bewiesen und in solch einem direktem Kontext auch sehr unwahrscheinlich.

DIE ENTWICKLUNG IHRES KINDES

Mama, nur ich nicht. Dafür hatte ich Opa Chino. Ich hätte ihn für keine Mama der Welt hergegeben. Ich hatte einen Großvater für mich alleine." Dem Kind wurde dann doch noch erlaubt, das Land zu verlassen, der Großvater brachte es selbst mit der Bahn nach Marseille. „Der Großvater und ich gingen zum Ausgang hin, als eine Dame, die einen großen braunen Fuchs um den Hals trug, sich plötzlich durch die Menge drängte, auf mich zustürzte, mich krampfhaft an die Brust drückte und küsste. Ich war entsetzt. ›Der Wolf, der Wolf‹, schrie ich und strampelte mit den Beinen und versuchte, mich aus der Umarmung zu befreien, die so unerwartet wie heftig war. Die Dame hatte mit dem Fuchskopf mein Gesicht berührt, und der gläserne Blick der Bestie hatte mein Auge gestreift. Dank meiner Schreie lockerte die Frau ihren Klammergriff, ich warf mich fluchtartig dem Großvater in die Arme und erfuhr dort, dass sie ›meine Mama‹ sei."

Kinder besitzen eine große Fähigkeit zur Anpassung. Auch Franca Magnani gewöhnte sich an ihre „Mama" und fand eine verlässliche Bindung zu ihr, allerdings zunächst über das größere Vertrauen zu ihrem Vater. Die enge Bindung an ihren Großvater blieb bestehen.

Was den Aufbau von Bindungsverhalten stören kann

Es gibt eine Reihe von Faktoren, die eine Bindung stören können:

- plötzliche Änderungen der gewohnten Umwelt, der gewohnten und vertrauten Tagesabläufe ohne Bindungspersonen
- Verlust der Zuwendung und Verfügbarkeit der Bindungsperson(en)
- häufiger Wechsel der Bindungspersonen
- psychisch kranke Mütter oder Bindungspersonen
- Kinder, die aufgrund einer angeborenen Behinderung nicht auf das Bindungsangebot ihrer Mütter, ihrer Bindungspersonen einzugehen vermögen
- Schmerzen, angstbesetzte Erfahrungen, bei denen Bindungspersonen das Geschehen zuließen, nicht verhinderten oder deren Existenz sie nicht erkennen konnten (s. S. 40)
- kontinuierliches, angstbesetztes, ambivalentes Verhalten einer Bindungsperson,
- Verlust, Wegnahme sogenannter transitorischer Gegenstände (s. S. 136) zu einer Zeit, in der sie noch benötigt werden
- Geschwister und deren Konkurrenz um Bindungspersonen

DIE GEDÄCHTNISSE ALS STÜTZPFEILER DER ENTWICKLUNG

Die Gedächtnisse als Stützpfeiler der Entwicklung

Ohne Gedächtnisse kein Leben, kein Lernen und keine Überlebenschancen. Sie haben recht gelesen: Von Gedächtnissen ist die Rede, nicht von einem Gedächtnis, denn es gibt viele Gedächtnisse mit sehr unterschiedlichen Aufgaben.

Gedächtnisse bilden keine sichtbaren anatomischen Strukturen im Gehirn. Sie entstehen und bestehen aus vergleichsweise riesigen neuronalen Netzwerken, die immer wieder neue Umstrukturierungen erfahren durch neues Erleben und Lernen. Neue Erfahrungen, neu Gelerntes wird an Strukturen der Netzwerke angedockt und integriert, die bereits ähnliche Gedächtnismuster gespeichert haben.

Ist noch kein neuronales Netzwerk vorhanden, muss ein neues in Betrieb genommen werden, u. a. dann, wenn ein neuer Lebens- und Lernabschnitt beginnt: ein Umzug in eine neue Wohnung, in ein fremdes Land, der Beginn der Kindergartenzeit, eine neue Fremdsprache, ein neues Lehrfach in der Schule. Daher ist, auch für Kinder, aller Anfang schwer. Dass Kinder trotzdem unverdrossen dabei sind zu lernen, liegt an ihrer angeborenen Neugier, an ihrer Motivation und an ihrem unstillbaren Drang, „dabei zu sein" und „teilzunehmen" am Leben der Erwachsenen.

In diesem Buch soll nur auf die Gedächtnisse eingegangen werden, die für die frühe Entwicklung von Kindern von Bedeutung sind. Die verschiedenen dargestellten Gedächtnisse arbeiten eng zusammen. Sie sind, um optimal zu funktionieren, aufeinander angewiesen. Der Verständlichkeit wegen werden sie getrennt dargestellt.

Die unbewussten Gedächtnisse

Gedächtnisse arbeiten unbewusst oder bewusst. Die frühesten Gedächtnisse werden unbewusst angelegt und aufgebaut. Ganz zutreffend heißen sie auch Erfahrungsgedächtnisse. Es sind die Gesten, Mimik, Gesichter, Körperhaltungen und das Verhalten anderer in besonderen emotionalen Situationen, die unbewusst in die Erfahrungsgedächtnisse übernommen werden. Alle unbewussten Gedächtnisse sind Langzeitgedächtnisse, die ihre Inhalte lebenslang bewahren.

47

Handlungsabläufe

Die für Kleinkinder wichtigste Gedächtnisstruktur wird prozedurales Gedächtnis genannt. Das Gedächtnis für Handlungsabläufe speichert vor allem motorische Routinen, die lebenslang gebraucht werden.

Die Gedächtnisse als Stützpfeiler der Entwicklung

Wiedererkennungsgedächtnis

In der Fachliteratur wird dieses Gedächtnis auch Grundgedächtnis oder Priming-Gedächtnis genannt. Schon ab der 28. Schwangerschaftswoche hört ein Kind sehr gut. Was es hört, wird auch in seinem Gedächtnis gespeichert. Wiederholt Gehörtes wird nach der Geburt wiedererkannt. Voll funktionsfähig sind auch sein Geschmacks- und Geruchssinn. Gehört und erkannt werden die Stimme der Mutter und die Stimmen anderer Personen, die mit der Mutter sprechen, wobei die Zuordnung der fremden Stimmen für das Kind zunächst offen bleibt.

Spielt die Mutter regelmäßig ein Instrument, übt sie z. B. ein Klarinettenkonzert, weil sie Berufsmusikerin ist, wird dieses Konzert von ihrem Kind auch nach der Geburt wiedererkannt. Es gibt Berichte, nach denen Kinder, die später als Musiker die Kompositionen übten, die sie bereits aus ihrem Leben im Mutterleib kannten, diese Musikstücke leichter und müheloser lernten als andere. Texte, die Mutter und Vater sprechen, weil sie Schauspielerin, Schauspieler sind, werden nach der Geburt von dem Kind ebenfalls wiedererkannt, weil sie schon gespeichert wurden.

Das Gleiche geschieht mit wiederkehrenden rhythmischen Elementen in Musik und Sprache. Die Geräusche des Herzschlags, das Rauschen des Blutflusses in den großen Arterien und die des Darmes, da dem Kind bestens bekannt, können gut von der mütterlichen Stimme unterschieden werden. Alle schon vorgeburtlichen Hörerfahrungen haben auf das Neugeborene und auf den jungen Säugling einen beruhigenden Effekt. Wiederkehrende Geräusche der unmittelbaren Umwelt der Mutter signalisieren ein emotional stabilisierendes „Zu-Hause-alles-in-Ordnung-Gefühl".

Ein Kind hat aber auch vor der Geburt bereits gelernt, dass emotionale Situationen zu unterschiedlichen Stimmlagen und Stimmveränderungen führen. Missstimmung und Stress verändern die Stimme: Sie wird hart, beleidigt, wütend, verletzt. Der Ausdrucksgehalt der Stimme, ihre Sprachmelodie, ihr Sprachrhythmus (Prosodie) geben die emotionale Situation unverwechselbar wieder. Die Stressreaktionen der Mutter gehen damit auf das limbische System (s. S. 32) des Kindes über. Beruhigung, Entspannung und Wohlgefühl, aber auch die Symptome von Dauerstress werden somit bereits in der vorgeburtlichen Zeit vom ungeborenen Kind erlebt und in das Wiedererkennungsgedächtnis übernommen.

Früheste Lebenserfahrungen

Wenige Tage nach der Geburt kommen rasch weitere Erfahrungen hinzu, die gespeichert und dann auch wiedererkannt werden: Zunächst sind es u. a. die nicht beweglichen, farbig gestalteten und deutlich gemusterten Decken, Bezüge und „Angucker", die ein Kind in sein Blickfeld bekommt, wenn es wach ist und versucht, seine jetzt plötzlich helle Umwelt in den Blick zu bekommen.

Hautkontakte (taktile Reize), wie Berühren, Streicheln, Kitzeln, aber auch Wiegen, Tragen und Lageveränderungen werden intensiv wahrgenommen und positiv durch die dopaminergen Netzwerke des limbischen Systems verstärkt. Die Stimulation der beiden Gleichgewichtsorgane in seinen Innenohren beim Wiegen und Tragen sind dem Kind bereits aus seiner vorgeburtlichen Zeit gut bekannt und positiv bewertet. Die Milch, die es von seiner Mutter bekommt und für die es bereits beim Stillen hart arbeiten muss, besitzt einen individuellen Geruch. Die Brust bietet dem Baby eine über viele Berührungs-, Wärme- und Konsistenzempfindungen spürbare plastische, individuelle Form, ebenso wie die Brustwarze in ihrer individuellen Konsistenz.

Die Brust seiner Mutter erlebt ein Baby als lebenssichernd und als Ort des Angenommen- und Aufgehobenseins. Auch der Geruch der Haut der Mutter ist individuell und unverwechselbar, wie die mütterliche, seit Langem bekannte Stimme. Bei jedem weiteren Stillen bestätigt sich dem Baby und damit seinem Gehirn, dass seine Versorgung in dieser ganz neuen Umwelt durch eine an vielen individuellen Charakteristika wiederzuerkennende Person verlässlich gesichert ist. Und nicht nur für die Nahrung ist gesorgt. Alle vom Kind direkt erlebbaren, regelmäßigen Verrichtungen und Zuwendungen schaffen ein tröstliches und bestätigendes Kontinuum des Wiedererkennens und der Sicherheit. Es entsteht letztendlich durch die Wiedererkennungsleistungen des Gehirns.

Im Verlauf der ersten sechs Monate werden dann andere Personen, Spielzeug und bewegliche Objekte (z. B. Mobiles) für ein Kind zunehmend interessanter, Sinneswahrnehmungen also, die außerhalb der engen Zweisamkeit von Kind und Mutter die Aufmerksamkeit des Kindes auf sich ziehen.

Lernen durch Vergleichen

Ein Kind wird in seinen ersten Lebensmonaten sehr wohl durch Vergleich mit seinem Wiedererkennungsgedächtnis erspüren, ob die Mutter es füttert, aus- und einwickelt, mit welchen Worten und mit welcher Sprachmelodie sie zu ihm spricht und wie solche Pflegesituationen bei einer anderen Person ablaufen. Am Bettchen aufgehängtes Spielzeug wird wiedererkannt, so lange, bis begriffen wird, dass mit ihm auch gespielt werden kann. Langsam baut ein Baby Vorstellungen davon auf, wie sein Schlafraum eingerichtet und gestaltet ist. Durch Vergleichen beginnt es zu begreifen, dass es Tageszeiten gibt, die mit erfreulichen oder weniger erfreulichen Aktivitäten verbunden sind: Schlafen, Baden, Windeln wechseln, Spielen und sprachliche oder nicht sprachliche „Dialoge" mit der Mutter oder mit anderen Personen, die es bereits kennt.

Wiedererkennen, Vergleichen und das limbische System

Das Wiedererkennungsgedächtnis im ersten Lebensjahr wird vom limbischen System dominiert. Mit seinem limbischen System und mit seiner rechten Hirnhälfte, aber noch nicht mit seinem Stirnhirnbereich, entscheidet ein Baby unbewusst darüber, ob ihm etwas gut gefällt oder nicht gefällt, ob eine Erfahrung bei ihm negative oder positive Reaktionen auslöst.

Erwähnt werden soll an dieser Stelle nur, wie Babys reagieren können, wenn ihnen der erste Löffel einer neuen Nahrung gefüttert wird. Der unbekannte Geschmack der neuen Nahrung und seine ganz ungewohnte Konsistenz alarmieren augenblicklich die Mandelkerne des limbischen Systems. Dem Kind ist deren Antwort sofort und direkt anzusehen: Seine Mimik drückt unübersehbar Abscheu, Enttäuschung und Ekel aus. Ist die Reaktion heftig, wird der erste Versuch, eine neue Nahrung hinzuzufügen, mit einem kraftvollen Ausspucken beendet. Die Wirkung eines solchen „Vermeidungsprozesses" ist eklatant und erfordert mühsame und zeitaufwendige Reinigungsaktionen und das nicht nur am Kind.

Eine erfahrene Mutter, die weiß, dass das Anbieten einer neuen Nahrung ein riskantes Experiment ist, wird es mit Vorsicht tun. Erleichtert und beglückt wird sie jedoch reagieren, wenn die Mimik und die schmatzenden, eifrigen Zungen- und Lippenbewegungen ihres Kindes signalisieren, dass die neue Nahrung offenbar bereitwillig und gerne akzeptiert wird. Und wir können hinzufügen: Die Kontrolle der neuen Nahrung durch das limbische System hat sich für „dopaminerg" entschieden.

Wiedererkennen hat etwas mit Vergleichen zu tun. Vergleichen lässt sich eine neue Gestalt oder Form nur, wenn dazu ähnliche oder gleiche Formen bereits im Gehirn gespeichert wurden oder, fachsprachlich ausgedrückt, davon bereits eine ähnliche oder gleiche Repräsentation im Gehirn existiert. Hierauf sind schon sehr junge Säuglinge geradezu spezialisiert. Sie erkennen im Alter von drei bis fünf Monaten Unterschiede im Aussehen von Spieltieren, die ihnen in Experimenten gezeigt wurden (s. S. 116).

Gedächtnis für Handlungsabläufe

Die für Kleinkinder wichtigste Gedächtnisstruktur wird in der wissenschaftlichen Sprache prozedurales Gedächtnis genannt. Das Gedächtnis für Handlungsabläufe speichert vor allem motorische Routinen, die lebenslang gebraucht werden. Dazu gehören u. a. Treppensteigen, Dreirad-, Roller- und Fahrradfahren, Schwimmen oder Tennisspielen, also alle Sportarten, aber auch die motorisch hochkomplizierten Programme, wie sie etwa beim Spielen eines Instrumentes, einer Geige, einer Klarinette, eines Klaviers notwendig sind.

Alltägliche Abläufe, Programme, wie die Schemata des täglichen Verhaltens, der Höflichkeit im Umgang mit anderen Menschen, des Einkaufens, des Verhaltens in einem Konzert, in einem Sportstadion oder bei einem Rockfestival werden ebenfalls – meistens unbewusst und nicht extra überlegt – aus dem Gedächtnis für Handlungsabläufe entnommen und von ihm gesteuert.

Frühes Körpergefühl
Obwohl die Bewegungsleistungen eines Babys im ersten Lebenshalbjahr noch vergleichsweise gering und die motorischen Zentren seines Gehirns noch wenig aktiv sind, kennen offenbar Neugeborene doch schon sehr genau ihren Körper und seine

momentane Stellung im Raum. Sie wissen, wo sich Arme und Beine im Raum gerade befinden, wie der Mund zu öffnen ist und wie die Arme zu bewegen sind. Die Nervenbahnen und Gehirnzentren, die solch frühe Bewegungsimpulse bereitstellen, sind im Unterschied zu den eigentlichen Bewegungszentren des Gehirns schon vorgeburtlich gereift, wie das Hörsystem auch.

Das Gehirnareal, mit dem gefühlt wird, wie und wo sich der Körper bewegt, heißt somatosensorisches Areal und ist zum Zeitpunkt der Geburt hochaktiv. Die Gehirnzentren, die Bewegungen bewusst auslösen, werden dagegen erst einige Wochen und Monate später ihre Funktion aufnehmen. Bei der Geburt arbeitsbereit ist auch das sogenannte Kleinhirn, das die Qualität und Präzision von Bewegungen bewusst und unbewusst steuert.

Nahe liegt die Erklärung, dass bereits das vorgeburtliche Leben in der Gebärmutter einem Kind gespeicherte Erfahrungen über seine Haltung im Raum vermittelt: Das Anstoßen der Arme und Beine an die innere Gebärmutterwand signalisiert dem somatosensorischen Areal, wo Arme und Beine des Babys, bezogen auf seinen Körper, sich gerade befinden. Dass speziell diese Hirnteile bereits bei der Geburt aktiv sind, wird uns noch im Abschnitt über Nachahmung (Imitation) beschäftigen.

Das Gehirn liebt Regelmäßigkeit

Von Beginn seines Lebens an erlebt ein Kind, dass mit und an ihm immer wiederkehrende, gleiche oder ähnliche Griffe und Handlungen vorgenommen werden, die es in seinem programmatischen Ablauf vielfältigst zu spüren bekommt: Zu allermeist angenehme, jedoch nicht immer. Wir haben bereits erfahren, dass ein Kind solche Abläufe kennt, weil sie in seinem Wiedererkennungsgedächtnis gespeichert wurden. Gleichzeitig wird aber auch die zeitliche Abfolge der von ihm gespürten Handlungen, die an ihm geschehen, im Gedächtnis für Handlungsabläufe festgelegt.

Gespeichert werden zudem Bewegungsprogramme in ihrem Ablauf und in ihrem zeitlichen Nacheinander, die das Kind nun selbst und autonom in seiner eigenen motorischen Entwicklung zu übernehmen beginnt:
- auf dem Bauch liegend, sich nach vorne mit den Händen abzustützen, um den Kopf anheben zu können,
- sich vom Rücken auf den Bauch oder umgekehrt zu drehen sowie
- aus dem Liegen mit Abstützen der Arme über eine Körperdrehung selbst zum Sitzen zu gelangen.

Denn dass mit der Sitzposition ein weit besserer Überblick seines näheren Lebensbereichs möglich ist und dass die „Teilnahme am Leben" damit direkter gelingt, hat ein Baby schon viel früher begriffen, nämlich dann, wenn es, festgehalten, auf dem Schoß der Mutter sitzt. Von dort bietet sich ihm eine ganz neue Sicht der „Welt", die sich von der begrenzten Welt seines Bettchens sehr vorteilhaft unterscheidet und das zur Teilhabe geradezu auffordert, ein Angebot, das begeistert aufgenommen wird.

DIE GEDÄCHTNISSE ALS STÜTZPFEILER DER ENTWICKLUNG

Die meisten Lernprozesse in diesem Alter gehen auf das Konto des Bewegungslernens. Jedoch nicht nur. Handlungsabläufe strukturieren auch den Tag, später die Wochen oder auch die Vorstellungen in einer kinderärztlichen Praxis. Sie ordnen die Vorbereitungen, die den Essenszeiten, dem Schlaf und den zunehmend länger werdenden Wachphasen vorausgehen, die dafür typisch und notwendig sind.

Auf diese Weise entstehen differenzierte „Themenbereiche", Schemata, die eine Ablaufhandlung für ein Kind charakterisieren und absehbar machen. Was vorausgesagt werden kann, wird kaum noch Angst auslösen und fordert zudem zum Mitmachen auf.

Beharren auf Gewohntem

Abweichungen von einem solchen Schema werden von dem Kind als Enttäuschung, als irritierend empfunden und oft mit einer entsprechenden „Mandelkernreaktion" beantwortet. Solche Reaktionen sind vorprogrammiert, wenn fremde Personen mit „anderen Schemata" die Versorgung des Babys übernehmen oder wenn die Mutter selbst, bewusst oder unbewusst, ihr gewohntes Schema ändert. Wenn unbewusst, mag sie sich wundern, sich sogar über ihr Baby ärgern, das sich plötzlich – und scheinbar ohne Grund – brüllend weigert, dem von der Mutter geänderten Schema zu folgen.

Besser wäre allerdings, wenn die Mutter sich Gedanken über die Ursache machen würde, die ihr Kind so urplötzlich aus seiner emotionalen Balance befördert hat. So gut

wie immer haben auch Babys schon Gründe, wenn sie sich plötzlich anders als erwartet und gewohnt verhalten.

Mit diesem Vorwissen ist es nicht schwierig, sich vorzustellen, dass Babys und Kinder mithilfe ihres Gedächtnisses Handlungsabläufe (Schemata) zu einem Ritual umfunktionieren. Sie bestehen dann heftigst und unnachgiebig darauf, dass Rituale auch eingehalten werden: Einschlafrituale, Essensrituale, Rituale beim An- und Ausziehen, Begrüßungs- und Verabschiedungsrituale, Spaziergangsrituale mit Enten- oder Taubenfüttern, um nur einige zu nennen.

Werden Rituale nicht ernst genommen, übergangen oder bewusst missachtet, ist eine emotionale Explosion, vorprogrammiert durch die Aktivierung der Mandelkerne des limbischen Systems, nahezu unvermeidlich. Darauf werden wir beim Konditionierungsgedächtnis und beim Trotzverhalten noch zu sprechen kommen (s. S. 161).

Schemata des sozialen Verhaltens

In das Gedächtnis für Handlungsabläufe werden vor allem nach der Säuglingszeit und nach dem 3. Lebensjahr auch sehr viel kompliziertere Abfolgen und „Lebensschemata" integriert, wie
- soziale Verhaltensmuster,
- erlaubtes oder tabuisiertes emotionales Verhalten,
- moralisches Urteilen und Handeln,

- Nachahmen von und Orientieren an Vorbildern, wie sie z. B. ältere Geschwister
  bieten, und
- ein Orientieren an Identifikationstieren
  (in der magischen Phase, s. S. 181) und
  an Identifikationspersonen, von denen
  sie bestimmte Verhaltensmuster übernehmen.

Auch die Imitation von „Respektspersonen"
wie Eltern, Lehrern, Vorgesetzten und die
Übernahme von Motivations- und Lern-
modellen (z. B. später die Meinung, nur mit
Musik lernen zu können) gehören in diese
Kategorien der Schemata, die in das eigene
Leben und Verhalten eingebaut werden.

Konditionierungsgedächtnis

Das Konditionierungsgedächtnis gehört
eigentlich zu den Gedächtnissen des Wiedererkennens und der Handlungsabläufe,
da es sich aus sehr direkten, zu allermeist
aus negativen Wiedererkennungs-Erinne-
rungen und unbewussten Handlungsanweisungen zusammensetzt.

Eine bestimmte Erfahrung wird im Gehirn
mit einer körperlichen und psychischen,
hochemotionalen Stressreaktion beantwortet: Die Verknüpfung erfolgt direkt
über die Mandelkerne und damit über das
limbische System. Sie ist irgendwann
einmal gelernt (konditioniert) worden.

Ein bekanntes Beispiel ist die panische
Angst vor Spinnen, vor bösen Hunden, vor
dunklen Kellern oder vor Tiefgaragen. Das
Konditionierungsgedächtnis hat eigentlich

die Funktion, vor einer plötzlichen Gefahr
zu warnen und sofort eine Flucht- oder
Abwehrreaktion des Körpers bereitzustel-
len. Es ist also ein Selbstschutzgedächtnis.

Missverstandener Widerstand

Im frühen Kindesalter begegnen wir dem
Konditionierungsgedächtnis jedoch meist
in einer anderen Form. Das Konditionierungsgedächtnis schafft Kindern die Möglichkeit, sich Anforderungen zu entziehen,
die sie aus den verschiedensten Gründen
als unangenehm, unangemessen oder
nicht akzeptabel empfinden. Immer ist
damit ein bestimmter Affekt verbunden,
der prompt ein Abwehrverhalten auslöst:
Trotz, Verweigerung, aktives Wehren mit
Geschrei und totalem „Ausflippen". Bei
Kindern im ersten Lebensjahr mag ein
solcher Auslöser eine bestimmte Nahrung
sein oder die Vorbereitung zu einem Bad
oder dem Schlafengehen oder das Wegnehmen eines Spielzeugs.

Bei etwas älteren Kindern kann oft erst
nach beinahe schon kriminalistischer
Suche die Verbindung zwischen dem Auslöser und der Reaktion dingfest gemacht
werden.

Gelegentlich sind die Auslöser allerdings
offensichtlich, z. B. wenn Kinder sich strikt
weigern, bestimmte Strümpfe, Unterhosen,
Kleider oder Pullover anzuziehen: Die
Strümpfe oder die Unterhose mit den Em-
blemen der Mickymäuse oder mit anderen, dem Kind wichtigen Symbolen oder
Tieren, mit denen es sich gerade identifiziert, sollten es unbedingt sein. Die aber
sind im Augenblick in der Wäsche. Oder:

DIE GEDÄCHTNISSE ALS STÜTZPFEILER DER ENTWICKLUNG

Das Kind ist unter keinen Umständen willens, sich unter eine Dusche zu begeben, obwohl es vom Kopf bis zu den Zehenspitzen vor Dreck starrt.

Wer geduldig und einfühlsam sucht und fragt, wird fast immer einen Grund finden, warum ein Kind sich so vehement gegen Vorschläge und „Zumutungen" zur Wehr setzt: Der Pullover kratzt oder ist gerade zu warm. Sarah meint, ein anderes Kleid als das bereitgelegte stehe ihr sehr viel besser. Irgendwann, wer weiß schon, wann und wer das war, wurde Sarah wegen ihres schönen Kleides ein besonderes Lob zuteil. Sie hofft, mit dem Kleid, auf dem sie besteht (sie weiß eigentlich selbst nicht genau, warum), wieder einmal eine dopaminerge Zuwendung zu erleben.

Der Angst, dass Shampoos in die Augen geraten und dort brennen, wird am ehes-

ten mit der Weigerung begegnet, sich gar nicht erst in die Duschkabine zu begeben. Auf gleiche Weise wird auch dem unkontrollierbaren Gebrause von Wasser beim Duschen vorgebeugt, dem Ausgeliefertsein an ein ungeliebtes, ja gefürchtetes Sauberkeitsritual. Etwas ganz anderes ist es dagegen, im warmen Wasser einer Badewanne zu sitzen: Da lässt sich Benny, sonst eher robust, auch mal mit aller Vorsicht die Haare waschen.

Nicht immer gelingt es, die Ursachen für „Mandelkernreaktionen" zu finden. Aber Sie können mit großer Sicherheit davon ausgehen, dass es immer eine Ursache, einen Auslöser gibt. Auf solche Auslösemechanismen, die in der frühen Kindheit nicht so selten sind, werden wir auf S. 161 noch einmal ausführlich zurückkommen.

Die bewussten Gedächtnisse

Bewusste Gedächtnisse können, wie der Name schon sagt, bewusst und willentlich von ihren Besitzern nach den Speicherschätzen befragt werden, die sie im Verlauf eines Lebens lernend oder durch Lebenserfahrung wie eine Bibliothek im Gehirn angelegt haben. Es sind vor allem zwei Gedächtnisse, auf die wir eingehen müssen, weil einige auffällige Besonderheiten der kindlichen Entwicklung damit für uns besser verständlich und nachvollziehbar werden. Es sind die Gedächtnisse für Fakten und Regeln und das Lebensgedächtnis.

Gedächtnis für Fakten, Ordnungen und Regeln

Dieses Gedächtnis wird wissenschaftlich semantisches Gedächtnis oder auch Faktengedächtnis genannt. Wir nennen es hier „Gedächtnis für Fakten, Ordnungen und Regeln", weil in diesem Gedächtnis gespeichert ist, was wir bewusst und früh schon an Kinderreimen, Kinderliedern, Zahlen und Buchstaben von den Eltern, von Geschwistern, von den Großeltern gelernt haben, auch vielleicht schon die

Die Entwicklung Ihres Kindes

Uhrzeit, die Namen der Wochentage und der Monate.

Dabei wurden gleich auch Ordnungen, Kategorien und Regeln gelernt, mit denen die zunehmende Flut der Fakten geordnet werden kann. Die Namen der Tage gehören in eine Kategorie „Woche", die Namen der Monate in die Kategorie des Jahresablaufs. Andere Kategorien, die schon relativ früh gelernt werden, sind z. B. Gemüse: Karotten, Spinat, Bohnen. Eine andere Kategorie wäre Obst: Kirschen, Bananen, Orangen, Äpfel und Birnen. Eine wieder andere sind Tiere: Katze, Hund, Kuh, Schaf oder Reittiere wie Pferd, Esel, Kamel, und nun, schon erklärungsbedürftiger: Elefant, Vogel Strauß oder Rinder bei einem Rodeo.

Danach folgt das Schulwissen, mit den Regeln der richtigen Schreibweisen von Wörtern und deren grammatikalischen Veränderungen, es folgen die Notenschrift der Musik, Erdkunde, Fremdsprachen, Biologie, Mathematik und Physik und deren Gesetze und vieles mehr, was hier nicht alles aufgezählt werden muss.

Repräsentationen

Das Gedächtnis für Fakten und Kategorien ist weitgehend durchstrukturiert, geordnet und von anderen Gedächtnissen ziemlich unabhängig. Seine emotionale Bewertung durch das limbische System ist sehr viel geringer. Mit dem Faktengedächtnis entsteht im Gehirn auf einer neurobiologischen Basis eine virtuelle Welt, oder, wie das in der wissenschaftlichen Sprache ausgedrückt wird: Die Welt und

ihre Bestandteile werden im Gehirn repräsentiert, z. B. dass Regen nass macht, dass sich Tag und Nacht abwechseln, dass große Steine schwer, kleine aber leichter sind, dass Holz wiederum leichter ist als Steine und dass Steine im Wasser nicht schwimmen, sondern untergehen, Holz dagegen nicht.

Kategorie und Individualität

Die individuelle Begabung, Eigenart und das Temperament eines Kindes bestimmen durchaus mit, welchen „Kategorien" sich ein Kind zuwendet. Kinder erwerben sich mit solchen gezielten Interessen oft schon im Vorschulalter ein erstaunliches Wissen über viele Details, die eine Kategorie charakterisieren.

So wird ein Kind, das sich besonders für Tiere interessiert, bald auch wissen wollen, wo, in welchen Kontinenten und unter welchen Bedingungen einzelne Tiere leben, ob sie Nutztiere sind oder Wildtiere und wovon sie sich ernähren. Ähnlich differenzierte Kenntnisse werden sich Kinder erwerben, die sich für Musik begeistern oder auch für praktische Handwerklichkeiten.

Das Gedächtnis für Fakten, Ordnungen und Regeln, dem oft eine gewisse emotionale und individuelle Neutralität für die Aneignung der Welt nachgesagt wird, erweist sich damit auch als ein Gedächtnis, das nach der angeborenen und erworbenen Individualität eines Kindes (s. S. 28) fragt und in dessen Gehirn ein Bild von der Welt speichert, deren Grundzüge weitgehend von den eigenen Interessen eines

Kindes bestimmt sind. Wir erinnern uns an dieser Stelle aber auch an die Theorie von Edelman (s. S. 30), dass nur individuelles Tun und Erleben ein Gehirn individuell formt und voll funktionsfähig macht.

Babys und das Gedächtnis für Fakten

Gemeinhin wird argumentiert, das Gedächtnis für Fakten, Ordnungen und Regeln werde erst mit dem Beginn der Sprachentwicklung aufgebaut und eingerichtet. Wir werden aber noch sehen, dass Mütter, wenn ihre Kinder in das zweite Lebenshalbjahr kommen, beginnen, ihre Kinder auf interessante Gegenstände in ihrer nächsten Umgebung hinzuweisen und ihnen deren Namen, Aussehen und Eigenschaften zu erklären (s. S. 132).

Schon dieses frühe Bemühen der Mütter um die Benennungen und Erklärungen einzelner Teile der kindlichen „Welt" kann als Einstieg in das Faktengedächtnis eines Kindes verstanden werden, obwohl die Sprachentwicklung noch in den Anfängen steckt. Allerdings beginnen Kinder um diese Zeit, eine Symbolsprache zu nutzen und Gegenstände, Personen, Tiere und Pflanzen mit einem festgelegten sprachlichen Ausdruck zu belegen: „Bume" für Blume, „Wauwau" für Tiere, Hunde, „Namnam" für Essen seien als Beispiele genannt (s. S. 130).

Das Gedächtnis für Fakten, Ordnungen und Regeln liegt bei den meisten Menschen in der linken Hirnrinde, in der vorwiegend logische, analytische Denkprozesse verarbeitet werden.

Lebensgedächtnis

Dieses Gedächtnis, das wir wegen seiner Funktion Lebensgedächtnis nennen wollen, speichert die besonderen, individuellen Lebensdaten eines jeden Menschen. In der Wissenschaftssprache wird dieses Gedächtnis episodisches oder auch autobiografisches Gedächtnis genannt. Lebensdaten sind, wenn sie gespeichert wurden, bewusst abrufbar und werden somit erinnert.

Die Bezeichnung „episodisch" irritiert, da doch die wichtigsten Lebensereignisse eines Menschen, nach der üblichen Bedeutung des Wortes, nicht als Episoden, sondern eher als das Gegenteil erlebt worden sind. Wenn dem so ist, muss, wie wir inzwischen gelernt haben, das limbische Bewertungssystem für den Aufbau des Lebensgedächtnisses eine besondere Bedeutung besitzen.

Der aktive Zugriff auf ein bewusstes Gedächtnis ist nur über die Existenz von Erinnerungsspeichern des Stirnhirns möglich, das sich beim Menschen im Verlauf seiner Evolution auffällig im Vergleich zu anderen Hirnregionen vergrößert hat (s. S. 37). Das Stirnhirn reift deutlich später als andere Hirngebiete. Im neunten Lebensmonat ist es allerdings schon so weit funktionsfähig, dass die dort gespeicherten, wenig präzisen Erinnerungen an einige Personen und Dinge mehr oder weniger bewusst abgerufen werden können.

So fragt der zweijährige Tim bewusst nach seinem Plüschlöwen, den er zum Einschla-

DIE ENTWICKLUNG IHRES KINDES

fen neben sich wissen möchte, und er besteht bewusst auf einen bestimmten unter vielen Bechern, dem nämlich, aus dem er immer seinen Kaba trinkt. Löwe und Becher hat er bereits abrufbar in seinem Fakten- und Lebensgedächtnis gespeichert.

Unbewusste Erinnerungen spielen in diesem Alter jedoch die sehr viel größere Rolle, also das Wiedererkennungsgedächtnis und das Gedächtnis für Handlungsabläufe (s. S. 49 und S. 51).

Anfänge der Gedächtnisbildung

Heute kann als gesichert gelten, dass Kinder sich schon vor dem dritten Lebensjahr als eine eigene Person fühlen. Sie bauen sich eine Art von positivem oder auch negativem Selbstkonzept in ihrem Lebensgedächtnis auf, bevor sie sagen können, wie sie ihr eigenes Leben „erleben" und wie sie sich dabei fühlen. Die emotionalen Bewertungen von exklusiven Lebenssituationen (Episoden!) sind dabei die entscheidenden Wegweiser durch die Erinnerungspfade unseres Lebens.

Erinnert wird aber auch schon bald, nachdem das Lebensgedächtnis seine Arbeit aufgenommen hat, wo und zu welcher ungefähren Zeit („da war ich noch klein", „da ging ich schon in den Kindergarten") ein Ereignis stattgefunden und seinen Weg in das Lebensgedächtnis gefunden hat.

Stationen der Erinnerung

Bin ich gerne in den Kindergarten gegangen oder auch nicht? Hatte ich Freunde? Blieben sie Freunde? Welche Ereignisse in meiner Familie waren bestimmend für mein späteres Leben? Gab es ältere, gab es jüngere Geschwister? Wie bin ich mit ihnen zurechtgekommen? Habe ich mich oft gestritten? Was habe ich besonders gerne gespielt? Was habe ich gehasst? Was war meine Lieblingsspeise? Wie wurden meine Geburtstage gefeiert, wie Weihnachten? Habe ich einen Unfall erlebt, miterlebt? Habe ich einen mir wichtigen Menschen verloren? Kam ich zur Behandlung ins Krankenhaus? Habe ich ein behindertes Geschwisterkind? Habe ich ein behindertes Kind im Kindergarten, in der Schule, in der Nachbarschaft gekannt und erlebt?

Später sind es dann die „denkwürdigen" Erfahrungen und Ereignisse u. a. in der Schule, in der Berufsausbildung: Prüfungen, vielleicht Preise, Beruf, Festivals, Theaterereignisse, große Sportveranstaltungen, Ausstellungen, Ferienreisen, Freundschaften, erste Liebe, Liebschaften, eine oder zwei Ehen, das erste Kind, weitere Kinder, gesellschaftliche Veränderungen, Katastrophen, Krankheiten, Kränkungen, Karriere, Verlust des Arbeitsplatzes, Altern, die Konfrontation mit dem eigenen Leben und Tod, die den Lebensstationen ihre individuellen, emotionsbeladenen, ort- und zeitbezogenen Speicherorte im Lebensgedächtnis zuweisen.

Lebenslange Orientierung

Mit ihrem bewusst zugänglichen Lebensgedächtnis gewinnen Menschen ein Wissen über ihren Lebenslauf und über die Welt, in der sie leben. Das war früher und ist in gewisser Weise noch heute ein Grund, warum alte Menschen, eben weil im Besitz des Wissens, wie die „Welt" funktioniert, eine große Wertschätzung und Achtung erfahren.

Denn dieses Wissen erwies und erweist sich als ein Überlebensvorteil in der Anpassung des Menschen an seine Umwelt. Dafür war das Erinnerungspotenzial eines Lebensgedächtnisses immer wertvoll, gleichgültig, ob Menschen Jäger und Sammler, Ackerbauer und Viehzüchter oder Handwerker und Künstler waren, die ihre bewährten Traditionen weitergaben und sie damit zum Wohl der nachfolgenden Generationen erhielten.

Darüber hinaus begleite ich mit meinem Lebensgedächtnis, lange oder nur kurz, auch andere Menschen, die für mein Leben eine – gelegentlich auch schicksalhafte – Bedeutung gewonnen haben. Das persönliche Lebensgedächtnis erfährt damit eine beträchtliche Erweiterung in einem zusätzlichen Sozialgedächtnis.

Integration neuer Erfahrungen durch „Skripts"

Um neue Lebenserfahrungen sinnvoll in ein Lebensgedächtnis zu integrieren, werden sie, wenn möglich, mit schon bestehenden Erfahrungen verbunden. Nach Goswami werden solche neuen Erfahrungen wie bei Filmproduktionen, in sogenannten „Drehbüchern" oder „Skripts" zusammengefasst und organisiert. Skripts legen Handlungsabläufe fest, die damit

weitgehend voraussagbar werden: Skripts können u. a. sein: Kindergeburtstag, Baden und Körperpflege, Besuch bei Kinderärztin oder Kinderarzt, Haareschneiden, Essensvorbereitungen, Einkaufen, Besuch von bzw. bei Verwandten.

Skripts werden auch und vor allem in gemeinsamen Rollenspielen verwendet. Jedes Kind übernimmt eine festgelegte Rolle mit dem dafür typischen Skript. Das eine Kind agiert wie die Kauffrau, der Kaufmann, das andere wie eine Mutter oder ein Vater, die einkaufen möchten, was sie benötigen. Das eine Kind agiert wie eine Verkäuferin in einem Kleidergeschäft, die anderen Kinder wie Damen, die Kleider einkaufen wollen.

Um neue Lebenserfahrungen einordnen zu können, wird es oft nötig sein, ein neues Skript zu beginnen und im Lebensgedächtnis zu speichern. Die Verankerung des Lebensgedächtnisses ist weniger stabil als die der unbewussten Gedächtnisse, jedoch anpassungsfähiger und korrigierbarer durch Vergessen bzw. durch Aufnahme von Lebenserfahrungen.

Das Lebensgedächtnis ist allerdings auch stärker gefährdet durch Krankheiten, bei denen die Gedächtnisse mit betroffen sind, und durch die natürlichen Alterungsveränderungen. Das Lebensgedächtnis wird, da vor allem emotional erlebt, bevorzugt in der rechten Hirnhälfte gespeichert. Die linke Hirnhälfte hilft mit Sachinformationen aus. Das Stirnhirn aber wird Lebenssituationen kritisch begleiten und qualitativ bewerten.

Arbeitsgedächtnis

Während die bisher besprochenen Gedächtnisse zu den Langzeitgedächtnissen gehören, ist das Arbeitsgedächtnis ein Kurzzeitgedächtnis. Seine Aufgabe ist es, kurze Informationen, Bilder von Objekten und Personen, für einige Sekunden bis Minuten festzuhalten, so lange, bis geklärt ist, was mit der Information geschehen soll: den Preis einer Ware zu erinnern, bis ich gezahlt, eine Nummer, bis ich sie beim Telefonieren gewählt habe. Danach kann die Information im Allgemeinen vergessen werden, es sei denn, sie erweist sich als so wichtig, dass sie in das bewusst zugängliche Faktengedächtnis weitergereicht wird.

Das Arbeitsgedächtnis hält zudem Informationen vorübergehend fest, die Anlass geben, in einem der bewussten Gedächtnisse nachzusuchen: „Dieses Gesicht kenne ich doch!", „Da war doch noch etwas anderes!"

Objektpermanenz und Repräsentationen
Die Funktionsfähigkeit des Kurzzeitgedächtnisses ist ebenfalls an das Stirnhirn gebunden, das, wie wir wissen, erst um den neunten Lebensmonat seine Funktionen aufzunehmen beginnt (s. S. 37). Chiara wird erst um diese Zeit nach einem Spielzeug suchen, das vor ihren Augen mit einem Tuch bedeckt wurde, denn sie wird sich erinnern, dass das Spielzeug noch da sein muss, auch wenn sie es nicht mehr sieht. Sie wird das Tuch wegnehmen oder zu suchen beginnen. In den Monaten zuvor galt das Prinzip: Aus dem Auge, aus dem Sinn. Kinder schauen auch ab dieser Zeit – manche allerdings wegen der individuellen Variabilität deutlich früher oder später – einem Spielzeug nach, einem Löffel, einem Stückchen Brot, an dem sie nagten und das sie, in einem Hochstühlchen sitzend, aus ihrer Hand auf den Boden fallen ließen. Sie wissen nun, dass trotzdem da sein muss, was nicht mehr zu sehen ist.

Wir werden bei der Darstellung der geistigen (kognitiven) Entwicklung allerdings sehen, dass Kinder schon sehr viel früher wissen, dass verschwundene Dinge doch noch da sein müssen, auch wenn sie nicht mehr zu sehen sind (s. S. 132). Heute wissen wir: Wie Markowitsch und Welzer

---

WISSEN

Objektpermanenz

Der Ausdruck Objektpermanenz stammt von Jean Piaget (1896–1980), einem Klassiker der Entwicklungsforschung. Der Begriff der Objektpermanenz hat sich weltweit nicht nur in der wissenschaftlichen Fachsprache, sondern auch bei Erzieherinnen und Erziehern sowie bei informierten Eltern durchgesetzt. Allerdings ist eine Objektpermanenz schon sehr viel früher nachweisbar als Piaget (um den neunten Monat) angenommen hatte.

DIE GEDÄCHTNISSE ALS STÜTZPFEILER DER ENTWICKLUNG

berichtet haben kann ein acht Monate altes Kind für zwei bis fünf Sekunden das Bild eines verschwundenen Spielzeugs in seinem Gedächtnis bewahren, ein zwölf Monate altes Kind schon über zehn Sekunden. Um den ersten Geburtstag herum beginnt ein Kind zu begreifen, dass seine Mutter, auch wenn sie nicht mehr zu sehen, doch nicht für immer verschwunden ist. Es weiß: Sie ist in der Küche, in einem anderen Zimmer beschäftigt, kommt vielleicht gleich wieder mit der Flasche, dem Brei oder wird auch jederzeit, wenn nötig, zu Hilfe eilen, wenn ihr Kind sie braucht.

Im Gedächtnis von Chiara ist nun die Mutter, zwar nur virtuell, aber doch sicher, in einer Repräsentation aufgehoben. Sie kann für eine Weile gelassen und vertieft in ihrem Spiel verweilen, ohne durch die Abwesenheit der Mutter beunruhigt oder irritiert zu sein. Chiara wird sie wohl auch herumgehen hören, das Klappern von Geschirr oder ihre Stimme unbewusst wahrnehmen, was ihr zusätzliche Informationen über ihre Mutter bietet und ihr hilft, ihr Wohlbefinden stabil zu halten. Viele Mütter tun ein Übriges dazu: Sie rufen bei solchen Gelegenheiten immer auch mal den Namen ihres Kindes und teilen ihm in kurzer Form mit, was sie gerade tun. Die Repräsentation der Mutter in Chiaras eigenem Gehirn ermöglicht es Chiara, sich ihrer Mutter, auch in deren Abwesenheit, sicher zu sein.

DIE ENTWICKLUNG IHRES KINDES

„Als ich noch klein war" – die Rolle der Gedächtnisse

Die verschiedenen Gedächtnisse arbeiten eng zusammen. Sie werden hier um der Verständlichkeit willen einzeln dargestellt, sie sind aber, um optimal arbeiten zu können, aufeinander angewiesen.

Unbewusste Gedächtnisse

Das Wiedererkennungsgedächtnis ...
... ist schon vorgeburtlich aktiv und an die Bewertung durch das limbische System gebunden. Es ermöglicht Kindern die Bestätigung oder eine Differenzierung gleichbleibender oder wechselnder Bedingungen in ihrer Umwelt. Es ist ein tief verankertes, lebenslanges Gedächtnis, das vor allem in der rechten Hirnhälfte lokalisiert ist.

Das Gedächtnis für Handlungsabläufe ...
... ist wahrscheinlich ebenfalls schon vorgeburtlich in einem engeren Bereich aktiv, da Handlungsabläufe der Mutter, die einen wiederkehrenden Rhythmus haben, dem ungeborenen Kind nicht entgehen. Sie lösen eine gewisse Handlungsbereitschaft bei ihm aus, sich an diese Aktivitäten der Mutter anzupassen. Das Gedächtnis für Handlungsabläufe wird daher auch gleich nach der Geburt und in den ersten Lebensmonaten „in Betrieb" genommen, vor allem durch die regelmäßigen Abläufe der Nahrungsaufnahme, der Pflege und des emotionalen Kontakts mit den engsten Bindungspersonen. Es betrifft besonders
- den Bereich des Bewegungsempfindens in Körperteilen oder mit dem ganzen Körper.

- den Neuerwerb von Bewegungsprogrammen und
- spezielle motorische Fertigkeiten.

Dieses Gedächtnis speichert außerdem soziale und emotionale Verhaltenskompetenzen. Auch dieses Gedächtnis ist abhängig von den Bewertungen des limbischen Systems. Es ist ebenfalls ein gut verankertes, lebenslanges Gedächtnis für erlernte Abfolgen des täglichen Lebens, das auf die Zusammenarbeit beider Hirnhälften angewiesen ist.

Das Konditionierungsgedächtnis ...
... ist ein gleich nach der Geburt aktives Gedächtnis. Es speichert zunächst einfache, angeborene Schutzreflexe im Bereich des Gesichtes, der Augen, der Haut, der Zunge und des Mundes. Gelerntes Reflexverhalten folgt in den ersten Lebensmonaten und auch später auf unangenehme Seh-, Geruchs- und Höreindrücke, die ein Schreck-, Angst- und Abwehrverhalten auslösen. Das Gedächtnis ist lebenslang aktiv, tief verankert im und hoch abhängig vom limbischen System und seinen Reflexen (s. S. 35). Das Konditionierungsgedächtnis ist daher auch nicht an die Funktion der Hirnrinde gebunden, weil nur dann ein sofortiges Reflexhandeln möglich ist.

Bewusste Gedächtnisse

Das Gedächtnis für Fakten, Ordnungen und Regeln ...

... ist nach den neueren Ergebnissen der Säuglingsforschung früher aktiv als bisher angenommen. Der Beginn seiner Aktivität kann wohl schon auf die Zeitspanne zwischen dem zweiten und vierten Lebensmonat gelegt werden. Das Faktengedächtnis ist relativ unabhängig von der Beurteilung durch das limbische System. Es speichert Lerninhalte und Handlungsanweisungen wie z. B. Grammatikregeln und Fakten. Das Gedächtnis ist anfällig gegenüber Störungen, Krankheiten und Altern. Seine Inhalte werden weitgehend in der linken Hirnhälfte gespeichert.

Das Lebensgedächtnis ...

... speichert und strukturiert den Ablauf des eigenen Lebens mit seinen positiven oder negativen Ereignissen, mit Höhe- und Tiefpunkten, mit familiären und sozialen Kontakten, die geknüpft oder wieder gelöst werden, und mit der Zeitgeschichte. Das Lebensgedächtnis beginnt seine Speicherfunktionen, auf die bewusst zurückgegriffen werden kann, mit etwa dem dritten Lebensjahr, wenn ein Kind zunehmend seiner selbst bewusst wird. Die Erinnerungen werden um Skripts herum organisiert. Sie sind stark von der Beurteilung durch das limbische System beeinflusst. Die Verankerung ist nicht so stabil wie bei den unbewussten Gedächtnisstrukturen, jedoch anpassungsfähiger durch Vergessen bzw. Aufnahme neuer Lebenserfahrungen. Das Lebensgedächtnis wird vor allem in der rechten Hirnhälfte gespeichert. Es braucht aber ein funktionierendes, ausgereiftes Stirnhirn, das ab dem dritten Lebensjahr zur Verfügung steht, um den bewussten Zugang in die jeweiligen Gedächtnisspeicher zu ermöglichen. Das Lebensgedächtnis ist wohl schon vor dem dritten Lebensjahr aktiv, auch wenn Kinder sich – vermutlich wegen ihrer noch wenig perfekten Sprachentwicklung und wegen der späten Reifung des Stirnhirns – nur bis etwa in das dritte Lebensjahr zurückerinnern können.

Das Arbeitsgedächtnis ...

... ist ein Kurzzeitgedächtnis. Es vermittelt die Alternativen „Vergessen" oder „Speichern" für alle neuen Erfahrungen. Außerdem besitzt das Arbeitsgedächtnis eine Art „Online"-Zwischenspeicher für Gedächtnisleistungen, die nur kurzfristig benötigt werden. Das Arbeitsgedächtnis ist etwa ab dem neunten Lebensmonat in seiner Funktion nachweisbar (Objektpermanenz). Wahrscheinlich ist es aber schon deutlich früher aktiv.

DIE ENTWICKLUNG IHRES KINDES

Nachahmung und Teilhabe

Die hier zu besprechenden Verhaltensphänomene Nachahmung und Teilhabe sind mächtige Turbinen der Entwicklung, die erst seit Kurzem die Aufmerksamkeit der Entwicklungsforscher gefunden haben. Sie wurden bisher in ihrer Bedeutung weit unterschätzt.

Das ist umso merkwürdiger, weil diese Verhaltensphänomene schon immer zu allen Zeiten und überall auf der Welt ganz unübersehbar das Verhaltensrepertoire von Kleinkindern bestimmen: Das ernsthafte, konzentrierte Gesicht einer Zweijährigen, die in einer Art Pseudosprache mit ihrer Großmutter telefoniert und dabei Mimik, Gestik und Bewegungen ihrer Mutter nachahmt, wenn diese telefoniert. Oder der Drang „ich auch" und „selber machen", der kaum zu bremsen ist, der manchmal gelingt, der aber auch zu kleineren oder größeren Katastrophen führt, die es möglichst zu verhindern gilt, ohne ein Drama daraus zu machen.

Funktionen des Nachahmungsverhaltens

Kinder imitieren nahezu zwanghaft Aktivitäten, Mimik und Verhaltensweisen, die sie bei anderen Menschen sehen und die sie beeindrucken. Der Fähigkeit eines Kindes, erlebte Begebenheiten nachzuahmen, liegt ein angeborener, außerordentlich effektiv, präzise und schnell arbeitender neuronaler Lernapparat zugrunde.

Erstaunlich ist, dass über eine solch überragende Fähigkeit, über die Kinder verfügen, kaum Informationen oder Kommentare zu finden sind, ganz zu schweigen von den Konsequenzen, die sich für Kinder und Eltern daraus ergeben, z.B. bei der Deutung des Trotzverhaltens (s. S. 161).

Die Fähigkeit von Kindern, erlebte Begebenheiten spontan oder verzögert nachahmen zu können, wird in ihrer Bedeutung für viele Entwicklungsphänomene nur selten verstanden. Vielleicht deshalb, weil Imitation vor allem in den Kulturen eine besonders große Rolle spielt, die die Kinderwelt nicht von der Erwachsenenwelt trennen, im Gegensatz zu unserer westlichen Kultur. Kinder lernen in solchen Kulturen spontan und direkt und sehr früh die alltäglichen Fertigkeiten, die von ihnen für ihr weiteres Leben erwartet werden. Sie sind daher hoch motiviert, durch Nachahmung solche sich anzueignen.

Nachahmen

Kinder imitieren gerne Aktivitäten, Mimik und Verhaltensweisen, die sie bei anderen Menschen sehen und die sie beeindrucken. Dieses Nachahmen ist der wichtigste Faktor für die Entwicklung sozialer und emotionaler Kompetenzen und beim Aufbau eines eigenen Selbstwertbewusstseins.

DIE ENTWICKLUNG IHRES KINDES

Nachahmungsverhalten und Erwerb von Kompetenz

In unserem Kulturkreis spielt die Nachahmung für das Erlernen von handwerklichen und alltagsrelevanten Fertigkeiten keine entscheidende Rolle mehr. Sie ist jedoch immer noch der wichtigste Faktor für die Entwicklung sozialer und emotionaler Kompetenzen und beim Aufbau eines eigenen Selbstwertbewusstseins, wenn auch eher unbewusst und unreflektiert.

Kinder gewinnen durch ihren Drang zur Nachahmung aber auch eine Rückmeldung über ihr eigenes Verhalten, eine Selbstbestätigung oder eine unterstützende Korrektur, die ihrer eigenen Persönlichkeitsbildung zugute kommt. Die in ihren Tätigkeiten, in ihrem Verhalten, in ihren Emotionen, in ihren Attitüden nachgeahmten Vorbilder, Männer oder Frauen, Stars oder Fußballidole, Freizeitgruppen, Vereine oder schlimmstenfalls auch Jugendoder Kinderbanden – sie alle geraten zu Vor- und Leitbildern, im Guten wie im Schlechten.

Nachahmung prägt schon ab den ersten Lebenstagen eines Kindes sein Verhalten. Sie bahnt den Weg für die Übernahme kultureller und gesellschaftlicher Normen, religiöser Gebräuche und geschlechtsspezifischen Verhaltens. Da Nachahmung auch beim Spracherwerb wirksam ist, verwundert es nicht, wie schnell Kinder von Beginn an einen besonderen Dialekt erlernen, und gleich dazu die typische Sprachmelodie (Prosodie), die die Sprache auszeichnet, in der sie aufwachsen.

Schließlich und nicht zuletzt sei daran erinnert, dass auch Erwachsene die Fähigkeit zur Nachahmung bis an ihr Lebensende beibehalten. Sie ahmen Moden nach, sie imitieren und übernehmen für ihr Leben, für ihre Handlungen, was ihnen bei anderen Menschen imponiert oder was ihnen als sinnvoll, praktisch, lebenserleichternd oder modern begegnet ist und was sie für ihr eigenes Leben übernehmen möchten.

Praktisch wichtig ist zu wissen, dass zwischen einer angeborenen und einer verzögerten Nachahmung unterschieden wird.

Direkte, spontane Nachahmung

Viele Neugeborene, aber sicher alle wenige Tage alten Kinder sind, wenn ihnen dazu Zeit gelassen wird, fähig, langsame Gesichts-, Arm- und Handbewegungen nachzuahmen.

Sofia, einige Stunden alt, nach einer schweren Geburt, trotzdem schon wach und aufmerksam, betrachtet mit einem zunächst etwas leer erscheinenden Blick, aber dann aufmerksam und anhaltend das Gesicht ihres Vaters, der sie vor sich hält und ihren Kopf von hinten mit der Hand stützt. Auch der Vater betrachtet das Gesicht seines Kindes. Der Vater schiebt dabei die Zunge ein wenig aus dem Mund, und zu seiner Verblüffung öffnet Sofia ihren Mund und bewegt ihre Zunge langsam und vorsichtig nach vorne. Das geschieht mehrmals. Ein Zufall ist es also nicht. Auch ein Drehen des Kopfes wird von seiner Tochter ansatzweise nachgeahmt.

66

Die Mutter, daneben im Bett liegend, redet mit einer Schwester. Zur weiteren Verblüffung des Vaters versucht Sofia immer wieder, aus der gehaltenen Lage heraus den Kopf zur Mutter zu drehen; die Augen bewegen sich in die gleiche Richtung. Das verstehen wir jetzt leicht, erwarten es fast, weil wir wissen, dass Sofia sich an die Stimme ihrer Mutter erinnern kann.

Weniger verständlich ist uns, warum Sofia fähig ist, ihren Vater nachzuahmen, den Mund zu öffnen und ihre Zunge zu zeigen. Eigentlich dürfte sie das gar nicht können: Sie hat doch in ihrem kurzen Leben noch wenig über ihren eigenen Körper gelernt! Woher soll sie wissen, wo sich ihr Mund, ihre Gesichts- und Augenmuskeln, ihre Finger und Arme im Verhältnis zu ihrem Körper befinden? Bisher sagt die Schulmeinung, ein Körperbewusstsein, ein Körpergefühl könne erst im Verlauf des ersten Lebensjahres entstehen, parallel zur Entwicklung der eigenen Körpermotorik.

Spiegelneurone

Wir erinnern uns an das unbewusste Gedächtnis für Handlungsabläufe (s. S. 51). Schon dort wurde darauf hingewiesen, dass die Gehirnzentren für die Wahrnehmung eigener Bewegungen und das Kleinhirn schon zum Zeitpunkt der Geburt gereift und aktiv sind, nicht dagegen die Zentren, die Bewegungen aktivieren. Mit einer Ausnahme: Die sogenannten Spiegelneurone sind fähig, schon gleich nach der Geburt Bewegungsabläufe zu initiieren und zu aktivieren. Spiegelneurone bieten ein „gespiegeltes", also seitenverkehrtes Bild von einem Handlungsablauf, den ein

Kind (oder ein Mensch jeden Alters) bei einem anderen Menschen beobachtet hat. Die Spiegelneurone starten dann sofort die Nachahmung der gesehenen Handlung, nun aber mit korrekten Seitenverhältnissen, als wäre es eine primäre Handlung der nachahmenden Person.

Die neuronalen Netze der Spiegelneurone liegen in dem gleichen Zentrum, in dem Sprache und Sprechen gesteuert werden, denn auch ein Teil der Sprachentwicklung läuft über die Imitation (s. S. 68). Spiegelneurone befähigten Sofia schon wenige Stunden nach ihrer Geburt, die Mimik ihres Vaters und kleinere Bewegungen seiner Hände und Finger nachzuahmen.

Beispiel: Mimik und Handlungen

Nico, dreijährig, steht neben seinem Vater im Bad und beobachtet, wie der sich mit Rasierschaum und Klinge rasiert, was er selten tut. Plötzlich sieht der Vater, dass Nicos Gesicht sich verzerrt. Da er Kinderarzt ist und weiß, wie Krampfanfälle aussehen, hält er erschrocken inne und erwartet, dass sein Sohn jetzt mit einem Krampfanfall zu Boden stürzt. Jedoch nichts dergleichen geschieht.

Schließlich dämmert ihm, dass sein Sohn lediglich die Gesichtsverzerrungen nachgeahmt hat, die sein Gesicht während des Rasierens bot. Die müssen für den Sohn derart auffällig gewesen sein, dass seine Spiegelneurone zu feuern begannen. Danach stand Nico ganz unbeteiligt daneben. Er fragte nicht einmal, warum sein Vater solche Grimassen geschnitten hatte.

DIE ENTWICKLUNG IHRES KINDES

Eindrucksvoll für den Vater war dagegen, dass die Reaktionen im Gesicht seines Sohnes ganz unbewusst, sofort, sehr präzise und genau abliefen und von Nico nicht hinterfragt wurden. Der hatte nur sein großes Vorbild, seine Identifikationsperson nachgeahmt. Nicht mehr, aber auch nicht weniger.

Nicos Vater fiel daraufhin ein Vorfall ein, der ihm unverständlich, ja fast peinlich war, den er jetzt aber besser verstehen konnte. Er war mit Nico im Zoo. Dort begegneten sie immer wieder einer Gruppe deutlich behinderter Kinder. Plötzlich schnitt Nico Grimassen, präsentierte merkwürdige Körperhaltungen und humpelte wie ein spastisch gelähmtes Kind, ganz unbefangen auch dann, wenn die behinderten Kinder neben ihnen waren. Der Vater verbot ihm das mit dem üblichen Hinweis, es gehöre sich nicht, Kinder und Menschen, die nichts für ihre Behinderung könnten, nachzumachen, und das auch noch nur so zum Spaß. Nico verstand nicht, wovon sein Vater sprach. Er begriff nur, dass sein Vater an seinem Verhalten Anstoß genommen hatte, nicht aber, warum er es tat. Offensichtlich wird, dass

Nachahmung ein hoch effektives, fast schon zwanghaftes Verhalten darstellt, um „teilzuhaben" am Leben der Identifikationspersonen.

Nachahmung und Sprache

Ähnliche Phänomene sind während der Sprachentwicklung zu beobachten. Kinder, die eben lernen, ganze Sätze zu sprechen, verblüffen ihre Eltern oder andere Bindungspersonen immer wieder mit dem plötzlichen Nachsprechen eines nicht zu langen, kompletten Satzes. Sie imitieren ihn genau, im Inhalt, im vollen Dialekt, mit der gehörten Sprachmelodie und dem Rhythmus, aber auch mit allen darin enthaltenen Nebengeräuschen wie Räuspern, geräuschvollem Atemholen, Hüsteln und anderen Störgeräuschen.

Die Nachgeahmten erleben eine manchmal fast schon peinliche Parodie ihres Sprech- und Sprachverhaltens. Das Kind selbst hat den Satz überhaupt nicht verstanden, hat sich auch nichts dabei gedacht, es wollte nur „dabei sein". Möglich, dass es ausschließlich die emotionale, limbische Botschaft des gehörten Satzes gewesen ist, die die Spiegelneurone gezündet hatte.

Auslöser von Nachahmungsverhalten

Kinder imitieren nicht sinnlos irgendwelches Verhalten oder Tätigkeiten von x-beliebigen Menschen, die ihnen gerade begegnen. Nachahmungsverhalten wird angestoßen durch eine Mimik, ein Verhalten, eine Tätigkeit von nahen Bindungsper-

sonen, die für das beobachtende Kind nachvollziehbar, zweckgerichtet oder emotional negativ bzw. positiv berührend sind.

Personen, die bei einem Kind Nachahmungseffekte auslösen, nennt Tomasello

NACHAHMUNG UND TEILHABE

(s. S. 74) intentionale Akteure. Für ein nachahmendes Kind ist jedoch keineswegs immer ein beabsichtigter (intentionaler) Zweck der Auslöser einer Imitation. Oft, und besonders bei der spontanen Nachahmung, ist es allein die Motivation, ohne einen direkten Zweck im Auge zu haben, eine Chance, Teilhabe wahrzunehmen, mit dabei sein zu können und das zu tun, was andere auch tun. Deren Zweck wird allerdings meist gar nicht verstanden. Das zeigen die Beispiele von Nico, der die Mimik seines Vaters beim Rasieren imitierte, und sein Verhalten im Zoo, als er die Ausdrucks- und Bewegungsformen behinderter Kinder spontan nachahmte, ohne jede erkennbare Absicht und ohne Zweck.

Kinder als imitationsauslösende Akteure

Auch Kinder jeden Alters können „Akteure" sein, die fähig sind, Imitationsverhalten bei anderen Kindern auszulösen: etwas ältere Kinder, ältere Geschwister, die schon malen oder ihren Namen schreiben, die Roller oder Fahrrad fahren können, die sich zu benehmen wissen – oder eben gerade nicht.

Unarten, flegelhaftes Benehmen, auch Schimpfwörter und unflätige verbale Ausdrücke werden besonders gerne und erstaunlich leicht und schnell von Kindern übernommen. Häufig wissen sie nicht, was mit einem bestimmten Verhalten, mit einem unmöglichen Wort tatsächlich gemeint ist. Sie haben nur gelernt, dass es leicht gelingt, mit einem einzigen Wort die

Eltern, andere Menschen aus der Fassung zu bringen, sie also manipulieren zu können. Sie werden die nächste sich bietende Gelegenheit nutzen, die neue Wirkung immer wieder bestätigt zu sehen. Denn sie haben begriffen, dass sie Einfluss und Macht über andere Menschen gewinnen; die moralische Seite ihres Verhaltens können sie noch nicht abschätzen, geschweige denn verstehen.

Beispiel: Bewunderung wirkt Wunder
Steffen, ein Fünfjähriger, kommt mit den Raubeinen in seinem Kindergarten gut zurecht, was bedeutet, dass er sein im Kindergarten gewohntes, eher lautes und unbekümmertes Verhalten auch zu Hause lebt. Und dies nicht immer zur Freude der Eltern, die sich wenigstens zu Hause einen etwas besser erzogenen Sohn wünschen. Ermahnungen und Erziehungsversuche haben bisher nur wenig gefruchtet. Die Tischmanieren lassen besonders zu wünschen übrig. Steffen hat da seine eigenen Vorstellungen, die die Eltern gerne geändert sehen würden. Der Erfolg: zum einen Ohr hinein, zum anderen sofort wieder hinaus und passiver Widerstand.

Steffen hat einen knapp vier Jahre älteren Vetter Simon, dem er sehr zugetan ist, den er bewundert und nachahmt. Sie sehen sich öfter und kennen sich gut. Simon ist ein aufgeweckter, vielseitig interessierter, höflicher und wohlerzogener Junge, der außerdem begriffen hat – man muss das schon so sagen –, dass gutes Benehmen anerkannt und sozial belohnt wird, ohne dass er es wirklich darauf anlegt oder bewusst einsetzt.

Während eines Essens benimmt sich Steffen, wie zu Hause öfter, daneben. Ein Verweis seiner Mutter wird überhört. Simon, dem die Tischsitten seines Vetters, der neben ihm sitzt, auch nicht gefallen, flüstert ihm leise zu: „So benimmt man sich aber nicht beim Essen." Die Wirkung dieses Tadels ist überraschend, um nicht zu sagen überwältigend: Steffen benimmt sich auf der Stelle und sofort bis zum Ende der Mahlzeit tadellos; sein Bemühen um ein angemessenes Verhalten ist ihm anzusehen, und die Mühen, Gabel und Löffel richtig zu benutzen, ebenfalls.

Jüngere Kinder können, um mit Tomasello (s. S. 74) zu sprechen, ebenfalls imitationsauslösende Akteure sein: Ein Baby wird bewundert, ein fremdes oder eines der Familie. Und plötzlich zeigen Kinder imitiertes Babyverhalten und fallen in eine Babysprache zurück. Sie möchten wieder aus der längst abgelegten Flasche trinken, möchten am liebsten die direkte, körperliche Nähe der Mutter spüren, wobei sie versuchen, sich so kuschelig zu geben und zu verhalten, als wären sie wieder zu Babys geworden.

Vorprogrammiertes Missverstehen
Wenn wir die Fähigkeit zur Nachahmung, zur Imitation, als die bei Weitem effektivste Einstiegshilfe für Kinder zur Teilnahme am menschlichen Leben begreifen, werden wir plötzlich verstehen, warum Thomas seinen Teller genauso gefüllt sehen möchte wie bei den älteren Geschwistern und bei den Eltern auch. Dass Thomas seinen Teller nicht leer essen wird, wie später dann eingefordert, kann er noch nicht übersehen:

Er lebt noch im Hier und Jetzt. Teilhabe ist alles. Ihn dann zu zwingen, seinen Teller leer zu essen, ist eine ihm ganz und gar unverständliche Nötigung und Missachtung seines Verständnisses vom „Leben", an dem er doch teilhaben will.

Wenn jüngere Kinder sehen, wie eines der Geschwister, der Eltern seinen Teller bis auf den letzten Rest auskratzt, sind sie schnell der Meinung, das gehöre sich immer so. Versuchen sie, sich daran zu halten, erfahren sie jedoch bald eine kränkende Rüge, weil sie ihren Teller zu geräuschvoll, zu lange, zu wenig effektiv, aber mit Hingabe bei nun jeder Gelegenheit auszukratzen versuchen.

Der Vater tunkt gelegentlich ein Croissant in seinen Morgenkaffee, weil er die geschmackliche Kombination liebt. Schon glaubt seine Tochter, die das Geschehen genüsslich und fasziniert beobachtet hat, alles, was zu kauen sei, müsse zuerst einmal eingetunkt werden, in ihren Kaba, in ihren Saft, in ihre Milch. Jedoch: Erst durch die damit ausgelöste positive oder negative Rückmeldung lernen Kinder in einer Art Versuch-Irrtum-Bestätigung-Strategie, welche Imitationen in welcher Situation die belohnenden Effekte auslösen.

Verzögerte Nachahmung

Eltern, die Augen haben zu sehen, was ihre Kinder tun, und Ohren zu hören, was sie sagen, werden schnell begreifen, dass es auch noch eine andere Art der Nachahmung geben muss, eine Nachahmung, die nicht sofort und spontan erfolgt, sondern erst Stunden oder Tage nach einem für sie eindrucksvollen Ereignis. Eine verzögerte Nachahmung setzt damit voraus, dass ein Kind eine Szene, eine Aktivität, eine emotionale Situation erlebt hat, die unbewusst und als Prozessablauf in seinem Gedächtnis für Handlungsabläufe als Repräsentation gespeichert worden ist.

Piaget und in seiner Nachfolge viele andere Entwicklungsspezialisten gingen und gehen heute noch davon aus, dass Erfahrungen, die imitiert werden, erst zwischen dem neunten und zwölften Lebensmonat im Gedächtnis haften, da dann erst die dafür zuständigen Hirngebiete gereift seien. Die moderne Säuglingsforschung hat nach Knopf aber gezeigt, dass die frühen Gedächtnisse schon etwa ab dem vierten bis sechsten Lebensmonat Erfahrungen speichern, die verzögert nachgeahmt werden können.

Ein schon fast klassisches Beispiel für ein verzögertes Nachahmen berichtet bereits Piaget von seiner 16 Monate alten Tochter Jacqueline. Sie ahmte den Wutanfall eines Kindes perfekt nach, den sie staunend am Tag zuvor miterlebt hatte. Nie zuvor hatte sie bisher ihre Familie mit einem Wutanfall derart überrascht.

„Als-ob-Spiele"
Ein oft zu erlebendes anderes Beispiel: Spieltelefone werden gerne von Kindern benutzt. Sie reden mit allen möglichen Leuten, die sie kennen, oft nur in einer sprachnachahmenden Pseudosprache (s. S. 144). Heutzutage tigern Kinder mit einem länglichen Bauklötzchen oder einem kleinen Holzscheit am Ohr durch die Wohnung, oft noch in einer Pseudosprache redend, wie ihre Mütter oder Väter, die mit der Oma, mit einem Freund, einer Freundin reden. Sie haben solche Szenen oft gesehen und im Gedächtnis für Handlungsabläufe unbewusst gespeichert: redend, schwatzend, klatschend, gestikulierend, mit der unübersehbaren, dazugehörenden, emotionalen Körpersprache.

Solche Szenen werden gerne ausgebaut und bei anderen Gelegenheiten „genutzt". Stephan, zweijährig, muss abends immer erst noch lange telefonierend mit einem kleinen Holzstück am Ohr durch die Wohnung wandern. Er tut es ausgiebig, bevor er bereit ist, dem Drängen zu folgen und in seinem Bett zu verschwinden. Mit seinem die Eltern perfekt imitierenden Verhalten lässt Stephan keinerlei Zweifel darüber, dass seine Telefonate ebenso wichtig sind wie die seiner Eltern.

Übernahme von Sprachbausteinen
Wir können jetzt auch Äußerungen von Kindern verstehen, die sonst nur als komische Ideen oder als Kindermund-Einfälle kommentiert werden. Claudia, eine Dreijährige, sieht ihren Vater, der sich am Tag auf das Sofa gelegt hatte, um einige Gedanken in seinem Hirn zu ordnen. Sie sagt zu ihm: „Du Schlafmütze." Das hatte der Vater einmal zu ihr gesagt. Claudia war es auch, die verzweifelt im ganzen Haus nach ihrem Badeanzug suchte und ihn schließlich im Kleiderfach ihres Vaters fand. „Dass mir das nicht noch einmal vorkommt", war ihr entrüsteter Kommentar. Das hatte sie

DIE ENTWICKLUNG IHRES KINDES

offenbar auch schon einmal zu hören bekommen. Gelegentlich will sie aber doch auch etwas Nettes über ihren Vater sagen. Sie tut's bei der nächsten Gelegenheit mit der Bemerkung: „Du bist mein süßer, kleiner Käfer." Hinter allen Beispielen steht eine gespeicherte sprachliche Erfahrung, die nun immer wieder auf passende und unpassende Situationen und Gelegenheiten anzuwenden versucht wird.

Beispiel: Identifikation und Nachahmung

Nicht immer ist ein Nachahmungsverhalten so einfach zu durchschauen. Dafür auch ein Beispiel: Peter lebt mit seinen Eltern in einer Gegend, in der es viele Weinberge gibt. Auf den Wegen durch die Weinberge findet Peter gelb blühende Blumen, die er vorsichtig für einen kleinen Strauß pflückt. Mit dem Blumenpflücken beschäftigt er sich ausdauernd und auffällig sorgfältig. Der Strauß wird mitgenommen und zur Heimfahrt in den Kofferraum des Autos gelegt. Zu Hause haben jedoch alle den Strauß vergessen, auch Peter.

Am anderen Tag sitzt Peter vor dem Fernseher und verfolgt, wie immer, mit gespannter Aufmerksamkeit eine Kassette mit den Erlebnissen des Schweizer Bergmädchens Heidi. Plötzlich ist er ganz fassungslos und außer sich. „Die Blumen! Die Blumen!" Die Eltern bemühen sich, zunächst erfolglos, herauszubekommen, was mit „den Blumen" gemeint sei, warum Peter – auch noch während seines geliebten Heidi-Films – so ausflippt. Zunächst herrscht Ratlosigkeit. Peter verweist darauf, dass er Heidi gesehen habe, wie sie Blumen pflücke wie er auch.

Langsam dämmern den Eltern die Zusammenhänge. Peter hat sich durch die blumenpflückende Heidi daran erinnert, dass auch er Blumen gepflückt hat. Er hat schon beim Blumenpflücken in den Weinbergen Heidi imitiert. Man könnte auch sagen, er hat sich ganz mit Heidi identifiziert. Er kannte ja den Film. Nun will er auch den Strauß in eine Vase gestellt sehen. Wahrscheinlich erinnert er sich nicht, dass der Strauß noch im Kofferraum des Autos liegt. Alle drei marschieren daraufhin in die Garage zum Auto, wo Peter im Kofferraum beglückt seinen bereits etwas angegammelten Blumenstrauß findet, was ihn keineswegs stört. Seine Stimmung ändert sich schlagartig, als wäre nichts gewesen. Seine Welt ist wieder in der Ordnung, die die seine war, nicht die seiner Eltern. Die Blumen tun ihm dazu auch noch den Gefallen, sich ganz leidlich und für einige Tage zu erholen und für ihn in der Vase zu blühen. Damit hat Peter eine Art Skript aus dem Leben von Heidi übernommen, das er befolgt und in dem er sich auch in seinem Leben bestätigt sieht.

Persönlichkeitsentwicklung, Rollenspiele und Nachahmung

Imitation hat demnach noch andere Konsequenzen für die Persönlichkeit eines Menschen als nur die rasche Vermittlung von Lerneffekten. Bei der Entwicklung des Selbst werden wir diesen Faden erneut aufgreifen (s. S. 83). Das Beispiel zeigt aber auch, wie das Fernsehen Identifikationspersonen und/oder Identifikationstiere

NACHAHMUNG UND TEILHABE

wie z. B. Walt Disneys König der Löwen anbietet, die mit ihrem Rollenverhalten Kinder faszinieren und zur Imitation, zum „Nachspielen" geradezu einladen.

Als es noch kein Fernsehen gab, mussten Kinder nicht auf Identifikationsfiguren verzichten. Die wurden ihnen durch Vorlesen und Erzählen vermittelt. „Helden" jeglicher Qualität gab es immer, denen nachgeeifert werden konnte: Forscher, Entdecker, Piraten, Ritter und Räuber, manchmal gibt es gleich mehrere, denen mal bei dieser, mal bei jener Gelegenheit nachgeeifert wird. War das Lesen dann gelernt, mussten sie lesend erarbeitet werden: Robinson, Winnetou, Tom Sawyer oder Hanni und Nanni.

Ein weites Übungsfeld für verzögertes Imitationsverhalten im Kindergarten und zu Hause sind Rollenspiele. Jedes der beteiligten Kinder übernimmt dabei – nicht immer ganz freiwillig – die Funktion einer Person, die es zu spielen hat. Hierbei wird ganz offensichtlich, dass ein Kind in einem Rollenspiel nur mitspielen kann, wenn es das Skript des Verhaltens der zu spielenden Person verinnerlicht hat und daher weiß, wie es „dem Skript entlang", auch in Wechselgesprächen, der gespielten Person gerecht werden muss, nach seinen Vorstellungen aber auch nach denen seiner Mitspieler.

Rollenspiele verraten aber auch, wie sehr Kinder sich mit einer Rolle identifizieren, die etwas über ihre eigenen Vorstellungen von sich selbst aussagt: Was will ich später einmal werden? Was würde ich gerne tun? Was will ich unter keiner Bedingung

tun müssen? Spiele ich gerne mit anderen, oder will ich lieber sagen, was die anderen tun sollen? Ich spiele nur die Rolle, die mir gefällt und keine andere!

Ohne Zweifel haben Nachahmung und Rollenspiel großen Einfluss auf die Akzeptanz des eigenen Geschlechts und auf die Übernahme geschlechtsspezifischen Verhaltens. Aber auch berufliche Vorstellungen können auf diese Weise auf den Weg gebracht werden.

Lebenserhaltende Funktion der Nachahmung

Die Fähigkeit zur Imitation hat sich seit Jahrtausenden als Überlebensvorteil bewährt. Mit Nachahmung wird bei Naturvölkern das, was für das Leben zu lernen ist, den Vorbildern abgeschaut; meist sind es die direkten Bindungspersonen wie Eltern, Geschwister, nahe Verwandte. Sie ermöglicht ein effektives und schnelles Lernen von sprachlichen, praktischen, handwerklichen und alltagsbezogenen Fertigkeiten. Dort, wo die Kinder- und Erwachsenenwelten noch eine Lebenseinheit bilden, findet die Kindheit jedoch meist schon mit Eintritt in das fünfte oder sechste Lebensjahr ihr Ende. Dann wird von einem Kind erwartet, dass es das seine zum Leben der Familie beiträgt, so gut es kann: auf Geschwister aufpassen, sie herumtragen, Wasser herbeischleppen, Tiere hüten, bei der Arbeit in Haus, Hof und Garten den Frauen zur Hand gehen oder den Männern bei der Jagd, beim Sammeln, bei der Herstellung und Reparatur von

73

Handwerkszeug und Waffen helfen und lernen, wie sie zu handhaben sind. In unserer Kultur dagegen wird Teilhabe und Imitation oft nur als störendes Verhalten eines Kindes wahrgenommen, mit den scheinbar unumgänglichen erzieherischen Konsequenzen.

Nachahmung: Heute ein Störfaktor?

Spontane und verzögerte Nachahmung wird in unseren modernen Kulturen eher als störend erlebt und in ihrer Funktion kaum noch verstanden, außer als gelegentliche Quelle amüsanter, kindlicher Aktionen und Kommentare oder als Auslöser eines Trotzverhaltens. Kleine Kinder sollten sich lieber für ihre Spielsachen interessieren, anstatt bei jeder passenden und unpassenden Gelegenheit zu fordern: „Will ich auch machen", „Ich auch, ich auch", „Kann ich auch", „Lass mich doch mal", „Nochmal", „Selber machen", „Warum darf ich nicht?"

Wie wir jetzt wissen, fordern sie damit nur, evolutionär gesehen, ihr Recht ein, zu lernen, die Welt zu begreifen mithilfe der Nachahmung. Die Antwort der Erwachsenen kennen wir, sie lässt nicht lange auf sich warten: „Lass das", „Das kannst du noch nicht", „Pass auf, du machst ja alles kaputt", „Damit kann man sich sehr wehtun", eben das Übliche, was ein Kind zu hören bekommt, wenn es lernen möchte, was zur Teilhabe – seiner Meinung nach – notwendig zu üben und zu praktizieren wäre.

WISSEN

Michael Tomasello

ist ein amerikanischer Forscher, der heute am Max-Planck-Institut für evolutionäre Anthropologie in Leipzig arbeitet. Nach Tomasello ist das Imitationsverhalten der Motor eines kulturellen Lernens. Seit vielen hunderttausend Jahren, wenn nicht sogar weit länger, hätten Kinder von ihren Eltern und Verwandten durch Imitation gelernt: Jagdtechniken, die Herstellung von Werkzeugen, Waffen, Jagd- und Fischfanggeräten, die Bearbeitung von Fellen für Kleidung und Schuhe zum Schutz gegen Hitze und Kälte, die Kunst zu weben, die Herstellung von Haushaltsgeräten und Schmuck und schließlich auch künstlerische Fertigkeiten wie Höhlenbilder oder die ersten figürlichen Darstellungen von Menschen und Tieren. Kulturen würden dadurch auf eine jeweils nächste Entwicklungsebene gehoben und dort festgezurrt, ähnlich wie ein Auto mit einem Wagenheber in einer bestimmten Höhe gehalten und immer wieder höher gehoben werden könne: Der „kulturelle Wagenhebereffekt", wie Tomasello die Wirkungen des kulturellen Lernens bildhaft beschreibt.

Eine Konfrontation ist damit meist vorprogrammiert. Spielräume, gemeint auch im doppelten Sinne, für Nachahmen, für Imitation, sind nicht leicht in den heutigen Zwängen familiären Lebens zu finden: Stress, Eile, berufliche Belastung und berufliches Fortkommen, Perfektion, festliegende Termine und nicht zuletzt: kaum noch Lebensräume, die Kinder selbst aktiv und spielend gestalten könnten.

Kinder suchen Konsens, nicht Konflikte

Kinder leben keineswegs nur selbstzentriert, in ihrer „Egozentrik", auf einem puren Egotrip, wie in vielen Erziehungsbüchern nachzulesen ist. Sie „ertrotzen" sich auch nicht mit ihrem andauernden „Ich will", „Ich kann schon" ihre neu gewonnenen Selbstständigkeiten im zweiten und dritten Lebensjahr. Sie benötigen eigentlich auch nicht die Familie als strapaziöses Übungsfeld, um sich Willensstärke aneignen zu können.

Immer wieder ist jedoch die Behauptung zu lesen und zu hören, eine starke, selbstbewusste Persönlichkeit brauche zu ihrer Realisation die Konfrontation mit anderen Personen; das sei ein unerlässlicher Reifungsprozess, den Kind und Eltern nun einmal zusammen durchzustehen hätten.

Ganz das Gegenteil ist der Fall: Kinder möchten dabei sein, teilhaben und das können, was sie bei ihren Bindungspersonen und Leitbildpersonen als nachahmenswert, aber auch als tägliche Routine miterleben. Darauf bestehen sie, nicht auf einer Konfrontation mit denen, die sie lieben, denen sie vertrauen. Denn auch Kinder begreifen schon sehr früh, dass Konfrontationen sich zu einer heiklen Sache auswachsen können, mit einem hohen negativen, emotionalen Preis (da das limbische System massiv mit involviert ist). Das Gleiche gilt übrigens auch für die beteiligten Erwachsenen. Am Ende sind alle unglücklich. Die Wiederherstellung der Einvernehmlichkeit erfordert zusätzlich von beiden Teilen noch einmal einen hohen emotionalen Zoll. Emotional und sozial gesehen, sind Konfrontationen ein Minusgeschäft, das allerdings nicht immer vermieden werden kann.

Aktives Teilhaben

Nachahmen öffnet Wege und Türen zur „Teilhabe" am menschlichen Leben. Die Fähigkeit zu einer spontanen, direkten Imitation bringen Kinder mit auf die Welt. Sie ist ihnen angeboren, von der Evolution unterstützt, um Kindern den Übergang zum tatsächlichen Ernst des Lebens auch biologisch zu sichern. Das und nichts anderes, es wurde inzwischen schon mehrfach darauf hingewiesen, wollen Kinder von Anfang an, und dazu sind sie nach Bluffer Hrdy von „Mutter Natur" auch ausgerüstet worden.

Altruistisch, egoistisch oder beides?

Tomasello hat kürzlich die Ergebnisse von aufwendigen Studien an und mit Kindern im Alter um das 2. Lebensjahr (14–18 Monate) veröffentlicht, deren Bereitschaft zur Kooperation mit Erwachsenen bei kleinen Hilfestellungen (Helfen, Informieren, Teilen) getestet wurde. Nahezu alle Kinder beteiligten sich gerne und halfen ohne große Aufforderung, wenn sie bemerkten, dass ihre Hilfe gebraucht wurde. Die Untersuchungen zeigen,

- dass die Fähigkeit zur Kooperation angeboren ist,
- dass schon von früh an Kinder zu einer teilhabenden Kooperation fähig sind und
- dass von einer puren Egozentrik des Kleinkindes keine Rede sein kann, obwohl sie durchaus auch in der Lage sind, egoistisch zu handeln, wenn Gelegenheit dazu gegeben ist.

Fazit von Tomasello: Kinder sind von Natur aus altruistisch aber auch egoistisch. Tomasello geht davon aus, dass jeder Mensch auch über egoistische Anteile verfügen müsse, wenn er überleben wolle.

Nur eigenes, gefühltes und erlebtes Tun, wie es Kinder mit der Teilhabe selbst fordern, hat die Power – ich finde kein geeigneteres Wort –, die individuellen neuronalen Netzwerke zu knüpfen, die das Tun steuern und zur Selbstverständlichkeit werden lassen. An die Theorie der individuellen Organisation neuronaler Netzwerke von Gerald Edelman (s. S. 30) sei an dieser Stelle ausdrücklich erinnert. Die Konsequenzen dieser Theorie für die Entwicklung von Kindern und für deren Lernverhalten – auch im Sinne der PISA-Studie – können gar nicht überschätzt werden. Die zeitlichen Investitionen, die ein Kind etwa ab dem zweiten Lebensjahr mit dem Drang zum Selbermachen und zur Teilhabe einfordert, werfen auf die Länge der Zeit reichlichen Lohn ab. Kinder fühlen sich ernst genommen, anerkannt und gefordert: die beste Voraussetzung für das so lebensbestimmende Entstehen einer Selbstwertbewusstheit und eines Selbstbewusstseins, mit einer sozialen und nicht nur mit einer isoliert egozentrischen Komponente.

Beispiel: Ich gehöre dazu

Eine junge Familie mit ihrer zehn Monate alten Tochter besucht die Großeltern für einige Tage. Sie wohnen in naher Nachbarschaft. Die Familie war für mich nicht zu sehen, nur zu hören. Die Sprach- und Sprechentwicklung der Tochter entsprach gut ihrem Alter. Allzu oft ließ sie sich allerdings nicht vernehmen: etwas Geschwätzel, Silbenverdoppelungen, Symbolworte. Einmal, nachmittags, war offenbar Besuch gekommen. Sechs bis acht Personen redeten, auf der Terrasse sitzend, lebhaft und angeregt durcheinander. Zu meiner Überraschung animierten die sprachlichen Wort- und Satzeruptionen der Erwachsenen auch die kleine Person, deren Namen ich noch nicht einmal kenne, zu sprachlichen Höhenflügen. Sie begann lebhaft zu reden, in einer nachgeahmten Pseudosprache: der Erwachsenensprache ähnlich, aber nicht zu verstehen, mit deutlicher Sprechmelodie, wie sie bei Dialogen üblich ist – obwohl niemand ihr zuhörte und auch niemandem ihr plötzlicher Redeschwall auffiel.

Sie ließ sich jedoch nicht irritieren. Sie hielt eine für ihr Alter beachtliche Zeitlänge mit: freundlich, eher vergnügt, jedoch auch bestimmt und sich einmischend. Als Zuhörer verstand ich plötzlich, fast schockiert, die doch eigentlich unüberhörbar deutliche Botschaft: „Ich bin auch da. Ich bin dabei, ich gehöre zu euch, ich bin auch jemand, der Beachtung verdient." Ihre sprachlichen Einlassungen waren ganz offensichtlich kein reflektorisches Imitieren einer gehörten, miterlebten Geselligkeit, ohne Sinn und Verstand. Nein, hier ging es vor allem darum, die neu erworbenen sprachlichen Fähigkeitent zu nutzen, um ihre Teilnahme, ihr Dabeisein, ihre Teilhabe lautstark mitzuteilen.

Beispiel Nachahmung: positive Konsequenzen

Salome, eine pfiffige Vierjährige, half, sobald sie dazu fähig war, gerne bei allen Arbeiten in Haus und Garten. Bitten um Mithilfe folgte sie sofort und begeistert. Sie war aber auch eine vor Unternehmungslust strotzende, begnadete „Kann ich mal"-, „Ich will auch"-Sagerin.

Schon früh spielte sie gerne mit einer Spielküche, kochte, teilte Essen aus, wusch ab und räumte wieder auf. Im Garten füllte sie gerne ihre kleine Gießkanne am Wasserhahn und goss ganz selbstständig Blumen und Kleinsträucher. Sie spielte,

wie alle Kinder in diesem Alter, gerne mit Wasser und Gefäßen, die gefüllt und wieder teilweise oder ganz ausgeleert werden.

Eines Tages war das Drehrad am Wasserhahn durch einen Hebel ersetzt worden, was Salome nicht mitbekommen hatte. Ahnungslos und mit einem energischen Ruck öffnete sie an dem Hebel den Hahn: Ein gewaltiger Wasserstrahl schoss aus dem Rohr, sie erschrak und war einem Schock nahe. Schreiend, von Kopf bis Fuß triefend, flüchtete sie ins Haus. Aus dem Hahn flutete weiterhin in Strömen das Wasser in den Garten. Salome ließ sich nur schwer beruhigen. Auch in trockenen Kleidern und getröstet, schluchzte sie immer wieder auf. Zu dem Wasserplatz hielt sie respektvollen Abstand.

Ihre Unvorsichtigkeit war nicht getadelt worden. Ihr wurde erklärt, dass ein Hebel anders zu öffnen und zu schließen sei als ein Drehverschluss, den sie ja bedienen konnte. Zwei Tage später nahm ihr Vater sie bei der Hand und schlug vor, sich den Hebelverschluss einmal genauer anzusehen. Er musste Salome dazu allerdings richtiggehend überreden. Zusammen legten sie die Hand auf den Hebel, Salomes Hand auf dem Griff, ihre Hand in Vaters Hand. Sie öffneten den Hebelverschluss vorsichtig und ließen Wasser ausfließen und schlossen den Hahn immer mal wieder. Das Wasser floss, mal weniger, mal mehr, und es ließ sich auch wieder abstellen. Dass sie es war, die den Wasserlauf mit dem Hebel steuern konnte, spürte und lernte sie rasch.

Schließlich schlug der Vater Salome vor, den Hebel allein zu öffnen und zu schließen, er bleibe neben ihr stehen. Und es gelang gut. Als Salome begriff – und das war ihr direkt anzusehen –, dass sie gelernt hatte, den Hebelhahn genauso sicher kontrollieren zu können wie zuvor das Drehrad, änderte sich ihr Gesichtsausdruck unübersehbar und fast dramatisch: Stolz auf ihre Leistung prägte die Mimik, aber auch die Gewissheit, eine neue Kompetenz erworben zu haben, die ihr die Kontrolle über das Spielen mit dem Wasser zurückgab. Ihre Haltung straffte sich, und sie bewegte sich für ein halbe Stunde wie eine Siegerin, mit erhobenem Kopf. Das Schreckenserlebnis hatte im Endeffekt zu einer erheblichen Stärkung von Salomes Selbstbewusstsein und Selbstwertgefühl geführt, weil sie weiterhin teilhaben und sich mit ihren Fähigkeiten einbringen kann.

Und noch ein zweites Beispiel von Salome: Die Gartenscheren, nicht ganz ungefährlich, übten auf Salome schon immer eine besondere Anziehungskraft aus. Sie nahm sie immer wieder und versuchte, damit zu hantieren. Der Vater, zunächst wenig geneigt, ihr die Scheren überhaupt in die Hand zu geben, zeigte ihr schließlich, mürbe geworden durch das beständige „Ich auch", „Kann ich doch auch", wie die Blätter der abgeblühten Schwertlilien klein geschnitten werden. Sie schaute genau zu, und obwohl mit der großen Schere für sie nicht leicht zu schneiden war, ging sie ihrem Vater zur Hand. Sie schnitt präzise und vorsichtig, aber mit einer Mimik: Ich kann's.

Beispiel Nachahmung: negative Konsequenzen

Salomes Bruder zeigte im Alter von vier Jahren ebenfalls besonderes Interesse für Gartenscheren. Sein Vater zeigte ihm, wie er verblühte Osterglocken abschneiden könne, gab ihm einen kleinen Korb und widmete sich einer anderen Ecke seines Gartens. Nach einiger Zeit erschien der Sohn und verkündetete stolz, er habe „Bäume" abgeschnitten, was viel leichter gewesen sei. Der Vater, nichts Gutes ahnend, ließ sich die „gefällten Bäume" zeigen und sah alle Stängel eines großen Strauches mit den schönsten Pfingstrosen, die gerade beim Aufblühen waren, sauber abgeschnitten auf dem Boden liegen. Er schluckte und wusste nicht, was er sagen sollte. Das große Lob, das der Sohn (in dessen Denk- und Vorstellungsweise mit Recht) erwartete, brachte er nicht über die Lippen, aber auch keinen Tadel und keine Ausrufe des Entsetzens.

Teilhaben und Teilnehmen ist, wie alles im Leben, mit Risiken verbunden. Wer Teilhabe zulässt, wird trotz aller Vor- und Aufsicht gelegentlich mit unerwarteten Folgen rechnen müssen. Dass das mit Stolz erwartete Lob ausblieb, war für den „Baumfäller" Tadel genug, obwohl kaum über die Aktion gesprochen wurde und der Vater sich emotional gefangen hatte.

Drei Jahre später, zur gleichen Jahreszeit, schlenderte der Sohn durch den Garten. Beiläufig betrachtete er die Pfingstrosenstaude, an der er damals seine Schnittkünste erprobt hatte. Er hielt sich nicht

NACHAHMUNG UND TEILHABE

lange dort auf, sie war ihm scheinbar nur einen kurzer Blick wert. Der Vater enthielt sich aber aller Kommentare. Später, als der Vater die Pfingstrosenstängel hochband, kam sein Sohn hinzu und meinte eher nebenbei: „Waren das nicht die ›Bäume‹, die ich mal abgeschnitten hatte? Das hat dich damals aber nicht gefreut."

Für den Sohn und dessen limbisches System war offenbar schon das nicht erfolgte Lob Anlass genug gewesen, die Aktion, mit negativem Vorzeichen versehen, im Lebensgedächtnis zu speichern, um sie dort erinnerungsfähig zu bewahren.

Grenzen setzen

Kindern, die „Teilhabenlassen" erfahren, fällt es nicht schwer, Grenzen zu akzeptieren, die wegen ihres Alters und zum Schutz vor Gefahren festgesetzt werden müssen. Sie werden Verbote oder Grenzen als gegeben hinnehmen, weil sie bereits wissen, dass Teilhaben, wenn es gelingen soll, das Einhalten von Bedingungen voraussetzt, fast vergleichbar mit einem Vertrag. Das bedeutet jedoch nicht, dass teilnehmende Kinder nicht auch Probleme und Widerstände bei Grenzsetzungen hätten.

Grenzen, die rigide von allen Eltern gezogen werden, sind die gegen die Gefahren des Verkehrs, denn diese können tödlich sein. Andere Grenzen sind dagegen problematischer: Grenzen der Machterhaltung der Eltern, weil sie alleine wissen, was ihren Kindern guttut? Grenzen, die von

Kultur und Religion gezogen werden? Unterliegen solche Grenzziehungen nicht auch einem Wandel, nachdem sich so viel in unserer Kultur wandelt, z. B. die Erosion der Familie als festgelegter Struktur oder die Stellung der Frau in unserer Gesellschaft, was beides für die Erziehung und das Aufwachsen von Kindern nicht folgenlos bleibt?

Zwei Arten von Grenzen

Nach Jesper Juul (2005), einem dänischen Familientherapeuten und Kindheitsexperten, existieren zwei Arten von Grenzen. Die eine sei verhältnismäßig statisch. Dazu gehören Grenzen und Verbote, die vor Gefahren schützen und die bestimmte Regeln formulieren, die in der Familie für alle gelten sollen, z. B. nicht mit dreckigen Schuhen den Wohnbereich zu betreten.

Die zweite Art von Grenzen könnten sich je nach dem elterlichen Wohlbefinden verschieben: „Ich will dir gerne später eine Geschichte vorlesen, aber jetzt will ich mich erst mal mit deiner Mutter unterhalten." Oder: „Ich will dich jetzt nicht auf dem Schoß haben. Geh runter." Die persönliche Sprache „Ich will", „Ich will nicht" funktioniere nach Juul aber nur, wenn sie wirklich die eigenen Gefühle ausspreche. Andere, versteckte Motivationen (ich habe gerade keine Lust oder ich bin zu müde) würden von Kindern rasch durchschaut. Eltern seien dann schnell unglaubwürdig.

„Kinder können gut damit umgehen, dass ihre Eltern unterschiedliche (persönliche) Grenzen haben. Für sie ist es kein Problem zu lernen, so ist meine Mutter

79

DIE ENTWICKLUNG IHRES KINDES

Zwei mächtige Turbinen: Nachahmung und Teilhabe

Die Evolution hat die notwendigen, starken Kräfte mitgegeben, die Kinder für ihre Entwicklung benötigen, um nach der Kindheit ihr Leben selbst meistern zu können. Vom Beginn ihres Lebens an verfügen sie über den Drang zur Nachahmung und zur Teilhabe, die sie auch einzusetzen wissen. Die Konditionen dieser Kräfte sind hier zusammengefasst

Nachahmung (Imitation)

- Die Fähigkeit zur Imitation von Bewegungen, Mimik und Sprechen ist angeboren und vom ersten Lebenstag an funktionsfähig.
- Nachgeahmt werden die Bindungspersonen, auffällig sich verhaltende fremde Personen, deren Bewegungen und Haltung Dialekt oder Sprache typisch sind, und Kinder.
- Ermöglicht wird Nachahmen mit den sogenannten „Spiegelneuronen", die in verschiedenen Regionen der Hirnrinde eingelagert sind.
- Nachahmung ist ein außerordentlich effektiver, präzise und schnell arbeitender neuronaler Lernapparat.
- Imitation spielt vor allem in den Kulturen eine besonders große Rolle, die die Kinderwelt nicht von der Erwachsenenwelt trennen, im Gegensatz zu unserer westlichen Kultur. Kinder lernen in solchen Kulturen spontan und direkt und sehr früh die alltäglichen Fertigkeiten, die von ihnen für ihr weiteres Leben erwartet werden.
- Es existiert eine spontane Imitation und eine verzögerte, die erst nach Stunden,

Tagen oder Wochen für eine besondere affektive Situation oder in einer Spielsituation aktiviert wird.
- Für unseren Kulturkreis spielt die Nachahmung für das Erlernen von handwerklichen und alltagsrelevanten Fertigkeiten keine entscheidende Rolle mehr. Sie ist jedoch immer noch der wichtigste Faktor für die Entwicklung sozialer und emotionaler Kompetenzen und beim Aufbau eines eigenen Selbstwertbewusstseins, wenn auch eher unbewusst und unreflektiert.
- Die Fähigkeit zur Imitation kommt vor allem in Rollenspielen zum Tragen, bei Rollenspielen mit sich selbst oder mit anderen Kindern. Dabei müssen von den Kindern bestimmte Rollen übernommen und im Spiel strikt eingehalten werden.
- Sehr häufig wird bei einem „unerklärten Trotzverhalten" eines Kindes übersehen, dass ein falsch oder nicht verstandenes Imitationsverhalten abgeblockt oder verhindert wurde, das Kind aber eigentlich für sein Nachahmungsverhalten Lob und Anerkennung erwartet hat, die nicht erfolgten, im Gegenteil, es erntete einen Tadel.

Teilhabe und warum Kinder dabei sein wollen

- Nachahmung und Teilhabenwollen am menschlichen Leben sind die bei Weitem stärksten Kräfte, die die kindliche Entwicklung an- und weitertreiben.
- Als Entwicklungsfaktoren mit solcher „Power" sind sie bisher kaum von der entwicklungsorientierten Wissenschaft und von der Pädagogik wahrgenommen worden.
- Teilhaben, etwas tun zu dürfen, was auch Erwachsene alltäglich tun, und im Nachahmen erfahren, dass das Tun gelingt, wird vom limbischen System mit Glückshormonen belohnt und im Langzeitgedächtnis gespeichert. Das steigert die Motivation zu neuen Erfahrungen und baut Brücken zu positiven Selbstwertgefühlen.

- Wenn für Kinder die Teilhabe am Leben der Erwachsenen und dem anderer Kinder so existenziell wichtig ist, wie geschildert wurde, dann kann eine Zurückweisung oder Missachtung der Teilnahme und Teilhabe vom limbischen System nur als emotionales Negativerlebnis bewertet werden, mit den entsprechenden Folgen des Vermeidens.
- In unserer westlichen Zivilisation wird Kindern das angeborene Helfen, das Sich-nützlich-Machen, oft sehr erschwert oder sogar verwehrt, weil Kinderwelt und Erwachsenenwelt getrennt sind.
- Teilhabe zuzulassen und zu unterstützen ist als eine Investition zu bewerten, die sich auch später auszahlt.
- Kindern, die Teilhabe erfahren, fällt es nicht schwer, Grenzen zu akzeptieren, die wegen ihres Alters und zum Schutz vor Gefahren festgesetzt werden müssen.

und so ist mein Vater. Das Problem entsteht nur, wenn persönliche Grenzen zu unpersönlichen Regeln und Gesetzen umgeformt werden, welche die Erwachsenen dann doch wieder nach Gusto abwandeln."

Anders ausgedrückt: Kinder erwarten von ihren Eltern eine persönliche Autorität und nicht eine geliehene, nach dem Prinzip „Das macht man so" oder „Das ist schon immer so gewesen." Dazu noch einmal Zitate von Juul: „Kinder wollen mit ihren Eltern gern kooperieren, und das umso lieber, wenn sie persönlich und gleichwürdig angesprochen werden, statt zurechtgewiesen zu werden oder klein gemacht, unverantwortlich zu scheinen oder falsch oder dumm. Auch auf diesem Gebiet unterscheiden sie sich von Erwachsenen nicht. Wenn Kinder aufhören zu kooperieren, geschieht das entweder, weil sie zu lange zu viel (und wohl vergeblich, R. M.) kooperiert haben oder weil ihre Integrität lädiert wurde. Es geschieht niemals, weil sie nicht zusammenarbeiten (teilhaben, R. M.) wollen. Kinder sind von Geburt an in der Lage, ihren persönlichen Verantwortungsbereich und ihre Integrität zu erkennen zu geben."

Lesen Sie dazu die selbstbestimmenden Beispiele, die in den ersten beiden Kapiteln der altersgebundenen Entwicklungen über Babys berichtet werden, u. a. von dem kleinen Jungen, der, auf der Hüfte seiner Mutter sitzend, die Menschen, die um sie herumstanden, anstrahlte und darauf wartete, auch wieder angelacht zu werden, dabei aber diejenigen gezielt ignorierte,

die gerne Kontakt zu ihm aufgenommen hätten (s. S. 134).

Maßstäbe für die Grenzsetzung

Grenzen zu setzen kann keine einseitige Erziehungsmaßnahme durch die Eltern sein. Als Eltern sollen und müssen Sie Grenzen setzen. Sie sollten sich aber darüber zuvor Gedanken gemacht haben, für wen und warum die Grenzen so und nicht anders gezogen werden sollen: Denn Teilhabe und Kooperation setzen das beidseitige Einhalten von Grenzen voraus, wobei Kinder durchaus begreifen, dass für sie als Kinder teilweise andere Grenzen gelten als für Erwachsene.

Zur Teilhabe und zur Kooperation geboren, werden Kinder ihre Grenzen respektieren und verstehen, und dies umso lieber, wenn dabei ihre persönliche Integrität durch Beschämung und Missachtung nicht verletzt wurde. Vergessen wir dabei auch nicht, welche negativen und dauerhaften Folgen für die Emotionalität und Selbstbewusstheit eines Kindes heftige Verletzungen seiner persönlichen Integrität haben können, über die mitbeteiligten Mandelkernreaktionen des limbischen Systems und deren Einspeicherung in das Lebensgedächtnis.

Da dieses Buch als ein Entwicklungsbuch und weniger als ein Erziehungsbuch konzipiert wurde, soll auf das Thema der Grenzen nicht weiter eingegangen werden. Teilhaben und Grenzensetzen sind jedoch zwei Seiten einer Medaille. Daher sei an dieser Stelle ausdrücklich auf das Buch von Jesper Juul hingewiesen.

Auf dem Weg zum individuellen Selbst

Die Entwicklung des „Selbst" und die Fähigkeit zur Theoriebildung nach eigenen Erfahrungen sind weitere Faktoren, die das Gelingen einer individuellen Entwicklung mitbedingen. Die Fähigkeit, aus Erfahrungen Theorien zu bilden, begleitet Menschen darüber hinaus lebenslang.

Die Entwicklung der Vorstellung vom Selbst

Die Entwicklung einer Bewusstheit von sich selbst (Selbstbewusstheit, nicht zu verwechseln mit Selbstbewusstsein) ist Voraussetzung für das Entstehen der Persönlichkeit eines Menschen. Diese ist einmalig und individuell. Die Persönlichkeitsbildung, da individueller Natur, folgt den Prinzipien, die bereits im Abschnitt „Reifung oder Entwicklung?" (s. S. 14) beschrieben worden sind: Sie ist das Ergebnis aus angeborenen Komponenten, der genetischen Variabilität, und aus den Komponenten Lernen und Erfahrung, einer erworbenen Variabilität. An der Herausbildung der Persönlichkeit sind allerdings noch weitere Faktoren beteiligt: die Selbstwahrnehmung, die Begabungsstrukturen, das Temperament und die Geschlechtsidentität.

Für die Ausbildung einer individuellen Persönlichkeit gelten daher auch die Regeln der Evolution: Die Ausbildung einer individuellen Persönlichkeit ist eine Chance zu einer besseren Anpassung an die Bedingungen einer Umwelt, in der ein Kind, ein Mensch sich zurechtfinden und seinen Lebensunterhalt sichern muss. Oder, evolutionär gesprochen: die Chance für einen Vorteil, der zu überleben hilft.

Die Vorstellungen und Einschätzungen der eigenen Persönlichkeit bestimmen jedoch letztendlich die Qualität des Selbstwertgefühls (Wertschätzung der eigenen Person), aber auch die des Selbstbewusstseins (Wissen um die eigenen Fähigkeiten und Mängel). Dies sind die Qualitäten, die mit darüber entscheiden, ob ein Leben gelingt oder nicht.

Die Entwicklung zum Selbst setzt voraus, dass eine der grundsätzlichen Unterteilungen in dieser Welt begriffen worden ist: ich und die anderen. Dieser prinzipielle Gegensatz scheint auch dem Gehirn wichtig zu sein: Beurteilungen, Planungen, Aktionen der eigenen Person werden von der linken Hirnhälfte gesteuert. Vorstellungen zum eigenen Körper und eigenen

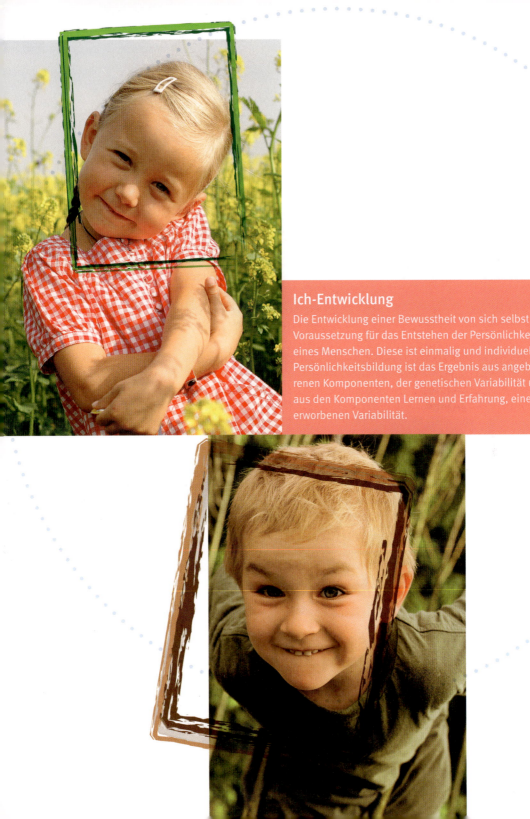

Ich-Entwicklung

Die Entwicklung einer Bewusstheit von sich selbst ist Voraussetzung für das Entstehen der Persönlichkeit eines Menschen. Diese ist einmalig und individuell. D Persönlichkeitsbildung ist das Ergebnis aus angeborenen Komponenten, der genetischen Variabilität und aus den Komponenten Lernen und Erfahrung, einer erworbenen Variabilität.

AUF DEM WEG ZUM INDIVIDUELLEN SELBST

Aussehen, die immer stark emotional gefärbt sind, laufen über das limbische System in die rechte Hirnhälfte. Beurteilungen und Aktionen anderer Personen werden von der rechten Hirnhälfte geleistet. Kein Wunder, denn andere Personen werden durch die Brille des emotional beurteilenden limbischen Systems gesehen, und das hat vor allem Verbindungen mit der rechten Hirnhälfte: Der andere könnte unsympathisch oder gefährlich oder aber sympathisch und liebenswert sein.

Dass das Imitationsverhalten ebenfalls einen Anstoß zur Entwicklung des Selbst zu geben vermag, wurde auf S. 64 schon erwähnt. Denn intentionelle (beabsichtigte) Imitation kann nur mit Blick auf eine andere Person sinnvoll und effektiv sein, weil ich mir dabei meiner selbst bewusst werde: im Gelingen oder im Scheitern meiner Imitation und aus deren Konsequenzen, die für mich daraus entstehen. Bei der Darstellung des sogenannten Trotzverhaltens (S. 161) werden wir auf diese Thematik zurückkommen.

Entwicklungsverlauf der Selbstwahrnehmung

Die Entwicklung zum Selbst verläuft in folgenden zeitlichen Phasen, wie sie Newen angegeben hat:

- Mit der Fähigkeit Greifen zu können (etwa um den 3. Lebensmonat), entsteht ein Ich-Gefühl, da das Baby sich als Urheber seines zielgerichteten Handelns erlebt.

- Eine weitere Phase des Aufbaues eines Ich-Gefühls entsteht zwischen dem 9. und 14. Lebensmonat aus dem gemeinsamen Spielen mit Bindungspersonen; aber auch bei der selbstständigen Exploration räumlicher Verhältnisse beim Krabbeln oder bei freiem Gehen.
- Das eigene Erkennen als handlungsfähiges Subjekt wird unterstützt durch das sich selbst Erkennen in einem Spiegel (etwa um den 18. Lebensmonat).
- Mit der Kenntnis der eigenen Wünsche und Überzeugungen und dem Wissen, dass solche auch andere besitzen, erfolgt dann zwischen dem 2. und 4. Lebensjahr die Entwicklung einer sozialen Kompetenz und den Fähigkeiten, die Gefühle anderer deuten zu können (theory of mind, S. 196).

Aktivitäten zur Selbstwahrnehmung und zur Stabilisierung des Selbst bleiben lebenslang aktiv. Sie müssen immer wieder neu an die sich ändernden persönlichen und von außen kommenden Lebensbedingungen angepasst werden, die das Selbst bedrohen oder destabilisieren können.

Unbewusste Selbstwahrnehmung
In den ersten Wochen ihres Lebens ist nicht davon auszugehen, dass Kinder sich als eine eigene, von anderen getrennte Person erleben. Anzunehmen ist aber, dass ein Säugling durch die Bindungserfahrungen (s. S. 38) der ersten Lebensmonate ein unbewusstes, vom limbischen System positiv bewertetes Gefühl des guten Versorgtseins und der Akzeptanz durch die Bindungspersonen erfährt und internalisiert. Im Wiedererkennungsgedächtnis

85

und im Gedächtnis für Handlungsabläufe wird ein solches, eher globales Gefühl der Verlässlichkeit der Befriedigung der Grundbedürfnisse lebenslang gespeichert sein.

Untersuchungen haben ergeben, dass sich Kinder schon in diesem sehr frühen Alter um eine gefühlsmäßige Abstimmung mit ihren Bezugspersonen bemühen. Im ersten Lebensjahr bestimmen offenbar, neben den Bindungserfahrungen, die Bewegungserfahrungen (gespeichert im Gedächtnis für Handlungsabläufe und über die limbischen Wertungen) eine unbewusste Bestätigung des eigenen Selbstkonzeptes in der Art: Das habe ich gut gemacht, z. B. beim Hochziehen zum Stehen, oder: Da habe ich aber noch Schwierigkeiten, z. B. mit dem freien Sitzen.

Kinder entwickeln wahrscheinlich schon sehr viel früher, als bisher angenommen, ein Verständnis für ihr eigenes Selbst, das nicht einfach nur als „unbewusst" bezeichnet werden kann. Bei der Darstellung des sogenannten Trotzverhaltens werden wir auf S. 161 noch mal darauf zu sprechen kommen.

Bewusste Selbstwahrnehmung
Wie lässt sich aber feststellen, wann ein Kind sich selbst erkennen kann? Mit einem fast schon genialen Trick: Kinder schauen gerne in einen Spiegel. Zunächst sind sie überzeugt, ein anderes Kind zu sehen, das sie dann hinter dem Spiegel suchen. Manche Kinder sind durch ihr Bild verunsichert, sie meiden daher vorübergehend Spiegel. Andere freuen sich über das „andere" Kind und versuchen, mit ihm zu kommunizieren.

Ein Tupfer roter Farbe, unbemerkt auf die Nasenspitze gesetzt, fällt Kindern zunächst nicht auf.

Ab dem 18. Monat fangen sie dann aber an, vorsichtig an ihre Nase zu greifen und schließlich den roten Punkt abzuwischen. Sie haben sich im Spiegel nun bewusst selbst erkannt. Auch hier begegnen wir wieder der großen zeitlichen Variabilität von Entwicklungsereignissen: Wie Largo gezeigt hat, erkennen die ersten Kinder sich selbst mit etwa 18 Lebensmonaten, die meisten bis zum 30. Monat, die letzten um den 40. Monat.

Danach erkennen sich Kinder auch auf Videos und Fotos. Im Alter von 20 bis 40 Monaten beginnen sie, sich mit ihren Vornamen oder mit Kurznamen zu benennen, einige Wochen oder Monate später nur noch mit der Ich-Form (Variabilität des Erwerbs, 28. bis 50. Monat, Largo).

In der gleichen zeitlichen Spannbreite wird dann auch gelernt, zwischen Mein und Dein zu unterscheiden, ein offenbar schwieriger Lernprozess (s. S. 191), den Kinder sich mit Formulierungen wie „Das ist dem Andi sein Auto" statt „Das ist mein Auto!" erleichtern.

Im Alter von etwa zwei Jahren haben Kinder gelernt, frei zu gehen und sich sprachlich, wenn auch noch eingeschränkt, zu verständigen. Der Zuwachs an Möglichkeiten der Teilhabe stärkt die Selbstbewusstheit ungemein. Der Tatendrang will ausgelebt werden. Er gerät dabei aber oft in Konflikt mit den Bindungspersonen, die den Tatendrang und die oft damit verbundenen Gefahren sehen oder aus anderen, ihnen zwingend erscheinenden Gründen Grenzen setzen: Ein Trotzverhalten ist damit vorprogrammiert (s. S. 161).

Verlegenheit und Scham

Ab etwa dem 36. Lebensmonat werden Kinder Verlegenheit, aber auch Scham zeigen, wenn sie meinen, etwas nicht richtig gemacht zu haben oder sich wider besseren Wissens an unerlaubte Aktionen gewagt haben, und dabei ertappt worden sind: Sie wissen, wo die leckeren Gummibärchen, die besonders geschätzten Bonbons, die Schokoladetäfelchen zu finden sind, und sie haben sich heimlich bedient, aber die Einwickelpapiere, die offene Schublade oder Dose haben sie verraten.

Damit ist klar, dass es Kindern ab diesem Alter nicht mehr gleichgültig ist, was von ihnen gehalten wird: „Wie werde ich von anderen gesehen?" Die Fähigkeit zur bewussten Selbstwahrnehmung benötigt anfangs noch Bestätigungen. Fragen Sie Drei- oder Vierjährige, die Sie gut kennen, bei einer Begrüßung: „Wer bist du denn, kenne ich dich denn schon? Aha, ich erinnere mich, du bist doch das Kathrinchen oder der Maxi." Dann wird das Mädchen, das mit seinem wirklichen Namen z. B. Anne heißt, oder der Junge mit seinem Namen Paul vehement und mit Entrüstung protestieren, weit über den Anlass hinaus, denn sie kennen ja den Frager, die Fragerin gut, und die müssen doch wissen, wie sie wirklich heißen. Die Verwirrung über die eigene Identität ist meist groß.

Aus der Antwort kann aber doch auch eine gewisse Bangigkeit herausgehört werden: Bin ich denn wirklich die, die ich meine zu sein? Der Frager, die Fragerin hat nun die Aufgabe, dem Kind mit großer Empathie zu versichern, dass sie tatsächlich die süße Anne oder der Paul sei, wer denn sonst, und was überhaupt solche schlechten Späße sollen, die nur Kinder in ihrem Selbstverständnis verunsichern.

Im Verlauf des dritten und vierten Lebensjahres ist Kindern bewusst geworden, dass sie Jungen oder Mädchen sind. Sie versuchen sich an Leitbildern, die zunächst die Eltern sind, im Verhalten und in der Kleidung zu orientieren.

Selbstreflektive Selbstwahrnehmung

Selbstreflektiertes, emotional bewertetes Handeln zeigen Kinder im Ansatz schon am Ende des zweiten Lebensjahres. Sie können dann bereits sehr wohl beurteilen, ob sie etwas gut oder schlecht gemacht haben, ob ihnen etwas gelungen ist oder nicht.

Der Beginn einer selbstreflektiven Selbstwahrnehmung wird um das vierte bis fünfte Lebensjahr angenommen, weil erst zu dieser Zeit das Lebensgedächtnis (s. S. 57) voll funktionsfähig geworden ist: Alle erlebten und gelernten Erfahrungen können nun einem Selbst, einem Ich gegenübergestellt werden.

Eine solche reflektierte Gegenüberstellung und Wertung geschieht nicht nur virtuell und eher unbewusst. Sie gewinnt Substanz durch die inneren Dialoge, die das Selbst mit sich führt.

Die selbstreflektive Selbstwahrnehmung ist in den beiden letzten Jahren vor der Einschulung stark auf sich selbst und auf direkt zu beobachtende Eigenschaften bezogen: die Augenfarbe, die Haarfarbe eines anderen Kindes, verglichen mit der eigenen; Körperlänge und Körperstärke, Schnelligkeit und Geschicklichkeit des Sichbewegens beeindrucken und werden berichtet. Psychische Zustände können mitgeteilt werden: „Manchmal bin ich traurig" – „Ich bin immer froh, schon morgens", ebenso Vorlieben: „Ich liiiiebe Kartoffelpuffer", „Ich liiiebe diese Unterhose mit der Mickymaus."

Das Selbstkonzept, die Selbstwahrnehmung im Vorschulalter sind oft noch sehr viel positiver, überschätzend, als später in der Schule, wo leistungsbezogene Vergleiche die eigenen Vorstellungen von sich selbst korrigieren. „Ich bin immer der Erste." – „Niemand ist so stark wie ich." – „Mein Papa hat gesagt, wenn man stark werden will, muss man immer Gemüse essen und Milch trinken. Das tue ich auch." Differenziert wird noch wenig, daher können Kinder mit unterschiedlicher Hautfarbe auch gut miteinander auskommen: „Mami, heute hatten wir im Kindergarten Besuch von anderen Kindern. Weißt du, die hatten weiße Handflächen." Dass die Besucher schwarze Hautfarbe hatten und auch sonst sich anders verhielten, war den Kindern gar nicht aufgefallen oder keiner Erwähnung wert.

Am Ende der Vorschulzeit, am Ende des fünften Lebensjahres, hat sich das Selbstwertgefühl so weit stabilisiert und gefes-tigt, dass Kindern die Einschulung zugemutet werden kann: Sie benötigen keine transitorischen Objekte mehr, Trennungsängste sind weitgehend unter emotionaler Kontrolle; sie sind motiviert zu lernen, sie haben Lust dazu, in die Schule zu gehen, sich anzustrengen und sich der Konkurrenz anderer Kinder auszusetzen.

Anerkennung baut auf

Das Selbstwertgefühl in den Vorschuljahren wird nahezu ausschließlich durch die Eltern, Geschwister, nahe Verwandte und Großeltern bestimmt. Dies kann positiv, aber auch negativ für die Kinder sein. Das Wissen, angenommen und geliebt zu sein, das Recht auf Teilhabe als selbstverständlich zu erleben bildet die Basis für einen realistischen und stabilen Aufbauprozess des Selbst und der Selbstwahrnehmung.

Was stärkt das Selbstwertgefühl?
- Ermunterung und Hilfe bei Schwierigkeiten und Nöten,
- Ermunterungen, etwas zu wagen und
- Lob und Anerkennung (nicht nur in sparsamer Dosierung).

Die Wirkung lässt sich für die, die gelernt haben, in Kindergesichtern zu lesen, direkt sehen. Ebenso kann man aber auch die Enttäuschung, wenn ein Kind nicht die zuwendende, belohnende Beachtung erfährt, die es glaubt verdient zu haben auf den Gesichtern der Kinder entdecken. Da wirken Worte und Zuwendung mehr als alle anderen Belohnungen.

Auf keinen Fall sollten Sie sich beim Loben von Kindern an das schwäbische Sparsamkeitsprinzip halten. Es lautet, ins Hochdeutsche übersetzt: „Nichts gesagt ist schon genug gelobt." Kinder freuen sich genauso wie wir, wenn sie gelobt werden. Sie werden meist viel zu wenig oder gar nicht gelobt, weil vieles vom Kind aus gesehen Lobenswerte von uns als selbstverständlich vorausgesetzt wird. Kinder dürfen, müssten sogar reichlich gelobt werden, wenn sie ein Lob verdient haben.

Kinder haben ein feines Ohr für ein unangemessenes Lob an falscher Stelle. Wenn Sie die Welt der Kinder verstehen, werden Sie das richtige Lob in richtiger Dosierung und an der richtigen Stelle anzubringen wissen. Sie werden reichlich belohnt werden, wenn Sie zuschauen, wie Ihr Lob das gestärkte Selbstwertgefühl Ihres Kindes, dessen Haltung und Mimik unübersehbar verändert.

Nichts ist von Dauer

Für das Selbstwertgefühl gilt das Gleiche wie für die Kontrolle der Emotionen: Lebenslang ist es nicht leicht, die Balance des eigenen Selbstwertgefühls aufrechtzuerhalten.

Deutungen der eigenen Erfahrungswelten

Menschen sind von Natur aus neugierig auf neue Erfahrungen und neue Herausforderungen. Sie versuchen aber auch, die Ursachen für bisher Unbekanntes zu verstehen und zu erklären. Unerklärliche Erfahrungen wollen verstanden werden. Sie drängen zu Erklärungen. Die gelingen meist, wenn auch auf sehr unterschiedlichen Ebenen: magisch-animistisch (mithilfe von Geistern, Hexen, Schamanen und Auguren, die Wolkengebilde, Windeswehen, Gewitter und andere Naturkräfte oder die Eingeweide von Opfertieren für ihre Deutungen nutzen), mit den langjährigen Lebenserfahrungen alter Menschen, mit Stammtischhypothesen oder mit wissenschaftlich begründbaren Aussagen von Forscherinnen und Forschern, manchmal aber einfach nur mit dem Bauch.

Alle Erklärungsversuche können auch als Theorie- oder Hypothesenbildungen verstanden werden, mit denen eine Einordnung neuer Erfahrungen in einen vorgegebenen Erfahrungs- und Lebensrahmen gelingen sollte. Die Zuordnung neuer Erfahrung ist daher immer auch von dem jeweiligen Wissensstand einer Person abhängig. Kinder verfahren nicht anders. Das ist nicht weiter verwunderlich. Sehr viel mehr verwundert jedoch, wie früh schon Kinder mit neuen Erfahrungen und mit Theoriebildungen zu arbeiten wissen.

Vom ersten Tag ihres Lebens an vergleichen sie alles, was sie mit ihren Sinnesorganen aufnehmen, mit den Erfahrungen, die sie bereits in ihrem Wiedererkennungsgedächtnis als sogenannte Repräsentationen (s. S. 56) gespeichert haben.

Die Entwicklung Ihres Kindes

Neue Erfahrungen versuchen sie zunächst mit den bereits vorhandenen Repräsentationen zu verknüpfen, sie dort anzudocken. Gelingt dies nicht, weil noch keine Repräsentationen vorhanden sind und wiederholen sich die neuen Erfahrungen, wird eine neue Kategorie von Repräsentationen eingerichtet.

Von besonderer Bedeutung sind Änderungen in der direkten Umwelt des Kindes, die wahrgenommen werden und „erklärungsbedürftig" sind. Sabina Pauen, eine deutsche Entwicklungsforscherin, die vor allem die kognitive Entwicklung sehr junger Babys untersucht, hat dieses angeborene Suchen nach Ursachen und Wirkungen einen kausalen Drang genannt, den Drang, nach kausalen Zusammenhängen zu suchen, womit immer auch der Versuch verbunden ist, ein Erklärungsmodell, eine Theorie zu finden, die das neu Erlebte erklären könnte.

Verblüfft fragen wir uns (s. Kasten), weshalb wenige Monate alte Babys gerade Bewegungen unterscheiden sollen, die voraussagbar oder nicht voraussagbar verlaufen.

Die Frage macht Sinn, wenn wir uns vorstellen, welchen Gefahren Menschen im Verlauf der Evolution ausgesetzt waren. Unberechenbare Bewegungen sind nur von lebendigen Wesen, also von Tieren und Menschen, zu erwarten, berechenbare Bewegungen nur von leblosen Gegenständen, die bewegt werden müssen. Prinzipiell droht von unberechenbaren Bewegungen Gefahr für Leib und Leben durch Raubtiere, Schlangen, Affen, Greifvögel, aber auch

durch Menschen, um nur einige solcher Gefahrenquellen zu nennen.

Unberechenbare Bewegungen schon sehr früh zu erkennen und sie mit der Repräsentation „Lebewesen" zu verbinden war offenbar ein entscheidender Vorteil, der Menschen bis heute half, zu überleben. In diesem Zusammenhang ist es interessant, dass Blätter von Büschen und Bäumen, die sich im Wind bewegen, eine besondere Faszination auf Babys ausüben. Sie können sich über lange Zeit darauf konzentrieren, dem Bewegungsspiel zuzuschauen, sie scheinen geradezu davon gefesselt, fast hypnotisiert zu sein. Angstreaktionen, die auch erwartet werden könnten, zeigen sie dabei jedoch nicht.

Hypothesenbildungen und Erklärungsmodelle werden generell für alle neuen Erfahrungen gebildet. Sie geben letztendlich auch den Anstoß zu einem gelernten Anpassungsverhalten an die Umweltbedingungen, in denen ein Kind aufwächst (s. S. 25).

Beispiele: Hypothesenbildungen, Erfahrung und Vorwissen

Einige Beispiele sollen die Qualitäten einer altersabhängigen Hypothesenbildung demonstrieren, die von den Erwachsenen oft nur als komische und witzige Kleinkinderfantasien abgetan und nicht beachtet werden. Für Kinder sind sie jedoch ernsthafte und ernst zu nehmende kognitive Leistungen, die von Erwachsenen kaum mehr gewürdigt werden können.

AUF DEM WEG ZUM INDIVIDUELLEN SELBST

WISSEN

Bewegungen im Fokus

In ausgeklügelten Versuchen mit Kindern im ersten Lebenshalbjahr, deren auf Aktionen und Gegenstände gerichtete Aufmerksamkeit sie untersuchte, fand die Entwicklungspsychologin Sabina Pauen heraus, dass Kinder schon in diesem sehr frühen Alter besonders auf Bewegungen achten. Sie lernen schnell zu unterscheiden, ob etwas, das sie sehen, sich selbst bewegt, oder ob es von außen angestoßen wurde, bevor es sich in Bewegung setzte. Bewegt sich ein Gegenstand selbst, wird er sich unberechenbar bewegen. Ist der Gegenstand in Bewegung gesetzt worden, wird er sich berechenbar, nach den Gesetzen der Physik bewegen. Unberechenbares könnte Gefahren signalisieren.

Kai beobachtete schon von früh an sehr genau, was sein Vater als Heimwerker so zu tun hatte. Schon mit 18 Monaten konnte er einen kleinen Schraubenzieher mit perfektem Griff in die Hand nehmen und ihn in den Schraubenkopf einsetzen. Er war auch imstande, die korrekten Drehbewegungen auszuführen, ohne allerdings die Schraube zu bewegen, dazu reichte seine Kraft noch nicht. Eine solche Handgeschicklichkeit ist in diesem Alter ganz ungewöhnlich, übrigens ein Beispiel für ein perfektes Nachahmungsverhalten! Das Wort „reparieren", das ihn offensichtlich in der Alltagssprache seines Vaters beeindruckte (limbisch für ihn positiv gefärbt!), war eines der ersten Worte, die er richtig aussprechen konnte.

Mit knapp drei Jahren nahmen seine Großeltern ihn in ein Ferienhaus nach Italien mit. Das war für ihn kein Problem, da er schon oft bei den Großeltern übernachtet hatte. Er saß im Auto hinten in seinem Kindersitz, mit sich und der Welt ganz zufrieden. Als die Alpen in Sicht kamen, wurde er unruhig, und plötzlich brach es aus ihm heraus: „Die Berge müssen repariert werden!!" Zunächst Verblüffung bei den Großeltern über diesen typisch „kindlichen", amüsanten und doch rätselhaften Einfall. Dann aber: Was hat er da gerade gesagt? Reparieren? Zu Hause in einer Landschaft mit gerundeten, wenig hohen Hügeln und kleinen Bergen mussten Kai die zackigen Berge sehr „kaputt" vorkommen, als ob sie dringend einer Reparatur bedürften. Er versuchte, die für ihn überwältigende neue Erfahrung der kaputten Berge mit einer Theorie und mit einer bereits vorhandenen Repräsentation zu verknüpfen.

Bei dieser Fahrt quer durch die Alpen bestaunte er auch erstmals Wasserfälle, die sich über die senkrecht abfallenden Berge ins Tal stürzten. Die Erklärung seiner Großeltern, dies seien Wasserfälle, akzeptierte er sofort, nannte sie in den nächsten Tagen und Wochen jedoch nur „Wasserumfälle". Die Großeltern dachten zuerst, er habe das Wort nicht richtig verstanden. Er

91

DIE ENTWICKLUNG IHRES KINDES

Wer bin ich und wie erkläre ich mir die Welt?

Die Entwicklung des „Ich" setzt eine Wahrnehmung des Selbstseins voraus. Die ist jedoch nur mit dem Verlust der bisher bestehenden innigen, beinahe schon symbiotischen Mutterbindung zu haben. Damit geraten aber auch die Gegenstände (!), und andere gegenständliche Ereignisse und Phänomene in den Wahrnehmungskreis eines Kindes.

Selbstwahrnehmung und das „Ich"

- Die Entwicklung eines Selbst, einer Ich-Struktur, ist Voraussetzung für die Entstehung der Persönlichkeit eines Menschen.
- Die Ausbildung einer individuellen Persönlichkeit ist, evolutionär gesehen, eine Chance zur Anpassung an die Umweltbedingungen, in der ein Kind sich zurechtfinden muss, wenn es überleben will.
- Die Entwicklung eines Selbst setzt voraus, dass eine grundsätzliche Unterteilung begriffen worden ist: ich und die anderen.
- Nach diesem Prinzip arbeitet auch das Gehirn: Beurteilungen, Planungen, Aktionen der eigenen Person werden von der linken Hirnhälfte gesteuert, Vorstellungen vom eigenen Körper, von der eigenen Persönlichkeit werden von der rechten Hirnhälfte geleistet.
- Die Ich-Form haben alle Kinder bis zum 50. Lebensmonat erreicht. Viele schon Monate früher. Etwa zur gleichen Zeit beginnen Kinder, sich über sich selbst Gedanken zu machen, zu selbstreflektieren. Sie haben gelernt, sich selbst zu beurteilen, ob sie etwas gut oder weniger gut gemacht haben, ob ihnen etwas gelungen ist oder nicht. In dieser Phase der Ich-Entwicklung

benötigen Kinder gerechtfertigtes Lob und Anerkennung zur Stabilisierung ihrer noch instabilen Selbstbewusstheit.

Erklärungsmodelle

- Die Suche nach Ursachen und Wirkungen ist Kindern und Menschen angeboren. Nach „Erklärungstheorien" suchen schon Babys bald nach der Geburt.
- Zunächst werden sie immer versuchen, eine neue Erfahrung an bereits gemachte Erfahrungen anzudocken, bevor eine neue „Erfahrungskategorie" im Gehirn und in einem der Gedächtnisse eingerichtet wird.
- Können neue und lebensrelevante Erfahrungen nicht an bereits vorhandene Repräsentationen angebunden werden, müssen neue Repräsentationen in den Gedächtnissen („Dateien") eingerichtet werden.
- Eine der ersten „Dateien", die im Wiedererkennungsgedächtnis eingerichtet wird, ist die Unterscheidung zwischen nicht voraussagbaren und voraussagbaren Bewegungsabläufen. Sie ermöglicht die Unterscheidung von lebendigen und nicht lebendigen „Gegenständen". Dies spielt für das Überleben des Menschen bis heute eine bedeutsame Rolle.

bestand aber auf „Wasserumfälle". Warum? Kai versuchte, die Wasserfälle mit dem Umfallen eines gefüllten Wasserglases zu vergleichen und mit dem Wasser, das sich über den Rand des Tisches auf den Boden ergießt. Eine Erfahrung, die er bereits gemacht hatte.

Weitere Beispiele

Die folgenden weiteren Beispiele zeigen die Versuche von Kindern, neue Erfahrungen mit einer Theoriebildung an bereits gespeicherte und daher bekannte Erfahrungen zu verknüpfen. Sie gehen, ebenso wie Erwachsene, von dem aus, was sie bereits wissen und kennen, und bemühen sich, unbekannte Phänomene unter diese Voraussetzungen richtig einzuordnen.

- Rita, dreieinhalb Jahre alt, findet im Garten ein leeres Schneckenhaus, in dem ein kleineres Schneckenhaus steckt. Spontan kommentiert die aufgeklärte Rita den Fund: „Eine Mutterschnecke und eine Babyschnecke, die noch im Bauch steckt."
- Ulla, eine Vierjährige, die sich über vieles, was sie erlebte, ihre eigenen Gedanken machte, wird von ihrer Mutter in ein Kunstmuseum mitgenommen. Dort ist eine nackte griechische Männerstatue zu betrachten. Entrüstet kommentiert sie diese ihr bisher unvorstellbare Erfahrung des Nackten in der Öffentlichkeit mit den Worten: „Der Mann hat sich aber heute Morgen gar nicht lieb von seiner Mutter anziehen lassen."
- Die Ritter-Sport-Schokolade ist bekannt. Dort, wo sie hergestellt wird, gibt es neuerdings ein Kunst- und Schokoladen-Museum. Florian, ein Freund guter Schokolade, vier Jahre alt, der sich gerade sehr mit Rittern identifiziert, bemerkt beim Besuch des Museums: „Ich bin froh, dass die Ritters auch schon Schokolade essen konnten."
- Meret, dreieinhalb Jahre alt, betrachtet seit einiger Zeit ihren geliebten Opa Wolfgang, genannt Wolf, zu dem ein nicht zu übersehender Bauch gehört, mit Nachdenklichkeit, wenn nicht mit Sorge. Schließlich kann sie ihre Beunruhigung nicht länger für sich behalten: „Dem Opa Wolfi muss der Bauch aufgeschnitten werden, damit die Großmutter (des Märchens vom Rotkäppchen) wieder herauskann." Das ist kein „Kindermund", sondern Theorienbildung.

DIE ENTWICKLUNG IHRES KINDES

Kinder in ihren Familien

Ein Verständnis der Abläufe und der treibenden Kräfte der Entwicklung erleichtert die Erziehungsaufgaben von Eltern. Sie sehen sich vor allem vor der Aufgabe, täglich, nächtlich, stündlich – und unentrinnbar – den Forderungen und Bedürfnissen Ihres Kindes gerecht werden zu müssen. Und das wollen Sie auch möglichst gut tun, um nicht zu sagen: möglichst perfekt. Warum?

Hinter dieser Frage steht das seit jeher legitime Anliegen, ja die Sorge aller Eltern, nichts zu versäumen und keine Anstrengung zu scheuen, ihren Kindern die nötigen Grundlagen zum Gelingen eines eigenen Lebens mit auf den Weg zu geben. Dafür tun Eltern wirklich alles. Und wo bleiben Sie selbst und Ihre berechtigten und ebenso legitimen Ansprüche an sich selbst? Auf der Strecke? Dazu ein Beispiel.

Eine Mutter mit einem dreijährigen Sohn saß mir einmal gegenüber, weil sie nicht mehr mit den Aufsässigkeiten und Querschüssen ihres Sohnes, nennen wir ihn Max, zurechtkam: „Ich bin eine erfolgreiche Geschäftsfrau gewesen, habe hart gear-beitet, gut verdient, und trotzdem hatte ich abends noch die Zeit und Kraft auszugehen, in ein Konzert, in ein Theater oder mit Freunden zum Essen. Das ist alles vorbei, seitdem ich meinen Sohn habe. Aber Kinder wollte ich unbedingt, auch jetzt noch. Abends falle ich nur noch ins Bett und bin zu nichts mehr fähig. Ich hätte nicht gedacht, dass ein Kind mich so schaffen, so durcheinanderbringen könnte. Ich bin sonst eine gut organisierte Frau. Aber die Probleme fangen bereits morgens an. Mein Herr Sohn will schon gar nicht aufstehen, ich bekomme ihn nicht aus dem Bett und muss ihm auch noch alles anziehen." Aus diesem knappen Bericht lässt sich viel lernen und eine Menge dazu sagen.

Die heutige Kleinfamilie

Zum einen: In unserer Kultur wird erwartet, aber auch der Anspruch an sich selbst gestellt, 24 Stunden lang eine gute Mutter, ein guter Vater zu sein, und das Kind soll es möglichst auch sein. In der Mensch-heitsgeschichte ist bisher nie eine solche Forderung gestellt worden. Sie ist in der Evolution auch gar nicht vorgesehen. Menschen sind soziale Wesen, die immer in Clans, in größeren oder kleineren Fami-

94

Teilhabe

Ein Kind möchte am täglichen Familienleben aktiv und selbstbestimmt teilnehmen. Achten und würdigen Sie die individuelle Persönlichkeit Ihres Kindes und die ihm angeborene Bereitschaft zur Teilhabe und zur Imitation. Versuchen Sie, Ihr Kind so zu behandeln, wie Sie selbst behandelt werden möchten: Verletzen Sie nicht dauerhaft seine Integrität.

DIE ENTWICKLUNG IHRES KINDES

liengruppen zusammengelebt haben und das auch an vielen Orten der Welt heute noch tun.

Kindern standen und stehen dann jederzeit genügend viele und die gerade nötigen Bindungs- und Bezugspersonen zur Verfügung: gleich- oder fast gleichaltrige Vettern und Kusinen, junge Tanten und Onkel, wenn Spielen und Aktivitäten gefragt waren, ältere Tanten und Onkel, ältere Geschwister, wenn etwas fürs Leben zu lernen war, Großmütter, Großväter, wenn Kinder Trost, Ruhe, Geschichten oder Pflege bei Krankheiten benötigten. Die Mutter blieb oder bleibt Mutter, jedoch ist sie nicht ihrem Kind in der gleichen Weise ausgeliefert, wie es heutigen Eltern in unserer Kultur geschieht.

Der Preis für solche familiär organisierten Absicherungen der emotionalen und sozialen Entwicklung war und ist für unser Verständnis allerdings sehr hoch: Ein individuelles Leben ist unter diesen Voraussetzungen kaum zu führen. Ein Anspruch auf Individualität existiert nicht.

Schließt das eine das andere aus? Vielleicht ist eine andere Art von Großfamilie im Entstehen: Die Großeltern in Kleinfamilien ländlich strukturierter Gegenden, wie z. B. auf der Schwäbischen Alb, wo Mutter und Vater beide oft berufstätig sind, hatten schon immer eine entscheidende, familienstützende Funktion. Da nahe beieinander gewohnt wird, werden die Kinder bei den Großeltern schon morgens, auf dem Weg zur Arbeit, abgegeben, gehen von dort in den Kindergarten oder zur Schule. Danach wartet ein Mittagessen auf sie.

Viele heute noch in fortgeschrittenem Alter belastungsfähige Großeltern sehen die Familienzwänge ihrer Kinder und helfen, so weit und so gut sie können. Sie werden belohnt mit der Zuneigung und mit einem besonders innigen Bindungsverhalten durch ihre Enkel und Enkelinnen.

Altersbezogene Hilfen können Kindergruppen, Elterngruppen, Freundeskreise mit etwa gleichaltrigen Kindern sein. Immerhin, und das ist nicht wenig, bieten sie Möglichkeiten und Chancen, Kinder- und Familienprobleme zu erörtern und die unterschiedlichen Entwicklungen anderer Kinder gründlich zu beobachten und ausführlich in größerer Runde zu diskutieren.

Eltern tun alles. Tun sie zu viel?

Zum anderen: Der an sich legitime Anspruch, die Meinung, alles müsse getan werden, um dem eigenen Kind von Anfang an alle Wege ins Leben zu ebnen, ist enorm. Er lastet schwer auf Eltern, denn sie übernehmen damit auch die Verantwortung für das Gelingen. Sie geraten rasch in Panik, wenn ihr Kind sich nicht so entwickelt, wie sie es in ihrer Planung vorgesehen haben. Kinder haben ein sehr fei-

96

KINDER IN IHREN FAMILIEN

nes Gespür für Stimmigkeiten: Soll es sich nach seinen individuellen Anlagen und Fähigkeiten entwickeln, oder soll es zum Produkt der Wünsche seiner Eltern heranwachsen?

Gehen wir zurück zu der Mutter von Max: Max hat die sonst so begehrte und betriebene Kooperation, die Teilnahme am Leben seiner Mutter, an seiner Familie aufgekündigt. Er fühlt sich manipuliert. Warum das? Ich fragte damals die Mutter, was sie wohl tun würde, wenn sie alleine, auch finanziell, für ihren Sohn verantwortlich wäre und morgens zu einer bestimmten Zeit die Wohnung verlassen müsste, um zur Arbeit zu gehen. Die Antwort kam prompt: „Dem würde ich aber Beine machen." „Aha", brauchte ich nur zu antworten. Die Mutter lachte und begriff mit ihrer Antwort selber, wo das Problem lag.

Würde sie ihrem Sohn ihre persönliche, direkte, lebensnotwendige Botschaft vermitteln, er würde nicht zögern zu kooperieren. Die Mutter erzählte nun, sie überlege sich sehr, wieder in ihren Beruf zurückzukehren, wolle das aber ihrem Sohn nicht antun.

Die mütterliche Ambivalenz zwischen ihrer Berufswelt und ihrer Familie schaffte ihr Schuldgefühle dem Sohn gegenüber, die sie mit einer vermehrten, jedoch ambivalenten Zuwendung zu ihrem Sohn zu kompensieren versuchte. Nun war nichts mehr stimmig im Verhältnis der beiden, denn Max erspürte die Ambivalenz. Das war aber noch nicht die ganze Wahrheit.

Was Max zusätzlich entwickelte, waren Trennungsängste. Denn auch das erspürte er: Die Mutter war mit ihren Gedanken und Gefühlen woanders. Wo, das konnte er nicht wissen, darüber war noch nicht einmal seine Mutter mit sich im Reinen.

Max veränderte sein an sich sicheres zu einem unsicher-ambivalenten Bindungsverhalten (s. S. 42), das ihn zwar in die Opposition zu seiner Mutter brachte, mit dem er andererseits aber auch die Zuwendung seiner Mutter, die er zu verlieren fürchtete, erpressen konnte. Und das tat er auch.

Solche für alle Beteiligten verqueren Situationen lassen sich in mannigfacher Weise neu ordnen oder neu gestalten. Sie können:
- alles so belassen, wie es ist, aber die Situation zur persönlich gewollten Entscheidung werden lassen;
- eine möglichst optimale Fremdbetreuung finden;
- eine Berufsmöglichkeit suchen, die einen akzeptablen Kompromiss zulässt;
- eine Entscheidung ganz für den Beruf fällen, unter Berücksichtigung der Bedürfnisse des Kindes, oder, wenn möglich,
- den Vater mehr in die Betreuung einbeziehen.

Max wird bei allem sich beteiligen und kooperieren, wenn für ihn die persönliche Botschaft der Mutter, des Vaters klar ist und wenn er sich auf deren stimmige Zuwendung, Akzeptanz und Geborgenheit verlassen kann.

DIE ENTWICKLUNG IHRES KINDES

Kinder halten viel aus

Und schließlich: Kinder halten sehr viel aus, ertragen viel und verstehen intuitiv vieles. Die Natur hat sie mit einer hohen Fehler- und Frustrationsresistenz ausgestattet sowie mit einer immensen Fähigkeit, sich an die meisten Zwänge anzupassen, die das Leben, auch in unserer westlichen Welt, mit sich bringt. Selbst für eine Änderung ihrer gewohnten Familienstruktur bringen sie Verständnis auf, wenn sie in einer Weise erfolgt, die ihre Kooperationsbereitschaft und ihre persönliche Integrität nicht prinzipiell infrage stellt.

Patchworkfamilien sind keine Erfindung einer morbiden Gesellschaft. Sie sind Antworten auf gesellschaftliche Veränderungen und Zwänge. Im Mittelalter, bis in die Neuzeit hinein sind Patchworkfamilien häufig gewesen. Die geburtsbedingte Sterblichkeit der Mütter und die junger Väter an Infektionen war hoch. Kein Wunder, dass in den Märchen so viele Stiefmütter und -väter, Stiefschwestern und -brüder vorkommen. In Wirklichkeit waren sie sicher oft nicht so grausam wie in der Märchenwelt. Witwen- und Witwerheiraten, vor allem aus wirtschaftlichen Gründen, boten sich an, beide Teile brachten oft Kinder mit in die neue Ehe. Die Kinder hatten damit zu leben, waren aber auch in einer neuen Familie integriert und gesichert – wenn die Konstellationen stimmten.

Was muss ich für mein Kind tun?

Vielleicht beschäftigt Sie aber viel mehr die Frage: Was muss ich leisten, um eine gute Mutter, ein guter Vater zu werden und zu sein? Tue ich auch alles, nehme ich alle Chancen wahr, die meinem Kind eine gute Entwicklung garantieren? Muss ich ihm dazu vermehrte Anregungen bieten? Was empfehlen die modernen Neurowissenschaften, damit sein Gehirn sich optimal entwickeln kann?

Heute kann davon ausgegangen werden, dass gesunde Kinder überall in der Welt, wo auch Menschen leben, die notwendigen Anregungen für ihre Gehirne vorfinden, damit sie in ihrer Lebenswelt zu bestehen vermögen. Dafür hat seit einigen Millionen von Jahren die Evolution gesorgt.

Ob in den Slums einer Großstadt oder in den engen und hohen Altstadtvierteln von Neapel, Palermo oder Kairo, ob in den Wüsten- und Steppengegenden der Nomaden, in der Kalahari bei den Buschleuten der !Kung oder bei den Lappen oder Inuit: Deren Umweltbedingungen sind meist sehr viel schwieriger als die in unserer Welt, aber Kinder wachsen dort auch auf und führen das Leben ihrer Eltern weiter oder adaptieren sich an neue Lebensformen und Lebensgestaltungen, weil es notwendig ist oder weil die bisherigen nicht mehr gelebt werden können.

Daraus können Sie getrost den Schluss ziehen, dass Ihr Kind in unserer Region der Welt sich das Notwendige für seine individuelle Entwicklung holen wird, wenn Sie es nicht gerade „in einen Schrank sperren", wie einmal auf einer Konferenz gesagt wurde.

Expertenwissen zur Erziehung?

Zwar gibt es, nach Bruer, dem ich hier folge, genug Entwicklungsexperten und Entwicklungstherapeuten, die der Meinung sind, Sie als Eltern benötigten unbedingt Expertenwissen, um Ihr Kind heute richtig erziehen zu können.

Deren Botschaften hören sich jedoch eher wie Ideologien an, sie werden mit wissenschaftlich aufpolierten Deutungen gestützt, die jedoch einer genaueren Überprüfung nicht standhalten: Krabbeln muss sein, nur Krabbeln fördert die Zusammenarbeit der beiden Hirnhälften. Für die Sprachentwicklung ist die Krabbelphase unentbehrlich, Krabbeln verhindert auch spätere Lese-Rechtschreib- und Rechenstörungen. Oder: Nur mit dem Unterbau einer ungestörten Körper-, Finger- und Handmotorik wird Ihr Kind gut artikuliert und grammatikalisch sprechen können. Oder: Sie müssen Ihrem Kind unbedingt eine anregende Umwelt für seine Gehirnentwicklung bieten (was immer eine „anregende Umwelt" auch sein mag). Anweisungen dieser Art sind in vielen Elternbüchern zu finden.

Was aber, wenn Kinder nicht krabbeln und sich doch ganz unauffällig weiterentwickeln, wenn erheblich bewegungsbehinderte Kinder doch eine unauffällige Sprachentwicklung zeigen, also das Bewegen, die Motorik, ihre Sprachentwicklung nicht „gefördert" haben kann?

Expertinnen und Experten, und von denen vor allem diejenigen, die ein Reifekonzept ihren Entwicklungsbeurteilungen zugrunde legen, sind häufig geneigt, individuelle Varianten in der Entwicklung eines Kindes schon als auffällig, schon als behandlungsbedürftig zu bewerten und zu frühen Therapien und Interventionen zu raten. Das ist auch, wenn ich von der Reifetheorie ausgehe, gerechtfertigt, denn wenn die Entwicklung streng in ihrem Ablauf festgelegt ist, kann eine frühe Störung in einem Entwicklungspfad nur unvollkommen weiterlaufen und muss zu späteren Störungen führen.

Ein Konzept der Entwicklung dagegen, das auf der Anpassungsfähigkeit und der individuellen Variabilität von Entwicklungsprozessen basiert, neigt weniger zu dem Fehler, jede Variabilität in der Entwicklung gleich als auffällig und damit als behandlungsnotwendig anzusehen.

Ihre Kinderärztin, Ihr Kinderarzt wird Ihnen dabei helfen, wenn Zweifel aufkommen, ob eine Auffälligkeit Ihres Kindes eine individuelle Normvariante ist oder eine wirkliche Auffälligkeit, die einer genaueren Untersuchung bedarf. Wenn Sie sich vor Augen halten, wie groß tatsächlich die individuellen Varianten der Entwicklung sind (s. S. 16–25), werden Sie nicht dauernd die Entwicklung Ihres Kin-

DIE ENTWICKLUNG IHRES KINDES

des mit der anderer Kinder vergleichen müssen, werden Sie etwas mehr Gelassenheit gewinnen, Ihrem Kind gegenüber und seinen individuellen Besonderheiten. Ihr Vertrauen in die Entwicklung Ihres Kindes strahlt auf das Kind zurück und schenkt ihm das Gefühl, emotional akzeptiert, unterstützt und als Person geachtet zu sein. Das wäre eine gute Basis für ein stabiles Selbstwertbewusstsein, die Ihrem Kind für sein weiteres Leben sehr zugute kommen wird.

In der Einleitung habe ich einige simple Empfehlungen für die Entwicklungsbegleitung von Kindern genannt, denen ich etwas hinzufügen möchte: Achten und würdigen Sie die individuelle Persönlichkeit Ihres Kindes und die ihm angeborene Bereitschaft zur Teilhabe und zur Imitation. Versuchen Sie Ihr Kind so zu behandeln, wie Sie selbst behandelt werden möchten: Verletzen Sie nicht dauerhaft seine Integrität, denn erst dann beginnen die wirklichen Probleme.

Ich habe versucht, Ihnen zu erklären, warum gerade die Integrität Ihres Kindes schutzbedürftig ist. Dazu erinnere ich an die Funktion des limbischen Systems und an die Gedächtnisse, und in diesem Zusammenhang an die Funktion des Lebensgedächtnisses. Ich erinnere aber auch daran, dass die kritischen Kontrollsysteme des Stirnhirns erst gegen Ende des dritten Lebensjahres zu arbeiten beginnen und erst dann das emotionale und aktive Verhalten Ihres Kindes sich zu stabilisieren beginnt, weil Ihr Kind nun ihren Argumenten folgen kann.

Das heißt nun aber nicht, dass Sie Ihrem Kind Ihre Gefühle verbergen sollten. Ich zitiere noch einmal Jesper Juul: „Gegen Trauer, Zorn, Wut, Humor oder Irritation ist nichts zu sagen. Es macht nichts, wenn Kinder sich (auch mal) abgewiesen fühlen, wenn es denn so ist", wenn Sie gerade glauben, sich mit authentischem Ton ausdrücken zu müssen.

Kinder lernen dabei, dass es Grenzen gibt, dass Menschen individuelle Personen, gleichzeitig aber auch Gemeinschaftswesen sind und dass sie mit solchen Differenzierungen zu leben haben. Sie lernen aber auch, dass Mutter und Vater ihre eigene, berechenbare oder unberechenbare Persönlichkeit besitzen.

Sie müssen nicht perfekt sein, nur authentisch

Das alles wissen Sie bereits und tun es sowieso schon. Das Ziel, eine perfekte Mutter, ein perfekter Vater zu sein, werden Sie jedoch nicht erreichen können, da Menschen immer Fehler machen. Wir haben aber gelernt, dass Kinder hoch fehlerresistent sind und überdies auch noch extrem adaptiv: ein guter Schutz gegen die nicht immer vorhandene elterliche Kompetenz und gegen die nicht immer gelingende elterliche Sensibilität.

Donald Winnicott, ein englischer Kinderarzt und Kinderpsychiater (s. S. 143) kannte das Problem der perfekten Mütter. Er argumentierte, dass sie eher eine Gefahr für ein Kind bilden würden. Für eine normale

Erziehung reiche durchaus eine „good enough mother", eine, wie im deutschen Text übersetzt wurde, „hinreichend fürsorgliche Mutter", und ich ergänze: ein hinreichend fürsorglicher Vater. Die sind Sie jedoch allemal, wenn Sie schon dieses Buch lesen. Sehen Sie also Ihre Erziehungsaufgaben locker.

Neurobiologie und Entwicklung

Zuletzt noch einen Kommentar zu den Ergebnissen der modernen Neurobiologie. Von ihr wurde in den letzten 20 Jahren ein enormes neues Wissen über die Entwicklung des menschlichen Gehirns erarbeitet, was das Verstehen der kindlichen Entwicklung entscheidend verändert hat. Allerdings lässt sich nur wenig von diesem Wissen in direkte Erziehungsempfehlungen umsetzen, obwohl das immer wieder und auch mit großem publizistischem Druck versucht wird. Hierbei werden jedoch oft schlicht die Begriffe „Erklärung" und „Erziehung" verwechselt.

In dieses Buch sind viele Ergebnisse der neurobiologischen Forschung eingearbeitet worden, nicht um daraus Konsequenzen für die Erziehung abzuleiten, sondern um zu erklären und zu verstehen, warum z.B. das limbische System so entscheidend das Lernen von Kindern (und Erwachsenen) beeinflusst, eine neurobiologische Tatsache, die bis heute in ihren Konsequenzen nicht wirklich ernst genommen wird.

Ähnliches gilt für die Spiegelneurone, die bereits ein Neugeborenes zur Nachahmung befähigen. Oder als letztes Beispiel: Die neuronalen Netzwerke eines Kindes knüpfen und erweitern sich nur durch individuelles und intensives Aktivieren und Benutzen, mithilfe der dazugehörigen Sinnesorgane.

Dieser Mechanismus ist ein Angelpunkt im Verständnis des Lernens und der durch Lernen erworbenen Erfahrungen und, nebenbei, eine Warnung vor bequemem Lernen in virtuellen Welten, also in den Welten des Fernsehens und der Computerspiele. Lernen im Vorschulalter geschieht „mit allen Sinnen", sehr aktiv, nicht nur aufnehmend passiv. Was sich daraus für erzieherische Konsequenzen ergeben, ist Sache der Erziehung, der Pädagogik, nicht der Neurowissenschaftler.

Glauben Neurowissenschaftler, erzieherische Empfehlungen aus ihren Ergebnissen selbst ableiten zu müssen, sind dann solche Aussagen zu finden wie:
- Was Hänschen nicht lernt, lernt Hans nimmermehr: Also frühes Lernen ist angesagt, weil da noch viele, viele Verbindungen zwischen den Nervenzellen geknüpft werden können. Denn nach dem zehnten Lebensjahr tut sich in diesem Bereich nicht mehr viel.
- Ein Häkchen krümmt sich beizeiten, später nicht mehr.

Die Entwicklung Ihres Kindes

- Es gibt sogenannte sensible, kritische Phasen in der Gehirnentwicklung, in denen das Gehirn bestimmte Strukturen, neuronale Netzwerke, aufbaut, nach der kritischen Phase ist die Chance dazu mehr oder weniger endgültig vertan.
- Das Gehirn arbeitet, ähnlich wie bei den sensiblen Phasen, mit zeitlich limitierten „Fenstern", die zu bestimmten Zeiten der Gehirnentwicklung geöffnet sind, um Entwicklungsprozesse zu induzieren. Wenn die „Fenster" sich wieder schließen, ist die Entwicklungschance mehr oder weniger für immer verloren.
- Das erste Lebensjahr entscheidet daher auch über die weitere Entwicklung und das weitere Leben, und bis zum dritten Lebensjahr sind die wirklich wichtigen Entwicklungsweichen des Gehirns bereits gestellt worden.

- Pädagogen sollten daher zur Kenntnis nehmen, dass Kinder bei Schuleintritt die wichtigsten Teile des Lernens bereits hinter sich haben.
- Eine in den USA bekannte und viel zitierte Entwicklungsmaxime lautet daher auch nicht von ungefähr: „Die ersten drei Jahre dauern ein Leben lang."

Wer diese Aussagen der Neurowissenschaften beim Wort nimmt, ersetzt, wie Bruer argumentiert, den strengen, genetischen Reifungsdeterminismus durch einen ebenso unsinnigen „neurobiologischen Determinismus". Von den Neurowissenschaften sind für Sie wichtige Informationen für die Förderung Ihres Kindes kaum zu erwarten, obwohl sie glänzende, das Gehirn, seine Arbeitsweise und seine Funktionen erklärende Ergebnisse zu präsentieren haben.

Menschen sind ihr ganzes Leben lang lernfähig

In diesem Buch versuche ich zu zeigen und zu belegen, dass Menschen bis in das hohe Alter hinein lernfähig sind, und zwar für alle Fähigkeiten, die ihr Interesse wecken und wach halten. Kaum ein Lernfeld muss davon ausgenommen werden. Nach dem 20. Lebensjahr lernt es sich nicht mehr so schnell und leicht wie in früheren Jahren. Jedoch, die Qualität des Lernens ist meist eine andere: deutlich effektiver, weil eine bestimmte, zielgerichtete, gewollte Motivation, nachhaltig und mit großer Hartnäckigkeit, die Lernbemühungen antreibt und das limbische Belohnungssystem aktiviert.

Das menschliche Gehirn zeichnet sich von Geburt an (und schon davor) durch die Fähigkeit aus, adaptiv zu lernen und das Verhalten seiner Besitzerin, seines Besitzers zu deren, dessen Vorteil zu verändern, anzupassen und für neue Erfahrungen offenzuhalten. Das gilt für Kinder und Erwachsene gleichermaßen.

Kinder, mit ihrem Drang nach Teilhabe, nach Kooperation und Imitation, sind Erwachsenen jedoch überlegen, weil sie zusätzlich über eine hohe Resistenz und Widerstandsfähigkeit gegen die Fehler auch der besten Eltern verfügen.

KINDER IN IHREN FAMILIEN

Ein immer noch hoch adaptives System: die Familie

Im Verlaufe der Evolution sind vielfache Strukturen von Familien und Familienverbänden als Antwort auf ökologische und soziale Bedingungen und Vorgaben entstanden. Diese Aussage gilt bis auf den heutigen Tag. Familien sind der sicherste Ort für eine ungestörte Entwicklung von Kindern. Auch in der westlichen Welt erfolgen Anpassungsprozesse auf die heutigen Lebensbedingungen, die sich innerhalb zweier Generationen drastisch verändert haben. Die wichtigsten Konditionen, mit denen heutige Familien und deren Kinder leben, werden hier kurz noch einmal zusammengefasst.

- Heute sind Familien zu allermeist Kleinfamilien und oft Patchworkfamilien. Die gab und gibt es jedoch schon immer.
- Die Zukunft: Andere Arten der Großfamilien?
- Eltern tun alles. Tun sie zu viel? Schauen Sie darauf, dass Sie das Richtige für Ihr Kind, aber auch für sich selbst tun.
- Die perfekten Mütter oder Eltern gibt es nicht. Nach Winnicott reicht durchaus für eine normale Erziehung eine „hinreichend fürsorgliche Mutter" oder aber auch ein „hinreichend fürsorglichen Vater".
- Kinder sind sehr fehlerresistent. Sie halten viel aus, besonders wenn sie wissen um was es geht, denn dann wird ihr Teilhabevermögen aktiviert.
- Expertenwissen ist gut, aber mit einer guten Portion Vorsicht umzusetzen. Prüfen Sie dazu Ihre eigenen Gefühle.
- Als Eltern müssen Sie nicht perfekt sein, jedoch authentisch.
- Vorsicht ist ebenfalls notwendig bei Empfehlungen, die aus der neurobiologischen Forschung oft allzu schnell und unbesehen als Ratschläge für eine gelingende Erziehung abgeleitet werden.
- Menschen verfügen prinzipiell über eine lebenslange Lernfähigkeit und über die Fähigkeit zu notwendigen Anpassungen.

Entwicklung in Altersabschnitten

Jeder Altersabschnitt Ihres Kindes zeigt typische Abläufe und Besonderheiten. Damit sollte es Ihnen nicht schwerfallen, Ihr Kind in seiner Entwicklung zu begleiten und in seinem Verhalten zu verstehen. Ich wünsche Ihnen und mir, dass Ihnen dieses Buch dabei hilft, denn dazu ist es geschrieben worden.

Grenzsteine der Entwicklung

Grenzsteine geben Hinweise für Entwicklungspfade und bezeichnen, ab welchem Alter bestimmte Entwicklungsschritte abgeschlossen sein sollten. Sie sind so etwas wie Warnlichter, die auf eine mögliche Entwicklungsverzögerung aufmerksam machen sollen. Mit Grenzsteinen kann keine Entwicklungsdiagnostik durchgeführt werden. Sie sind auch kein Entwicklungstest.

Was sind Grenzsteine?

Die einzelnen Entwicklungspfade sind individuell, sehr variabel und werden anpassend (adaptiv) absolviert und nicht, wie in den meisten Tabellen immer noch angegeben, in voraussagbaren, zeitlich festgelegten Schritten (s. S. 20). Wenn dem so ist, können auch keine für jedes Kind gültigen Zeitangaben zum Ablauf der einzelnen Entwicklungsschritte angegeben werden. Bekannt ist aber auch, dass die Entwicklung von Kindern kulturabhängig verläuft, da ein Kind sich an die Lebensbedingungen, in die es hineingeboren wurde, anpassen muss. Um trotz einer Entwicklung, die individuell und sehr variabel verläuft, die Entwicklung eines Kindes beurteilen zu können, haben wir an der Abteilung in Tübingen das Konzept der Grenzsteine entwickelt. Aus einer Population sich normal entwickelnder Kinder, die in ihrer Entwicklung verfolgt wurden, kann mit sogenannten Perzentilenverteilungen angegeben werden, in welchen Zeitfenstern bestimmte Entwicklungsziele von den Kindern erreicht werden. Wir können daher sagen, dass Kinder, die in Deutschland aufwachsen und die sich ganz unauffällig entwickeln, dies für jeden einzelnen Entwicklungsschritt in einem ziemlich breiten Zeitrahmen tun.

Die Normpopulationen sagen z. B. für das Erlernen des freien Sitzens aus: Die ersten Kinder sitzen mit fünf Monaten bereits frei, 10 Prozent der Kinder haben freies Sitzen bis zum Ende des sechsten Monats gelernt, 25 Prozent bis zum 6,5. Monat. 50 Prozent der Kinder können bis zum Ende des siebenten Monats frei sitzen. 90 Prozent der Kinder sitzen mit neun Monaten frei, 97 Prozent mit zehn Monaten, und das letzte Kind (100 Prozent) schließlich mit 11,5 Monaten. Der Zeitrahmen, in dem die Kinder frei zu sitzen gelernt hatten, spannte sich also vom Ende des fünften bis zum 11,5. Lebensmonat.

Oder, ein zweites Beispiel: Das freie Gehen wird in einem Zeitrahmen vom 10. bis zum 20. Lebensmonat erlernt: 10 Prozent der

GRENZSTEINE DER ENTWICKLUNG

Kinder lernten das freie Gehen bis zum 10,5. Monat, 50 Prozent der Kinder bis zum 12,5. und 90 Prozent bis zum 18. Monat. Die restlichen 10 Prozent lernten das freie Gehen dann noch zwischen dem 18. und 20. Lebensmonat, ohne damit schon auffällige Spätentwickler zu sein.

Haben 50 Prozent aller Kinder ein bestimmtes Entwicklungsziel erreicht, so wird dieser Zeitpunkt in der englischsprachigen, aber gelegentlich auch in der deutschen Fachliteratur als ein Meilenstein der Entwicklung bezeichnet. Für das freie Sitzen wäre der Meilenstein also ein Alter von sieben Monaten, für das freie Gehen der 12,5. Monat.

Nun interessieren sich Kinderärztinnen und Kinderärzte aber auch Eltern weniger für Kinder, die sich früh unauffällig entwickeln. Sie wollen vielmehr vermeiden, bei einem Kind eine verzögerte Entwicklung zu übersehen.

Als hilfreich und nützlich hat sich erwiesen, als Grenze, ab der Kinder besonders sorgfältig in ihrer Entwicklung überwacht werden sollten, die 90. oder 95. Perzentile eines Entwicklungszieles zu definieren und diese Grenze, in Anlehnung an die Meilensteine, als Grenzstein zu bezeichnen. Für das freie Sitzen wäre der Grenzstein der 9. Lebensmonat, für das freie Gehen der 18. Monat.

In der Auflistung der Grenzsteine der Entwicklung sind also diejenigen Entwicklungsziele aufgeführt, die zu einem bestimmten Alter von 90 bis 95 Prozent sich

unauffällig entwickelnder Kinder erreicht worden sind. Grenzsteine legen nur fest, bis zu welchem Alter ein bestimmtes Entwicklungsziel auch von langsam, aber ansonsten sich unauffällig entwickelnden Kindern erreicht sein sollte. Grenzsteine beschreiben ganz besonders wichtige und für die weitere Entwicklung bedeutsame Durchgangsstadien der Entwicklung hin zu einem Entwicklungsziel, z. B. in der Entwicklung der Körperbeweglichkeit, in der Sprach- und Sprechentwicklung oder in der sozialen Entwicklung.

Grenzsteine sind für die Altersgruppen der Monate 6, 9, 12, 18, 24, 36, 48 und 60 für folgende Entwicklungspfade erarbeitet worden:
- Bewegungsentwicklung des Körpers
- Bewegungsentwicklung der Hände und Finger
- Sprach- und Sprechentwicklung
- kognitive (geistige) Entwicklung
- soziale und emotionale Kompetenz
- Ich-Entwicklung
- Selbstständigkeitsentwicklung.

Die meisten der Pfade erklären mit ihrem Namen selbst die Art des Entwicklungspfades. Zu dem Pfad soziale Entwicklung ist allerdings anzumerken, dass mit seinen Grenzsteinen die soziale Kompetenz abgefragt wird, die ein Kind im Hinblick auf die Kommunikation mit anderen Kindern und Menschen erworben hat. Die Grenzsteine der emotionalen Kompetenz dagegen erfassen die Fähigkeit, mit der ein Kind mit seinen eigenen Emotionen umzugehen gelernt hat, also mit der sogenannten inneren emotionalen Kompetenz.

Was Grenzsteine nicht sind

Grenzsteine der Entwicklung sind keine beliebige Zusammenstellung von Entwicklungsstadien, die auch leicht durch andere ersetzt werden könnten. Grenzsteine sind nicht geeignet für eine Entwicklungsdiagnostik, sie sind auch kein Entwicklungstest. Sie erfassen auch nicht den Verlauf eines Entwicklungspfades, den ein Kind durchlaufen hat. Sie sind jedoch so etwas wie ein Warnlicht, das auf eine Entwick-

lungsverzögerung aufmerksam machen soll, um eine solche nicht zu übersehen. Sie sollen auch verhindern helfen, dass Ihr Kind bei den „Spätentwicklern" eingeordnet wird, die es nun auch einmal gibt. Aber wo liegt die Grenze, ab der ein sich langsam entwickelndes Kind eben kein „Spätentwickler" mehr ist und daher eine kompetente Entwicklungsbeurteilung notwendig wird? Diese Grenze wird durch eine Altersangabe definiert, die der 90. Perzentile entspricht.

Wie nutzen Sie Grenzsteine?

Sie möchten vielleicht wissen, ob sich Ihr Kind in allen Entwicklungspfaden unauffällig entwickelt oder ob es vielleicht in einzelnen Bereichen in seiner Entwicklung verzögert ist. Suchen Sie sich die Altersgruppe im 2. Teil des Buches heraus, die dem Alter Ihres Kindes entspricht oder ihm am nächsten kommt. Dort finden Sie auch die Grenzsteine für das jeweilige Alter. Schauen Sie nach, ob Ihr Kind zu den 90–95 Prozent der Kinder gehört, die in einem definierten Alter ein bestimmtes Entwicklungsziel erreicht haben. In den ersten beiden Lebensjahren prüfen Sie am Ende des sechsten, des neunten, des zwölften, des 15. und des 18. Lebensmonats, ob Ihr Kind die Normen der jeweiligen Grenzsteine erfüllt oder nicht. In diesem Alter geht die Entwicklung so schnell voran, dass häufiges Nachfragen sinnvoll ist.

Danach vergleichen Sie, nun erst wieder nach sechs Monaten, die Entwicklung

Ihres Kindes mit den Grenzsteinen, also am Ende des 24. Monats. Die Entwicklung verlangsamt sich etwas, die Variabilität der Entwicklung eines individuellen Kindes wird dagegen auffälliger und das Zeitfenster wird deutlich gestreckter.

Ab dem 24. Monat, also ab dem vollendeten zweiten Lebensjahr, und in den nachfolgenden Jahren können Sie die Entwicklungsfortschritte mithilfe der Grenzsteine einmal jährlich in dem Zeitraum von zwei Monaten vor dem Geburtstag bis zwei Monate nach dem Geburtstag dokumentieren.

Wenn Sie einen Rückstand auf nur einem der Entwicklungpfade feststellen, Ihr Kind Ihnen jedoch gesund und unauffällig erscheint, brauchen Sie nichts zu unternehmen. Ein nicht erreichtes Entwicklungsziel alleine bedeutet noch nicht viel, behalten Sie jedoch diesen Grenzstein im Auge. Sollte er nicht nach acht Wochen erreicht worden sein, stellen Sie Ihr Kind bei Ihrer Kinderärztin, bei Ihrem Kinderarzt vor. Rückstände in mehreren Entwicklungspfaden sollten ohne Zögern Anlass sein, Ihr Kind kinderärztlich untersuchen zu lassen.

Entwicklungstests

Manchmal wird es nötig sein, die Entwicklung Ihres Kindes genauer zu überprüfen. Dazu stehen kinderärztliche altersentsprechende Entwicklungstests zur Verfügung.

Entwicklungstests mit Kleinkindern durchzuführen ist nicht leicht. Keineswegs sind sie immer bereit, sich einer Testsituation zu stellen. Nicht so selten verweigern sie plötzlich die Zusammenarbeit, wenn ihnen die Situation, der Raum, die Aufgaben, die sie lösen sollen, oder die Person, die sie testet, missfallen. Sie sind dann auch kaum mehr zu bewegen, sich an dem Test noch einmal zu beteiligen.

Kinder in diesem Alter haben ein feines Gefühl dafür, dass mit einem Test ihre Schwächen geprüft werden sollen, die sie entweder schon selbst unbewusst kennen und verstecken oder von denen die Eltern immer reden.

Versichern Sie sich daher, dass Ihr Kind nur von Personen getestet wird, die gerne mit Kindern dieser Altersgruppe arbeiten und über große Erfahrungen und über ein hohes Einfühlungsvermögen mit Entwicklungstests und ihrer Auswertung verfügen.

ENTWICKLUNG IN ALTERSABSCHNITTEN

Das erste Lebenshalbjahr: 1. bis 6. Lebensmonat

Vergessen Sie das Wort vom „leeren Gehirn", das angeblich erst nach der Geburt Ihres Kindes langsam zu arbeiten beginnen würde. Schon vorgeburtlich ist das Gehirn Ihres Kindes höchst aktiv gewesen. Nun führt es effizient fort, die Eindrücke des neuen Erdenlebens zu verarbeiten, damit es am menschlichen Leben teilnehmen kann und Teilhabe möglich wird. Denn dazu wurde Ihr Kind geboren.

Altersgebundene Entwicklung – Entwicklungspfade

Im ersten Lebenshalbjahr scheinen Säuglinge gänzlich von Pflegepersonen abhängig zu sein. Deshalb wurde über lange Zeit geglaubt, ein Kind besitze in den ersten Lebensmonaten ein sozusagen leeres Gehirn, das nun langsam zu arbeiten beginne und vor allem damit beschäftigt sei, Gedächtnisse aufzubauen und einzurichten. Daneben wird auch weiterhin die Meinung vertreten, ein Kind lebe in den ersten Monaten seines Lebens in einer vollkommenen Symbiose mit seiner Mutter, aus der es sich nur mit Mühe lösen könne.

Frühe und unerwartete Fähigkeiten

Wir wissen heute aber, dass Kinder schon in diesem frühen Alter weit mehr Fähigkeiten haben, die bis vor wenigen Jahren noch nahezu unvorstellbar waren. Schon lange vor der Geburt ist das Gehirn aktiv

und fähig, selektiv Informationen wahrzunehmen und zu speichern (s. S. 47 ff.). Darüber hinaus hat ein Kind vom ersten Tag seines Lebens an den Drang, „dabei zu sein" und „teilzuhaben" am menschlichen Leben. Dazu stehen ihm folgende überraschende „Techniken" zur Verfügung:

- die Fähigkeiten, früheste Lebenserfahrungen zu speichern und sich, an diese anpassend zu verhalten,
- die Fähigkeiten zum Dialog, zur Kommunikation, zur Imitation mithilfe der Spiegelneurone,
- die Fähigkeit, häufige Lebensaktivitäten, die es erlebt, als Handlungsschemata zu erfassen und im Wiedererkennungsgedächtnis und im Gedächtnis für Handlungsabläufe zu speichern, und schließlich
- die Fähigkeit, bestimmte Erfahrungen mithilfe von Hypothesen- und Theoriebildungen zu deuten und damit zu erklären versuchen, warum und wieso

Erste Bewegungen

Schon bald gelingt es den meisten Kindern, den Kopf kurzfristig anzuheben und sich auf den Unterarmen abzustützen; dabei sind anfangs die Arme noch in den Ellbogen gebeugt. Bis zum Ende des sechsten Lebensmonats hat ein Kind dann gelernt, sich in der Bauchlage nur noch mit den Händen abzustützen und den Kopf frei zu bewegen.

ein bestimmtes Ereignis geschehen oder nicht geschehen ist oder wie eine gänzlich neue Erfahrung erklärt und verstanden werden könnte.

Und ich wiederhole und betone: Das alles schon vom ersten Lebenstag an!

Beispiele: Teilhabe ist das Schlüsselwort

Eine nicht mehr ganz junge Mutter schrieb einer Freundin über ihr erstes Kind: „Miriam ist jetzt sechs Wochen alt und macht uns viel Freude. Wir üben noch, uns unter ihr Regiment zu begeben."

Haben wir richtig gelesen? Darf das, muss das so sein? Wenn Miriam reden könnte, würde sie sich das Wort „Regiment" verbitten. Sie will teilhaben, zunächst am Leben ihrer Eltern. Damit ist sie allerdings prinzipiell bereit, auch die Bedingungen zu akzeptieren, denen menschliches Leben nun einmal unterworfen ist. Dass Miriam trotzdem und von Anfang an ihre eigenen Erwartungen und Bedürfnisse einfordert, ist eine übliche Kondition des Teilhabens unter Erwachsenen und älteren Kindern. Kompromisse gehören zum sozialverträglichen Leben. Sie halten das für eine etwas übertriebene Sicht der Lebensbedingungen im ersten Lebenshalbjahr? Hier ein weiteres Beispiel:

Pauline, drei Monate alt, wird noch voll gestillt. Da die Mutter als Geschäftsfrau immer wieder gezwungen ist, außer Haus zu sein, pumpt sie ihre Milch ab. Der Vater kann wegen seines Berufs besser über seine Zeit verfügen. Er gibt Pauline die

Milch in der Flasche, was seine Tochter auch klaglos, ja sogar gerne akzeptiert. Sie weigert sich jedoch vehement, die Flasche von der Mutter zu nehmen: Wenn Mutter, dann nur direkt von der Quelle!

Halten Sie hier kurz inne und überdenken Sie dieses Szenarium. Versuchen Sie nachzuvollziehen, zu welchen Unterscheidungen und Entschlüssen Pauline im Alter von drei Monaten bereits fähig ist und wie sie ihre Erwartungen und ihr Schema der Nahrungsaufnahme danach gestaltet und bestimmt. Sie unterscheidet bereits zwischen männlichen und fraulichen Fähigkeiten, Vorzügen und Nachteilen. Und schließlich: Sie verlangt immerhin nichts Unmögliches.

Die Entwicklung der Körpermotorik

Neugeborene gelangen meist in guter „Verpackung" in diese Welt: Arme und Beine sind gebeugt und eng an den Körper gepresst. In den letzten vier Wochen vor der Geburt sind, als Geburtsvorbereitung, die Beugemuskeln stärker gewachsen als die Streckmuskeln. Kinder, die vor der 36. Woche geboren werden, zeigen diese Beugehaltung noch nicht. In den ersten Lebenswochen, bis längstens zur 12. Woche, bestimmt die Beugemuskulatur das Bewegungsverhalten eines Babys.

Neugeborene beginnen mit der Geburt, wie wir inzwischen wissen, kein vollständig neues Leben. Die Bewegungsqualität, die Motorik, bleibt nach der Geburt die

DAS ERSTE LEBENSHALBJAHR: 1. BIS 6. LEBENSMONAT

gleiche, wie sie vorgeburtlich bei den Ultraschalluntersuchungen zu sehen war: ein eher, ungezieltes, gleichzeitiges oder abwechselndes Bewegen von Armen und Beinen, von Rumpf, Kopf und Fingern.

Ab etwa der 12. Lebenswoche (mal früher, mal später) beginnt das Bewegungsbild, sich qualitativ und prinzipiell zu verändern. Langsam, aber stetig verschwinden die ungerichteten Bewegungen. Gezielte und gewollte Bewegungsabläufe gelingen dem Kind, die „globale" Motorik des vorgeburtlichen Lebens verschwindet. Voraussetzung dafür ist ein vollständiger Umbau der motorischen neuronalen Netzwerke im Gehirn, die eine gewollte und bewusste Bewegungssteuerung erst ermöglichen.

Davon profitiert zuerst die Motorik der Arme und Finger, deren Bewegungspräzision langsam, aber deutlich sichtbar wird. Das Nachholwachstum der Streckmuskulatur beginnt daher auch in der Arm- und Fingermuskulatur: Die Arme strecken sich, die Finger suchen nach Kontakt, auch

wenn sie zunächst nur auf die eigene Hand der anderen Seite treffen.

Nach der Geburt ist ein Baby meist noch nicht fähig, den Kopf in der Körperebene zu halten, wenn es von der Unterlage gehoben wird. Der Kopf benötigt vorsichtige Unterstützung, wie der Rumpf und die Wirbelsäule auch. Aber schon wenige Wochen später hält das Baby Kopf und Rumpf stabil und gerade. Auf den Bauch gelegt, wird es den Kopf zur Seite drehen, damit die Luftwege, die Nase frei bleiben können. Bald danach gelingt es den meisten Kindern, den Kopf auch kurzfristig anzuheben und sich auf die Unterarme abzustützen, dabei sind anfangs die Arme noch in den Ellbogen gebeugt.

Bis zum Ende des sechsten Lebensmonats, oft schon früher, hat ein Kind dann gelernt, sich in der Bauchlage nur noch mit den Händen abzustützen und den Kopf frei zu bewegen, um Personen oder Spielzeug, das vor ihm oder seitlich liegt, in den Blick zu bekommen. Wird in diesem Alter ein Baby an den Händen gefasst und aus der

---

WISSEN

Moro-Reaktion

Leicht störbare und sensible Kinder zeigen häufig als Antwort auf eine Schrecksituation (ein plötzliches, lautes Geräusch, ein plötzlicher, unerwarteter Lagewechsel) eine ausfahrende Bewegung beider Arme. Die Hände öffnen sich dabei spontan mehr oder weniger

weit. Die Bewegung wird sofort wieder zurückgenommen, die Arme werden wieder gebeugt, die Hände schließen sich. Auch diese reflexartige Reaktion, die Moro-Reaktion (benannt nach dem Namen des Erstbeschreibers), ist bis zum sechsten Lebensmonat verschwunden.

Rückenlage hochgezogen, kann der Kopf in der Körperebene balanciert, der Rücken gerade gehalten werden. Im unterstützten Sitzen ist die Kopfhaltung stabil, der Rücken gerade gestreckt.

Von der Geburt bis zum Endes des sechsten Lebensmonats bleibt die Körpersymmetrie insgesamt, auch in der Beweglichkeit, immer mehr oder weniger gewahrt. In den ersten Lebensmonaten geschieht es in der Rückenlage häufiger, dass der Kopf auf der rechten oder linken Seite liegt, was dann eine asymmetrische Haltung auslöst: Arm und Bein der Seite, nach der das Gesicht sich gedreht hat, werden gestreckt, Arm und Bein der Hinterkopfseite werden gebeugt. Diese „Fechterstellung", wie sie auch genannt wird, sollte bis zum sechsten Lebensmonat gänzlich verschwunden sein.

Die Bewegungsentwicklung der Hände und Finger

Wenn ein Finger der Mutter, des Vaters oder ein Stift in die Handfläche des Kindes gelegt wird, schließt ein neugeborenes Kind die ganze Hand sehr kräftig. Geschieht dies beidseitig, kann der reflexartige Zugriff so stark sein, dass das Kind damit frei schwebend gehalten werden kann (Vorsicht, wenn Sie das ausprobieren wollen!). Der Greifreflex der Hände soll angeblich der gleiche Mechanismus sein, mit dem sich kleine Äffchen im Fell ihrer Mütter festkrallen, wenn diese, z. B. bei drohender Gefahr, unerwartet flüchten.

Um den dritten Monat ist die Streckmuskulatur in den Armen so kräftig geworden, dass nun die Arme gestreckt und die Hände über der Körpermitte, vor dem Gesicht zusammengeführt werden können. Die Hände und das Spiel der Finger werden in ihrer Beweglichkeit genau verfolgt und betrachtet. Mit sechs Monaten fasst und hält ein Kind dann schon kleine, zum Spielen geeignete Gegenstände, Rasseln oder Ringe, wechselt sie von einer Hand in die andere oder steckt sie auch schon mal in den Mund. Das Greifen erfolgt noch mit der ganzen Faust, allerdings bevorzugt schon im Bereich der ersten drei Finger. Angebotenes buntes Spielzeug, ein Ring oder eine Rassel, werden in die Hand genommen und hin und her bewegt. Der Greifreflex ist bei den meisten Kindern in diesem Alter nicht mehr auslösbar.

Die Sprach- und Sprechentwicklung

In den ersten Lebensmonaten spielen Lautäußerungen in der Kommunikation mit den Bindungspersonen nur eine geringe Rolle. Babys in diesem Alter können zwar bereits kehlige, vokalähnliche Laute produzieren; sie lassen jedoch noch keine Rückschlüsse darauf zu, was ein Kind damit ausdrücken will. Am ehesten können solche Äußerungen noch als Behagen oder als Missfallen gedeutet werden, oder als Aufforderung zu einer Zuwendung.

Die Kommunikation zwischen Kind und Bindungspersonen läuft in diesem Alter über eine Art „monologischen Dialog".

Mutter, Vater und andere Bindungspersonen sprechen in einer besonderen Weise zu ihrem Kind, das dann nicht verbal antwortet, sondern mit der Mimik, mit nachahmenden Mund- und Zungenbewegungen, mit Bewegungen der Arme und Beine, mit der ganzen ihm zur Verfügung stehenden Körpersprache.

Diese besondere Art der „Babysprache", die Bindungspersonen spontan einsetzen, wenn sie mit einem Baby sprechen, lässt sich überall in der Welt finden (s. S. 42), sie ist daher eine angeborene, genetisch determinierte Fähigkeit: Die Tonhöhe wird angehoben mit einer überzogenen, stark verlangsamten und silbenbetonten Lautbildung, der Sprachfluss verlangsamt sich insgesamt, die Wortwahl wird stark vereinfacht, lange Pausen werden geboten. Immer wieder die gleichen Worte erscheinen, die dem Kind Akzeptanz, Zuwendung und emotionale Wärme, Angenommensein und Versorgtsein signalisieren.

Kinder in diesem Alter sind durchaus schon in der Lage, ihre Gefühle wie Schmerz, Hunger, Unbehagen, die Notwendigkeit, die Windeln zu wechseln, emotional mit Schreien zum Ausdruck zu bringen. Diese „Sprache" wird rasch von den Bindungspersonen gelernt und verstanden.

Silbenketten

Am Ende des ersten Lebenshalbjahres beginnen Kinder dann, neben lebhaftem „Lautieren", Kombinationen sich wiederholender Silben und Konsonanten zu artikulieren (ähnlich wie: wa-wa-wa, da-da-da), sogenannte Silbenketten, deren dialogischer Charakter nicht zu überhören ist. Mit der Fähigkeit, Silbenketten zu produzieren, steigen Babys in einen wirklichen sprachlichen, jedoch noch präverbalen Dialog (ohne richtige Worte) ein. Solche Silbenketten sind in dieser Zeit und auch später noch vom Kind zu hören, wenn es alleine in seinem Bettchen wach liegt, keine Wünsche hat und für einen Moment mit sich und der Welt zufrieden ist.

Die kognitive Entwicklung

Über einige kognitive Leistungen von Kindern im ersten Lebenshalbjahr, wie den Aufbau von Schemata, Skripts und Hypothesen, wurde schon berichtet (s. S. 51, S. 59 und S. 90). Hier noch einmal eine kurze Zusammenfassung zur kognitiven Entwicklung aus einem Buch von S. Goswami über die kognitive Entwicklung: „Der Mensch scheint mit einer angeborenen Neigung auf die Welt zu kommen, kausale Zusammenhänge zu erfassen und kausale Erfahrungen zu erwerben. Diese angeborene Neigung kann sehr viel zur Erklärung der kognitiven Entwicklung in der Kindheit beitragen."

Spätestens ab dem dritten Lebensmonat wird der Kopf nach einer Geräuschquelle gedreht oder der Blick in eine Richtung gerichtet, aus der bekannte Personen, die mit in der Familie leben, in das Zimmer des Kindes hereinkommen. Solche Fähigkeiten setzen gezielte Orientierungs- und Kategorisierungsleistungen voraus, die nun perfektioniert werden.

Frühe Logik

Kinder reagieren schon in diesem Alter verblüfft, wenn ein Ereignis nicht so verläuft, wie sie erwarten. Störungen physikalisch-mathematischer Gesetzmäßigkeiten werden intuitiv als „unmögliche" Ereignisse erkannt: Wird im Experiment mit Kindern im dritten bis fünften Lebensmonat ein hüpfender Ball so manipuliert, dass er, entgegen der Erwartung des Babys, nicht wieder zu Boden fällt, sondern in der Luft stehen bleibt, reagiert ein Baby irritiert.

Irritiert reagiert ein Baby auch, wenn von zwei Puppen, die es sieht, eine weggenommen wird und plötzlich drei Puppen statt einer zu sehen sind. Die Ergebnisse solcher neuerer Untersuchungen zeigen, dass wir die kognitiven Leistungen von Babys im ersten Lebenshalbjahr bisher weit unterschätzt haben.

Die soziale Entwicklung

Schon bald nach der Geburt sind Babys die engsten Bezugspersonen mit ihren jeweiligen Attributen, wie Stimme und Aktivitäten, die sie dem Kind angedeihen lassen, gut bekannt. Das setzt voraus, dass fremde Personen als solche wahrgenommen

---

WISSEN

Elementare frühe kognitive Prozesse

- Prototypen sind Überbegriffe wie: Tiere, Nahrung, Spielzeug, Personen, Tätigkeiten, denen neue Tiere, neue Nahrung, neues Spielzeug, neue Personen, neue Aktivitäten zugeordnet werden können.
- Kategorien innerhalb eines Prototyps, denen neue Erfahrungen zugeordnet werden: Tiere z. B. können vierbeinig und Raub- oder Haustiere sein, oder sie können fliegen und haben Federn, oder sie sind klein, fliegen und können stechen, sie können im Wasser leben und schwimmen, aber auch fliegende Tiere können offenbar schwimmen, wie Enten, um nur einige Beispiele einer Aufteilung und Differenzierung der Tierwelt zu nennen.

- Aufbau von Erinnerungen (Repräsentationen, s. S. 56) an Gesichter, Farben, Formen.
- Die Fähigkeit zur Nachahmung (Imitation, s. S. 64).
- Das Zusammenfassen verschiedener sensorischer (mit den unterschiedlichen Sinnesorganen erworbener) Erfahrungen zu Ganzheiten: Das Badewasser ist immer warm und nass, die Milch, sei sie von der Mutter oder aus der Flasche, ist immer warm und schmeckt gut. Der Vater spricht mit einer tiefen, die Mutter mit einer helleren Stimme. Die weiche Wickelunterlage hat immer verschiedenfarbige Muster. Wenn es dunkel ist, soll ich schlafen. Aktivitäten sind keine mehr zu erwarten.

werden. Da Kinder bereits vorgeburtlich emotionale Erfahrungen gemacht haben, werden sie sehr wahrscheinlich eine fremde Person, zumindest nach der Stimme, emotional als „angenehm" oder als „unangenehm" einzuschätzen wissen.

Kinder bis etwa zum sechsten Monat lächeln jedoch jedes bekannte und unbekannte Gesicht an. Ein solches Begrüßungslächeln oder reaktionales Lächeln auf ein frontal dargebotenes Gesicht entsteht etwa ab dem zweiten Lebensmonat.

Der Auslöser des Lächelns ist nicht das Gesicht, auch sind es nicht die Augen, sondern das T-Schema, das von der Augenbrauenlinie und der Nasenlinie gebildet wird. Daher schauen Kinder, die lächeln, nicht der Mutter, dem Vater in die Augen (auch wenn sie dies annehmen), sondern einige Millimeter höher auf die Augenlinie. Die Lächelreaktion ist immer und stereotyp auslösbar, gleichgültig, welche Emotionen ein Gesicht zeigt.

Das „T-Schema" für frühe soziale Kontakte

Das T-Schema, ein sogenannter Schlüsselreiz, hat sich während der Evolution herausgebildet: als eine wirksame und hilfreiche Überlebensstrategie. Die Lächelreaktion löst bei jedem Menschen, der sein Gesicht einem Baby bietet, Zuwendung und Pflegeverhalten aus. Sie ist damit ein wirksamer Schutz gegen die Gefahr des Verlassenwerdens und eine Aufforderung, sich um ein Baby zu kümmern. Eine Chance, durch Lächeln zu überleben?

Im Verlauf der Evolution war das nicht immer garantiert: Verlassenwerden, Tötung in Notzeiten, zu viele Kinder, die nicht mehr ernährt werden konnten, oder ein Kind mit einem nicht erwünschten Geschlecht, mit angeborenen Fehlbildungen: Einem Baby blieb oft keine Chance zum überleben. Ist mit Vermittlung des T-Schemas ein Pflegeverhalten ausgelöst, ein Kontakt hergestellt worden, war die Chance dagegen sehr viel größer, von einer Pflegeperson angenommen zu werden (Sarah Bluffer Hrdy).

Gegen Ende des ersten Lebenshalbjahres ist ein Kind dann fähig, einen Blickkontakt zu halten, aber es beginnt nun auch von sich aus, Blickkontakt mit anderen Menschen aufzunehmen: Das Baby hat dann gelernt, dass es selbst fähig ist, einen sozialen Kontakt, der ihm wichtig ist, einzuleiten.

Die emotionale Entwicklung

Im Abschnitt über die Sprach- und Sprechentwicklung wurde bereits erwähnt, dass schon aus der Art des Schreiens auf die emotionale Stimmung eines Babys geschlossen werden kann. Wenige Wochen nach der Geburt wird ein Kind jedoch fähig , seine emotionale Grundstimmung der Mutter, den Bindungspersonen durch sein Verhalten mitzuteilen: Sie werden es intuitiv erfassen und verstehen.

Im monologischen Dialog (s. S. 114) wird Ihr Kind Ihnen zeigen, dass es sich über den „Dialog" und über die damit verbundene Zuwendung freut. Ist die Laune getrübt, wird es Ihren Schutz suchen, möchte auf den Arm genommen werden, wo es Tröstung oder Ermunterung erfährt, je nach seiner Befindlichkeit. Und, was wichtig ist, es lässt sich bei Kummer oder Verunsicherungen relativ rasch beruhigen.

Schon jetzt ein unverwechselbares Individuum

Eltern lernen bereits in den ersten Lebensmonaten, dass ihr Baby über einen ganz eigenen, individuellen Charakter verfügt und „Vorstellungen" hat, wie sein „Leben" gestaltet sein sollte. Schon zu diesem Zeitpunkt müssen Kompromisse ausgehandelt werden, gegen deren Einführung ein Kind dieses Alters sich schon sehr bewusst verwahren kann. Wo soll es schlafen? Wann soll es schlafen? Schon in diesem Alter haben Kinder oft herausgefunden, wann und wo „die Musik" in der Familie spielt. Den einen ist das relativ gleichgültig. Andere, vor allem wenn sie ältere Geschwister haben, wollen vor allem „dabei sein".

Gegen Ende des ersten Lebenshalbjahres haben Babys gelernt, ihre Emotionalität zu genießen, sie einzusetzen, und sie haben begriffen, dass sie damit auch ihre Bindungspersonen manipulieren können: Sie lachen gerne und viel – wenn es etwas zu lachen gibt: am liebsten bei „Spielchen" mit ihren Bindungspersonen oder Geschwistern. Sie lautieren lebhaft, ohne dazu schon vorsprachliche Strukturen, also Silbenketten, gezielt zu benutzen. Wenn emotional dazu aufgelegt, werden Arme, Beine, Mimik freudig bewegt, besonders

dann, wenn sie angesprochen werden und Zuwendung erfahren.

Glückshormone für alle Beteiligten

Der gesamte Dialog im Verlauf des ersten Lebenshalbjahres wird gesteuert über die limbischen Systeme des Babys und seiner Mutter. Sie spielen sich aufeinander ein, ergänzen sich, sind sich einig und werden durch kräftige Ausschüttungen von Glückshormonen dafür auch belohnt. Nicht zuletzt wegen der gegenseitigen emotionalen und vollkommenen Glückszustände sind Mütter immer wieder bereit, sich auf ein weiteres Baby einzulassen – und dies, obwohl sie wissen, dass Sie nach der Babyzeit viele andere Forderungen bewältigen müssen. Eine emotionale Grundlage wird jedoch für eine evtl. weitere Schwangerschaft gelegt.

Männer sind von den limbischen Glücksbringern nicht ausgeschlossen. Auch sie sind fähig, limbische Dialoge zusammen mit ihren Babys zu erleben. Sie müssen sich nur in der richtigen Zeit darauf einlassen. Ihre Kinder werden es ihnen unbewusst und bewusst späterhin und langfristig danken.

Beispiel: gezieltes Handeln

Für Lisa, knapp zwölf Wochen alt, hat ihr Vater eine niedrige, geschützte Ablage an der mütterlichen Seite des Ehebettes geschreinert und befestigt. Die Mutter kann nachts, wenn Lisa unruhig wird, ohne aufstehen zu müssen, ihre Tochter von der Ablage nehmen, stillen und gleich wieder zurücklegen. Lisa hat aber gelernt, dass es im Elternbett gemütlicher ist als alleine auf ihrer Schlafstelle zu bleiben. Sie rumort und bewegt sich so lange hin und her, bis sie aus der Ablage die paar Zenti- meter Höhenunterschied in das Bett ihrer Eltern fällt, wo sie sofort einschläft: kein Zufall, sondern Absicht!

Altersgebundene Besonderheiten

Sehen, Hören, Trinken, Schlafen, Wachen und Schreien sind im ersten Lebenshalb- jahr die bevorzugten Lebensäußerungen eines Babys. Aber es gibt auch jetzt schon Gefährdungen.

Sehen und Hören

Farbige kleine Gegenstände, vor den Augen eines Babys hin und her bewegt, werden von ihm etwa ab dem dritten Lebensmo- nat mit den Augen verfolgt, wenn auch nur kurzfristig und über kurze Strecken. Ge- sichter der Bindungspersonen werden genau betrachtet, oft geradezu studiert.

Versichern Sie sich im Verlauf des ersten Lebenshalbjahres, dass Ihr Kind gut hört. Sprechen Sie es von hinten an, prüfen Sie, ob Ihr Kind auch auf leise Geräusche re- agiert. Erschrickt es durch laute, plötzliche Geräusche wie eine zuschlagende Tür oder einen herabfallenden Topfdeckel? Studiert Ihr Kind Ihr Gesicht intensiv mit den Au- gen? Nutzt es seine Hände und Finger zum Berühren und Tasten? Schaut es sich ge- nauer Farben und Muster an, die neu sind, oder auch Spielzeug?

Sollten Sie Zweifel an der Seh- oder Hör- fähigkeit haben, versäumen Sie keine Zeit.

Ziehen Sie Ihre Kinderärztin, Ihren Kinder- arzt zurate.

Schlafen und Schlafzeiten

Von Anfang an wird Ihr Kind die beiden typischen Schlafphasen durchlaufen wie Sie selbst.

Wenn Sie Ihr Kind in einer Tiefschlafphase aus dem Bett nehmen, wird es Ihnen schwer und schlaff in den Armen liegen.

Im REM-Schlaf dagegen sind bei Kindern in den ersten Lebensmonaten ganze Ge- witter von Gesichtsbewegungen zu sehen, die nahezu alle mimischen Ausdrucks- möglichkeiten imitieren, so, als würden die mimischen Register im REM-Schlaf durchexerziert. Zu sehen sind auch viele Formen eines Lächelns, die über das Ge- sicht huschen. Im Volksmund wird diese Vielfalt des Lächelns auch „Engelslächeln" genannt. Mit dem wirklichen Lächeln haben sie jedoch nichts zu tun.

Bauchlage oder Rückenlage?
Heute wird zur Vermeidung des plötz- lichen Kindstods dringend empfohlen, Kinder nur auf dem Rücken schlafen zu lassen. Wenn Ihr Kind wach ist und Sie bei

ENTWICKLUNG IN ALTERSABSCHNITTEN

WISSEN

Die Schlafphasen

Bei allen Menschen setzt sich der Schlaf aus zwei sich zyklisch abwechselnden Phasen zusammen:

- aus einer Tiefschlafphase mit regelmäßiger Atmung, geringer Beweglichkeit und herabgesetztem Muskeltonus,
- aus einer oberflächlichen Schlafphase mit unregelmäßiger, oberflächlicher Atmung, deutlich mehr spontanen Bewegungen und vor allem mit deutlich sichtbaren Augenbewegungen unter den geschlossenen Lidern.

Die Phase des oberflächlichen Schlafs heißt auch die Rapid-Eye-Movement-Phase, abgekürzt die REM-Phase (die Schlafphase der schnellen Augenbewegungen). Ein Schlaf beginnt meist mit einer Tiefschlafphase, die nach etwa 90 Minuten von einer REM-Phase abgelöst wird. Gegen Morgen werden die Tiefschlafphasen kürzer, die REM-Phasen häufiger. In der REM-Phase sind spontane, meist abrupte Bewegungen öfter zu beobachten.

ihm sind, sollten Sie Ihr Kind jedoch auch immer wieder auf den Bauch oder, wechselseitig, auf die eine und andere Seite legen. Die Bauchlage ist notwendig, da sie die Entwicklung der Körpermotorik und die korrekte Ausreifung der Hüftgelenke begünstigt, aber auch, weil sie asymmetrischen Körperhaltungen und Kopfverformungen vorbeugt, wie sie durch eine konstante Rückenlage entstehen können.

Der Schlafplatz

Ein Kind sollte in einem eigenen Bettchen schlafen, im ersten Jahr auch gerne in Ihrem Schlafzimmer, das rauchfrei und kühl sein sollte, so um die 18 °C. Ich weiß, dass schon Babys ihre eigene Meinung darüber haben, wo sie gerne schlafen würden: Im Körperkontakt mit ihren Bindungspersonen. Ein Erbe aus der Evolution, bis heute in vielen Kulturen immer noch die Regel.

Kompromisse sind manchmal nicht zu umgehen. Aber die Aussicht – ich will nicht sagen, die Gefahr – ist groß, dass es Ihnen nicht gelingt, diesen Kompromiss wieder zurückzunehmen. Wer dabei am besten schlafen wird, ist dagegen ziemlich sicher: nicht Sie! Allerdings, es soll auch Familien mit Kindern geben, die allesamt zusammen in einem großen Bett schlafen, damit glücklich sind und morgens auch noch alle ausgeschlafen aufwachen. Schlafsäcke (ohne eine weitere Decke und im ersten Lebenshalbjahr ohne Kopfkissen), einer für den Winter, einer für den Sommer, werden heute empfohlen, sie schützen am besten gegen die Gefahr des Erstickens, übrigens eine wirkliche Gefahr bei Babys, die mit in das eigene Bett genommen werden. Daher sollte jedes Baby zu seinem Schutz einen eigenen, sicheren Schlafplatz haben. Geeignet sind auch sog. Baby-Balkone, die direkt am Bett der Mutter befestigt werden.

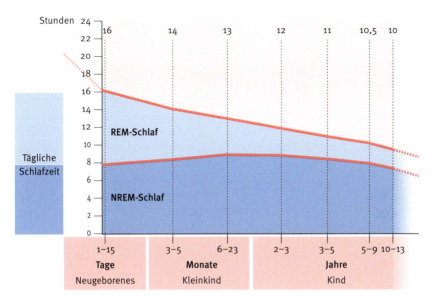

▲ Die Schlafphasen in Abhängigkeit vom Alter

Die Schlafdauer

Die Schlafdauer ist eine individuelle Größe wie die anderen individuellen Entwicklungsaspekte auch. Schon Neugeborene schlafen zwischen 14 und 20 Stunden. Sie finden im Verlauf der ersten drei Lebensmonate ihren eigenen Schlafrhythmus. Sie passen sich dabei aber auch an die Schlafgewohnheiten ihrer Eltern und die ihrer Kultur an, in der sie und ihre Eltern leben. Anfangs wechseln Schlaf- und Wachphasen häufig über 24 Stunden. Dann pendelt sich eine Art Schlafrhythmus ein: ein längerer Nachtschlaf, mit ein-, zweimaligen Unterbrechungen, die zum Stillen, für eine kleinere Mahlzeit genutzt werden können.

Ein Vormittagsschlaf von zwei bis drei Stunden und noch einmal ein nachmittäglicher Schlaf von etwa gleicher Dauer wären für das erste Lebenshalbjahr ein guter Schlafrhythmus. Das gibt, nach Largo, eine gesamte Schlafdauer von 14 bis etwa 18 Stunden pro Tag, mit individuellen Kürzen und Längen von zwölf bis 20 Stunden.

Schlafstörungen ausgeprägter Art, die zu einer gravierenden Last und zu einer Herausforderung für eine ganze Familie werden können, sind nicht Thema dieses Buches. Nicht zuletzt auch deswegen, weil es genügend Bücher darüber gibt, wie Kinder zum Schlafen gebracht werden können.

Schreikinder

Schreien ist Teil der Lebensäußerungen von Babys. Wie häufig, laut und lange Kinder schreien, kann individuell sehr unterschiedlich sein. Schreien ist ihre einzige Ausdrucksmöglichkeit, mit der sie andere auf eine sie irritierende Situation aufmerksam machen können. Und wie es mit dem reaktiven Lächeln auch geschieht: Ältere Kinder und Erwachsene, ob Männer oder Frauen, fühlen sich, ob sie wollen oder nicht, gedrängt, alles zu tun, um das Baby zu beruhigen. Auch dies ist ein Erbe unserer Evolution.

Warum schreien sie?

Wir wissen inzwischen, dass ein Kind mit der Art seines Schreiens durchaus unterschiedliche emotionale Zustände ausdrücken kann. So wird ein Baby, wo immer es auch gerade ist, mit zunehmend lauter und fordernder Stimme seinen Anspruch auf Nahrung durchzusetzen versuchen. Zuallermeist hat es damit auch Erfolg.

Immer noch wird von den Bauchkoliken gesprochen, die Babys nach einer Mahlzeit plagen sollen, obwohl inzwischen sicher ist, dass solche Koliken selten als Ursache von Schreianfällen infrage kommen. Sehr viel wahrscheinlicher ist, dass mit dem Schreien viel Luft in den Magen gerät. Damit soll nicht bestritten werden, dass Babys gelegentlich unruhig werden oder schreien, wenn ihnen ihre Verdauung zu schaffen macht.

Häufig schreien Babys, Mädchen wie Jungen, in den ersten drei Lebensmonaten ohne ersichtlichen Grund. Es scheint zu der Entwicklung fast selbstverständlich dazuzugehören, viele Gründe werden dafür diskutiert. Eine überzeugende einsichtige Erklärung steht jedoch immer noch

aus. Wahrscheinlich sind mehrere Ursachen daran beteiligt.

In den ersten Wochen nimmt das Schreien bei den meisten Kindern besonders in den Abendstunden zu, danach verkürzen sich die Schreiperioden deutlich. Sehr individuell beenden Babys dann ihre Schreiphase: manche schon nach fünf bis sechs, andere erst nach acht bis zwölf Wochen.

Schreiende Babys sind an sich schon schwer zu ertragen, da sie einen Ruf nach Hilfe signalisieren, dem die Eltern nicht gerecht werden können, weil sie die Ursache nicht finden. Schuldgefühle, Ärger, Verzweiflung bedrohen das bisher gelebte Bindungsverhalten und die Freude und den Stolz über das eigene Kind.

Was hilft?

Herumtragen, manchmal schnell, manchmal langsam, je nachdem, wie das Baby darauf reagiert, in den Armen schaukeln oder in einer Wiege, Nähe und beruhigendes Ansprechen, leises Singen, das Vermeiden stimulierender Reize – das sind seit uralten Zeiten (wahrscheinlich schon seit der Steinzeit) immer noch die bewährtesten Rezepte, bis heute. Das haben auch wissenschaftliche Untersuchungen gezeigt. Viele Eltern finden instinktiv zu diesen Hilfen und kommen damit auch, im wahrsten Sinne des Wortes, über die St(R)unden.

Professionelle Hilfen

Exzessives, nicht zu stillendes Schreien über längere Tages- und Nachtzeiten und über das erste Lebenshalbjahr hinaus

DAS ERSTE LEBENSHALBJAHR: 1. BIS 6. LEBENSMONAT

„schafft" Eltern bzw. Bindungspersonen und das Baby psychisch und physisch bis zur völligen Erschöpfung. Die Hilflosigkeit wird für alle Beteiligten zermürbend. Zögern Sie nicht, Hilfe zu suchen.

In den letzten Jahren sind für Schreikinder und ihre Eltern Schreisprechstunden in Kinderkliniken eingerichtet worden. Dort wird nach Ursachen gesucht, auf die sich Beratungen und Vorschläge zur Lösung stützen können.

Inzwischen ist zu diesem Thema auch eine vielfältige Literatur im Buchhandel oder im Internet zu finden.

Gefährdungen durch Unfälle

Zu jedem Altersabschnitt werden die alterstypischen und häufigsten Gefahren und Unfälle geschildert und Hilfen zu ihrer Vermeidung angegeben, weil Gefahren und Unfälle in den ersten Lebensjahren sehr altersspezifisch sind.

Gefahren in Haus und Wohnung
- Ein Baby darf unter keinen Umständen alleine, auch nicht für einen Augenblick, auf einem Wickeltisch oder auf einem anderen Möbelstück abgelegt werden, weil es von dort in die Tiefe fallen kann. Schädelbrüche sind die schlimmsten Folgen eines Sturzes. Das darf auch dann nicht geschehen, wenn die Eltern sich ganz sicher sind, dass sich ihr Kind z. B. noch nie gedreht hat oder sich eigentlich gar nicht wegbewegen kann.
- Puderdosen gehören nicht auf den Wickeltisch. Warum? Gerät Puder aus Versehen oder durch Manipulationen Ihres Kindes in die Atemwege, besteht Erstickungsgefahr.
- Kleine Gegenstände wie Erdnüsse, Erbsen, Perlen, Knopfbatterien gehören nicht in die unmittelbare Reichweite eines Babys, da sie verschluckt werden oder in die Atemwege geraten könnten.
- Akute Erdrosselungsgefahr besteht unter unglücklichen Bedingungen, wenn Spielketten quer über das Bettchen oder über den Kinderwagen gespannt werden. Aber auch Halskettchen oder um den Hals hängende Schnuller können zu Strangulationen führen.
- Vorsicht, wenn die Flaschennahrung, der Brei, erwärmt werden muss. Prüfen Sie selbst immer direkt vor dem Füttern, ob die Milch, der Brei nicht zu heiß oder zu kalt für Ihr Baby ist. Ein Tropfen Milch aus der Flasche, ein kleiner Klecks Brei, auf die Innenseite Ihres Unterarms gebracht, lässt Sie die richtige Temperatur erspüren.
- Und schließlich: Babys nie mit Haustieren alleine lassen.

Gefahren auf Reisen
- Befördern Sie Ihr Baby nie in der Tragetasche liegend mit dem Auto. Babys reisen nur in einer vom TÜV geprüften Liegeschale, befestigt nach Vorschrift des Autoherstellers.

ENTWICKLUNG IN ALTERSABSCHNITTEN

Grenzsteine 6. Monat

Bewegungsentwicklung
- Symmetrische Rückenlage ohne konstante Asymmetrien in Haltung und Bewegung des Rumpfes, der Arme und Beine.
- Heben des Kopfes in Bauchlage.
- Nachschauen, wenn ein Gegenstand vor dem Gesichtsfeld bewegt wird.
- Abstützen auf Unterarme, Hände geöffnet.

Bewegungsentwicklung der Hände und Finger
- Nimmt kleine Gegenstände, Spielzeug vor seinen Augen von einer Hand in die andere.
- Greifen mit ganzer Faust.

Sprach- und Sprechentwicklung
- Spontanes, variationsreiches „Schwätzeln", noch ohne deutliche und gezielte Lippenschlusslaute.
- „Sprechen", Vokalisieren, für sich alleine oder beim Ansprechen durch Bindungspersonen.
- „Babydialoge": Kind antwortet mit Lachen, Mimik, freudigen Arm-Bein-Bewegungen.

Kognitive Entwicklung
- Gegenstände, Spielzeug werden in den Mund gesteckt, mit beiden Händen ergriffen, benagt, jedoch noch wenig genau und gezielt betrachtet.

Soziale Entwicklung
- Kind hält Blickkontakt.
- Lächelt auf vertraute und fremde Personen, die sich ihm nähern, es ansprechen.
- Kind versucht, von sich aus Kontakt mit Bindungspersonen aufzunehmen.

Emotionale Entwicklung
- Lachen, Lautieren, Blickkontakt, freudige Arm-Bein-Gesichts-Bewegungen bei Ansprechen durch bekannte Personen.
- Keine häufigen und anhaltenden Schreiattacken, bei denen sich Kind nicht oder nur schwer beruhigen lässt.

Ich-Entwicklung
- Auf den Arm genommen, nutzt Kind seine aufrechte Haltung aktiv, um einen Überblick über seine nähere Umwelt zu gewinnen.

Selbstständigkeitsentwicklung
- Kennt Vorbereitungen zur Nahrungsaufnahme. Deutliche Erwartungshaltung und vorbereitende Mundbewegungen.

Das zweite Lebenshalbjahr: 7. bis 12. Lebensmonat

Babys haben in diesem Lebensabschnitt besonders viel zu lernen, vor allem die Anpassung an die Umwelt, in der sie aufwachsen. Sie werden nun auch kriechend und robbend mobil, versuchen sich hochzuziehen oder stehen bereits, wenn sie sich an einem Gegenstand festhalten können. Die beginnende Mobilität schafft neue Gefahren, die von den Eltern im Auge behalten werden müssen.

Altersgebundene Entwicklung – Entwicklungspfade

Das zweite Lebenshalbjahr halten Entwicklungspsychologen und Neurobiologen für einen entscheidenden Lebensabschnitt in der Entwicklung eines Kindes. In ihm sollen die Weichen für viele spätere Entwicklungsverläufe gestellt werden. Da ist zu lesen

- vom Quantensprung in der Gedächtnisentwicklung,
- von der Neun-Monate-Revolution,
- von der Sozialisierung der Gefühle,
- vom Ich zum Du zum Anderen,
- vom Dialog zur Triade,
- von den Silben, deren richtige Aussprache die ganze weitere Sprachentwicklung beeinflussen soll,
- von der perfekten Bewegungsfähigkeit des Körpers und der Finger, die für die gesamte Entwicklung verantwortlich gemacht werden, und schließlich
- müssen alle Kinder in ihrer Entwicklung das Stadium des Krabbelns durchlaufen, andernfalls ist sicher, dass Ihr Kind später

an Lernstörungen, an Lese- und Rechtschreibstörungen oder Rechenstörungen oder sogar an allem zusammen leiden wird.

Vergessen Sie am besten solche „Statements", wie sich Kinder zu entwickeln haben. All diese Vorstellungen basieren auf einem Entwicklungsverständnis, das keine Anpassung an Umweltbedingungen und keine individuellen Varianten in der Entwicklung kennt, geschweige denn akzeptiert. Deren für Eltern wenig ermutigende Parole lautet: „Was Hänschen nicht lernt, lernt Hans nimmermehr."

Zum Glück hat die Evolution Hänschen und Hans, aber auch Gretelchen und Grete die Möglichkeit, ja den Zwang auferlegt, immer lernen zu können und lernen zu müssen. Eine Adaptation an veränderte Umweltbedingungen, die auch heute für Menschen mehr als notwendig ist, wäre

Motorische Fertigkeiten

Es ist ein Erlebnis besonderer Art, einmal genau zuzuschauen, mit welcher Energie, Frustrationstoleranz, Ausdauer, Unermüdlichkeit und Kraft ein Kind versucht, eine motorische Fertigkeit zu lernen, trotz vieler Misserfolge. Teilhabe und Imitation sind die großen, nie versagenden Motoren der Motivation.

Das zweite Lebenshalbjahr: 7. bis 12. Lebensmonat

sonst nicht möglich gewesen. Menschen hätten nicht bis heute überlebt, wenn Entwicklung nur in vorbestimmten, hierarchischen Schritten ablaufen würde.

Die Entwicklung der Körpermotorik

Kinder erreichen auf unterschiedlichen Wegen ihre Entwicklungsziele (siehe S. 14), weil die Entwicklungspfade sich an die Umwelt, in der ein Kind aufwächst, anpassen (s. S. 25). Warum und wieso ein Kind unserer Zivilisation sich gerade so und nicht anders zu seinem Entwicklungsziel hin entwickelt hat, ist nicht immer zu erklären oder nachvollziehbar. Daher werde ich mehr auf Entwicklungsziele eingehen, weniger auf Entwicklungswege.

Mit neun Monaten hat ein Baby gelernt, für etwa eine Viertelstunde frei auf dem Boden zu sitzen, mit geradem Rücken und mit nicht ganz gestreckten Beinen, was den Überblick über seine Welt und seinen Drang nach Teilhabe wesentlich erweitert. Die Sitzbasis ist noch etwas breit, damit das Gleichgewicht besser stabil gehalten werden kann.

Mit Strecken und Vor- und Seitwärtsbewegungen wird Spielzeug, das in der Nähe liegt, erreicht und herangezogen, ohne dass das Gleichgewicht in Gefahr gerät. Die Sitzstellung erlaubt Drehungen, womit der Umblick sich leicht zu einem Rundblick erweitern lässt. Das freie Sitzen ist nun der „erste Schritt" hin zur Teilhabe und zu raumorientierten Eigenaktivitäten.

Kriechen, Krabbeln, Rutschen

Viele Kinder, jedoch keineswegs alle, benutzen das Sitzen als Ausgangsposition, um langsam, aber sicher oder auch in kürzester Zeit in eine Kriech- oder Krabbelposition zu gelangen. Manche Kinder ziehen es aber vor, mit den Beinen schiebend, auf dem Po rutschend sich vor- oder rückwärts zu bewegen. Um in die Kriech- und Krabbelposition zu kommen, stützen sie sich mit ihren Händen nach vorne ab.

Kriechen (Bauch auf dem Boden, Bewegung mithilfe der gebeugten Arme nach vorne, manchmal auch zurück) und Krabbeln (auch Vierfüßlergang genannt: Arme gestreckt, Körper vom Boden abgehoben, Hüftgelenke und Knie gebeugt) sind Durchgangsstadien der motorischen Entwicklung, die von etwa 15 Prozent aller Kinder nicht durchlaufen werden, ohne dass mit einer solchen „Inkonsistenz" (siehe S. 20) die Bewegungsentwicklung gefährdet wird, was oft behauptet, aber bisher nie wirklich bewiesen worden ist. Wie auch? Eskimobabys oder Babys von Nomaden, die in der Wüste leben, benötigen für ihre motorische Entwicklung kein Krabbeln.

Alle Kinder, die nicht das vierbeinige Krabbelstadium durchlaufen haben, können jedoch, kurz nachdem sie frei gehen gelernt haben, rasch und mit wohlkoordinierten Bewegungsabläufen krabbeln: dann nämlich, wenn sie auf dem Boden spielen oder wenn es gilt, schnell ein Ziel zu erreichen, das krabbelnd schneller zu erreichen ist als mit dem noch eher langsamen Gehen. Wie ich immer wieder in Diskussionen höre, sind Böden aus Laminat oder glattem Parkett für Kinder ein erhebliches Krabbelhindernis. Sie finden zu wenig Widerstand mit ihren Knien auf dem Boden. Daher bevorzugen sie Kriechen. Ein schönes Beispiel, wie Umweltbedingungen Entwicklungsverläufe beeinflussen. Wenn Kinder Hosen tragen, die am Knie mit Leder- oder Kunststoffflecken besetzt sind, fällt ihnen das Krabbeln leichter, auch auf Teppichen, die auf glatten Böden fest aufliegen.

Hochziehen zum Stand

Kinder, die nicht krabbeln, haben eher die Tendenz, sich an allen Möbelstücken, die sich dazu eignen, hochzuziehen, was den Rundblick nochmals wesentlich erweitert. Ziemlich sicher ist, dass solche Kinder möglichst bald, nachahmend und teilhabend, sich so bewegen wollen, wie es auch Erwachsene und ältere Kinder tun. Nicht immer kommen Kinder, die sich mit viel Mühen und Versuchen und mit schrecklich anzuschauenden Fuß- und Beinverrenkungen hochgehievt haben, auch wieder zurück und herunter in eine sichere Sitzstellung. Sie lassen dann, wenn keine Hilfe naht, ihren Halt schließlich los und fallen wie Klötze auf den Boden zurück. Solche Negativerfahrungen halten sie jedoch nicht von dem nächsten Versuch ab.

Die ersten Schritte, das erste Ziel ist erreicht

Mit Ende des zweiten Lebenshalbjahres gehen die meisten Kinder schon ganz geschickt und sich stützend an Möbeln entlang, oder sie bewegen sich schrittweise vorwärts, begleitet und geführt an einer Hand von einer vertrauten Person. Vielleicht werden schon die ersten freien Schrittchen vorsichtig, aber mit Selbstvertrauen gewagt.

Auch dabei sind Stürze und Hinfallen als Risiko einprogrammiert und kein wesentliches Hindernis in den Bemühungen, zum freien Gehen zu kommen. Es ist ein Erlebnis besonderer Art, einmal genau zuzuschauen, mit welcher Energie, Frustrationstoleranz, Ausdauer, Unermüdlichkeit und Kraft ein Kind versucht, eine motorische Fertigkeit zu lernen, trotz vieler Misserfolge.

Schauen Sie dabei auch in sein Gesicht: Trotz aller Fehlschläge bleibt Ihr Kind vergnügt und unverdrossen. Teilhabe und Imitation sind die großen, nie versagenden Motoren einer gezielten Motivation. Gute Krabbler sind schließlich flink und sicher in ihrer Beweglichkeit geworden. Die Steher, die sich festhalten, haben inzwischen gelernt, unbeschadet, schnell und sicher wieder zum Boden zurückzukommen: Sie hangeln sich ab oder gehen in die Knie und von dort über den Vierfüßlerstand in die Sitzstellung. Nicht wenige Kinder können bereits vor oder zu ihrem ersten Geburtstag frei und sicher gehen.

Die Bewegungsentwicklung der Hände und Finger

Die Beweglichkeit der Finger und Hände wird im zweiten Lebenshalbjahr zum Kontakt und zur Erforschung von Gegenständen und Spielzeug genutzt. Alles, was in Reichweite der Arme zu finden ist, wird

DAS ZWEITE LEBENSHALBJAHR: 7. BIS 12. LEBENSMONAT

in die Hände und Finger genommen, angeschaut, hin und her gedreht und genau geprüft: mit den Augen, mit den Fingern, mit dem Mund. Kinder können sich mit solchen Erkundungen von Materialwerten (weich, hart, hölzern, metallisch, kalt, warm, flauschig, kantig) über erstaunlich lange Zeit beschäftigen.

Mit großer Konzentration – denn schon hier wird Konzentration praktiziert! – lernt Ihr Baby mit allen Sinnen, stoffliche Qualitäten zu unterscheiden, etwas über ihre Beschaffenheit zu erfahren und die gewonnenen Erfahrungen zu speichern. Später reicht oft ein Blick, um zu wissen, ob ein Gegenstand aus Holz, Metall, Kunststoff, Fell oder aus einem Gewebe besteht, wie er sich anfühlen würde und zu welchen Zwecken er gebraucht werden könnte.

Manchmal benutzen auch Erwachsene noch Lippen und Mund, um sich der stofflichen Qualitäten zu versichern, die sie mit Anschauen und Betasten nicht sicher festzulegen vermögen. Gegenstände, in den Händen gehalten, lassen sich schütteln und aneinanderklopfen, auch der Ton, den sie dabei erzeugen, sagt etwas über die materiellen Qualitäten ihrer Beschaffenheit aus.

Mit dem Daumen und dem gestreckten Zeigefinger werden Schnüre und Kordeln gefasst, die Gegenstände, die mit ihnen verbunden sind, herangezogen. Angebotene Spielsachen oder Gebäckstücke werden genommen, aber noch nicht wieder zurückgegeben. Am Ende des zweiten

Lebenshalbjahres können viele Kinder bereits kleine Gegenstände, wie Fädchen und Krümel, mit präzisem Pinzettengriff (mit der Spitze von Daumen und Zeigefinger) erfassen. Löffel und andere Gegenstände mit Stiel werden in die Hand genommen, hin und her bewegt und der Versuch gewagt, mit dem Löffel den Mund zu erreichen.

Gegen Ende des zweiten Lebenshalbjahres hat Ihr Kind gelernt, je ein Holzklötzchen mit den ersten drei Fingern seiner Hände zu greifen. Es betrachtet sie genau, steckt sie auch mal abwechselnd in den Mund, und stößt sie aneinander. Wird ihm ein drittes Klötzchen angeboten, wird Ihr Kind eines der gehaltenen aus der Hand fallen lassen, um das angebotene greifen zu können. Etwas später wird es gelernt haben, drei oder auch vier Klötzchen in beiden Händen zu halten.

Die Sprach- und Sprechentwicklung

Im zweiten Lebenshalbjahr entwickelt sich die Sprache in sehr kurzer Zeit in ihren Grundstrukturen. Dabei wird unübersehbar deutlich, dass viele Elemente der Sprachentwicklung sich parallel nebeneinander und einander überschneidend einstellen, und nicht in zeitlich geregelten Schrittfolgen, wie es ein Reifungskonzept fordern würde.

Interessant ist in diesem Zusammenhang, dass gerade Sprachforscherinnen und Sprachforscher, aber auch Sprachthera-

ENTWICKLUNG IN ALTERSABSCHNITTEN

peuten weiterhin an einem Reifungskonzept der Sprachentwicklung festhalten. Jedoch, es lassen sich kaum zeitliche Angaben zu den einzelnen Entwicklungsschritten in der Sprache machen, die Sie bei Ihrem Kind zu hören bekommen.

Auf dem Weg zum ersten Wort

Ihr Kind beginnt, wie schon auf S. 114 im Abschnitt über die Entwicklung im ersten Lebenshalbjahr erwähnt, mit der Artikulation von Silbenketten den Einstieg in seine sprachliche Entwicklung. Bald darauf werden Sie Silbenverdoppelungen zu hören bekommen, wie da-da, ba-ba, ähnlich der Silbenkette, jedoch auf zwei Silben beschränkt. Die „Sprache" der Silbenverdoppelung wird von allen Babys in der Welt als Durchgang zu ihrer Muttersprache verwendet, mit der sie aufwachsen.

Das ist wohl auch der Grund, warum die nächsten Verwandten überall in der Welt von Kindern mit Silbenverdoppelungen benannt werden, die dann in die Erwachsenensprache übernommen wurden: Ma-ma, Pa-pa. Als nicht deutsches Beispiel möge die rätoromanische Sprache genügen: Der Großvater ist der Ta-t, die Großmutter die Ta-ta.

Symbolsprache

Die Symbolisierung der Silbenverdoppelung geht aber noch weiter und wird dann Symbolsprache genannt. Einige Beispiele: Nam-nam für Essen, Wau-wau für einen Hund, Hei-a für Schlafen, Ad-da für Weggehen. Mit der Symbolsprache verwenden Kinder Silbenkombinationen, die eine feste Bedeutung tragen, die also im Gehirn als

eine Repräsentation festgelegt sind. Kinder können durchaus ihre eigene Symbolsprache erfinden. Wichtig ist nur, dass deren Aussage durch das Kind eindeutig festgelegt ist und von den Bindungspersonen auch verstanden wird.

Im zweiten Lebenshalbjahr wird die Sprechlust ausgesprochen lebhaft und munter, nicht nur im vorsprachlichen Dialog mit den nächsten Bindungspersonen, sondern auch in Gesprächen mit sich selbst.

Strukturierte Elemente der späteren Sprache sind in dieser Art der Sprachproduktion kaum herauszuhören, was der vorsprachlichen Lebendigkeit jedoch nichts von ihrer Bedeutung nimmt. Wenn Sie genau darauf achten, werden Sie außerdem feststellen können, dass Ihr Kind immer wieder versucht, Ihre Lippen- und Mundbewegungen zu beobachten und nachzuahmen. Lautliche Äußerungen, wie sie spontan auch Erwachsene produzieren (z. B. hoppla, zacki-zacki), werden begeistert und amüsiert zur Kenntnis genommen und nachzuahmen versucht.

Die kognitive Entwicklung

Der Übergang vom ersten zum zweiten Lebenshalbjahr verläuft in der kognitiven Entwicklung fließend. Die grundlegenden Prozesse des schlussfolgenden Denkens und der Aufbau der dazugehörigen Gedächtnisse beginnen bereits im ersten Lebenshalbjahr. Die fünf dort genannten kognitiven Prozesse (s. S. 130) erfahren eine dramati-

WISSEN

Beliebte Kinderreime

Für die Sprachentwicklung gibt es keine besseren Vermittler als die altbekannten Kinderreime, die gelegentlich wegen ihrer Simplizität bei Eltern in Verruf geraten, von Babys und Kindern jedoch immer, und nicht zufällig, geliebt wurden und heute noch geliebt werden. Ihr Kind lernt in diesem Alter von den meisten alltäglichen Dingen, die ihm selbst wichtig sind, den Namen, wenn es ihn auch noch nicht aussprechen kann. Es versteht auch Aufforderungen und Gestik, wie „Winke-winke" zum Abschied oder „Backe-backe-Kuchen" oder „Wie groß – so groß", und befolgt sie meist begeistert.

Auch stark sprachlich akzentuierte Kinderreime entzücken Babys, besonders wenn sie von reimunterstützenden, körperlichen Empfindungen und Aktionen begleitet werden, wie „Hoppe, hoppe, Reiter" oder „Hier hast 'nen Taler". Jedes Kind sitzt gern auf Ihrem Schoß und spielt mit, wenn Sie ihm seine Finger vorstellen:
„Das ist der Daumen,
der schüttelt die Pflaumen,
der hebt sie auf,
der trägt sie nach Haus,
und der Kleinste isst sie alle, alle auf."
Solche Aktionen begeistern und belohnen immer.

---

sche Ausweitung, was sich in einer stetigen Zunahme von Kenntnissen über die „Welt" niederschlägt und die Neugier nach neuen und weiteren Erfahrungen hoch motiviert. So werden vor allem neue Prototypen und Kategorisierungen (Einordnung und Zuordnung) neuer Begriffe, Tätigkeiten, Gegenstände, Nahrungsmittel, Obstsorten gebildet, andere, bereits erworbene erweitert und präziser differenziert. Das Gleiche gilt für Personen-, Tier- und etwas später auch Pflanzen-und Sachkenntnisse. Als Repräsentationen werden sie in den unterschiedlichen Gedächtnissen festgehalten.

Handlungsschemata werden erweitert, die neu und wirksam zu dem Leben eines Kindes hinzugekommen sind: statt Brust und Flasche jetzt andere Schemata für Brei,

später zum Nagen Brot und Gebäckstückchen und ein Handlungsschema für Obst und Gemüse, die gemocht oder nicht gemocht werden. Auch die Badesituation hat sich geändert: Die kleine Badewanne hat ausgedient. Die große Wanne wird benutzt, die viel weniger Sicherheitsgefühle erlaubt oder nun schon mal zum Baden mit Vater oder Mutter genutzt wird. Die Vorbereitungen für den Schlaf, für das Einschlafen wechseln vom Handlungsschema zum Ritual.

Theoriebildungen laufen weiter (s. S. 143). Starke Lernfaktoren sind und bleiben Nachahmung (Imitation) und analoge Schlussfolgerungen: Wenn das immer so war, wird das Neue auch in gleicher Weise gehandhabt werden können.

Das „Ich" beginnt sich zu regen

Babys begreifen nun, dass sie selbst etwas in Bewegung setzen können, selbst geborene Akteure sind in der realen, aber auch in der psychischen Welt. Sie haben begriffen, dass sie Bausteine – oder auch gefährlichere oder wertvollere Gegenstände – umstoßen oder auf den Boden werfen können oder dass sie an einer Schnur ein Spielzeug zu sich heranzuziehen vermögen. Sie haben aber auch gelernt, einen Gegenstand auf den Boden zu werfen, der dann wieder von jemand anderem aufgehoben wird. Daraus lassen sich Spielchen entwickeln, die so lange wie irgend möglich wiederholt werden. Sie wissen nun auch schon, wie sie es anstellen müssen, um andere Menschen dazu zu bewegen, etwas Gewünschtes für sie zu tun.

Der Blick in die reale Welt

Am Ende des zweiten Lebenshalbjahres finden Babys Spielzeug, das vor ihren Augen versteckt wurde, prompt wieder. Davor galt das Prinzip: aus den Augen, aus dem Sinn. Jetzt ist eine Naturkonstante entdeckt worden: Ein Objekt kann nicht einfach verschwinden, sich nicht in Nichts auflösen. Irgendwo muss es sein, auch wenn es nicht mehr zu sehen ist. In der Sprache der Entwicklungsspezialisten wird dieser Entwicklungsschritt Objektpermanenz genannt.

Kind und Mutter sind nun nicht mehr ausschließlich dialogisch auf sich selbst bezogen. Die Mutter bzw. die Bindungspersonen haben etwa um den neunten Lebensmonat begonnen, angeregt durch die unübersehbare Neugier und Sprachaktivität ihres Babys, auch die Umwelt mit in ihre bisher gepflegte Zweisamkeit einzubeziehen.

Eltern zeigen nun zunehmend mit dem Finger auf Gegenstände, die in beider Leben eine wichtige Bedeutung tragen, und sie geben ihnen Namen, die oft wiederholt werden. Später reicht nur ein Blick, dem das Kind folgt. Eltern und Bindungspersonen nehmen also gezielt Einfluss auf die Aufmerksamkeit ihres Kindes und steuern sie in ihrem Sinne – und in dem Sinne der Kultur, der die Mutter angehört. Auf diese Weise wird Sachwissen über die reale Welt vermittelt und gleichzeitig das kulturelle Wissen weitergegeben.

Aber nicht nur die Mutter öffnet gezielt die Türen zu der äußeren Welt. Auch Babys beginnen, die Blicke und das Interesse der Mutter, ihres Vater, ihrer Bindungspersonen auf Dinge zu lenken, die sie interessieren und faszinieren. Dazu benutzen sie ebenfalls den Finger, das Zeigen, oder schauen in die Richtung des Interesses. Die Mutter wird dem Finger, diesem Blick sofort mit ihrem Blick, mit ihrem Finger folgen. Kind und Mutter teilen damit Interessen, die bisher nur geringe Bedeutungen in ihrem Leben besaßen: ein erster Schritt hinaus in die Welt, die nun nicht mehr nur von Emotionen, vom limbischen System und von der rechten Hirnhälfte abhängig ist. Diese beginnende gemeinsame Erforschung der näheren Umwelt wird in der Fachsprache genannt: Triangulierung (Bindungsperson, Kind, Gegenstand) oder geteilte Aufmerksamkeit. Sie ist der erste Einstieg in die reale Welt.

Die linke Hirnhälfte, verantwortlich für sachliches Lernen, beginnt zunehmend, die Aktivitäten der rechten Hirnhälfte auszubalancieren. Es überrascht daher nicht, dass von diesem Entwicklungsschritt ab Kind und Mutter bzw. Bindungspersonen gemeinsam lernen: Kinderverse und Kinderreime, Regeln und Benehmen des täglichen Zusammenlebens, Regeln kleiner gemeinsamer Spielchen, Handlungsabläufe und Fertigkeiten, wie z.B. ein Löffel zu handhaben ist oder wie aus einem Becher getrunken werden kann.

Die soziale Entwicklung

Das Besondere der sozialen Entwicklung im zweiten Lebenshalbjahr ist für ein Baby die Entdeckung, dass es auch fremde Menschen außerhalb der Sphäre seiner engsten Bindungspersonen gibt, mit denen soziale Kontakte aufgenommen werden. Dafür ist ein anderes soziales Verhalten zu lernen, das von dem bisherigen sehr verschieden ist. Es sei nur an die sozialen Kontakte erinnert, die sich bei den Vorsorgeuntersuchungen ergeben, bei Besuchen von Verwandten oder Freunden oder beim Besuch einer Eltern- oder Babygruppe.

Fremdeln
Zunächst werden fremde Personen meist noch freudig begrüßt, obwohl bereits das Baby erkennt, dass sie fremd sind. Mit zunehmendem Alter beginnt ein Baby dann zu fremdeln. Nur noch bekannte Gesichter werden angelacht. Bei fremden Personen wendet sich Ihr Baby ab, unterbricht oder vermeidet einen Blickkontakt, und im aus-

geprägtesten Falle entsteht eine heftige Angst- und Protestreaktion.

Eine Fremdelreaktion ist die Weiterentwicklung des reaktionalen Lächelns. Jetzt hat sich relativ plötzlich, wahrscheinlich innerhalb weniger Tage, die Fähigkeit aufgebaut, die individuelle Charakteristik eines Gesichtes zu erkennen und als typisch für eine individuelle Person zu erinnern.

Beispiel: beiderseits verstörte Begrüßung
Ihnen als Mutter oder enger Bindungsperson kann es sogar passieren, dass Sie nicht mehr erkannt werden, falls Sie in dieser eher kurzen Zeitspanne des Aufbaus des „Gesichtererkennens" nicht anwesend waren. Sie waren im Urlaub, das Baby bei den ihm gut bekannten Großeltern (noch besser, die Großeltern betreuten das Baby in der Wohnung seiner Eltern), Sie kommen zurück, das Kind schaut Sie entgeistert an und flüchtet zum Großvater, zur Großmutter. Sie sind irritiert, ja gekränkt, weil Sie auf eine begeisterte Begrüßung gehofft hatten.

Eine vorsichtige Annäherung ist nun ratsamer als ein Sichaufdrängen, denn Ihrem Kind ist zwar Ihr Gesicht nicht bekannt, wohl aber Ihre Stimme und Ihr Verhalten, es „traut aber seinen Augen nicht". Es wird sich rasch wieder an Sie gewöhnen und Ihr Gesicht als neue Repräsentation speichern.

Und bedenken Sie dabei: Ihr Kind hat Sie mit Sicherheit vermisst. Hätte es schon sprechen können, es hätte nach Ihrem

Verbleib gefragt. Vielleicht hat Ihr Kind den Großeltern auch ein frustriertes Verhalten geboten. Sie sind verschwunden, von einem Moment auf den anderen, und plötzlich, wie vom Himmel gefallen, sind Sie wieder da. Ein Baby in diesem Alter hat noch keine Zeitvorstellungen und Zeitbegriffe für die Länge von Abwesenheiten. Eine zweite Verunsicherung, Ahnung, kommt dazu: Könnten die Eltern, die Mutter wieder „mir nichts, dir nichts" verschwinden und vielleicht überhaupt nicht wiederkommen? Ein Verhalten, das durch die Bindungstheorie (s. S. 38 ff.) verständlich wird.

Verständlich wird aber auch, dass Babys nach solchen Erfahrungen für eine längere Zeit ihre Mütter nicht mehr aus den Augen lassen, heftigst protestieren, auch wenn ihre Bindungspersonen nur „ganz kurz" verschwinden, um den Mülleimer zu leeren oder zur Toilette zu gehen.

Warum fremdeln Kinder?

Fremdeln und Fremdenangst sind erlernte Reaktionen eines biologischen Warnsystems vor fremden Menschen, das fähig ist, Erfahrungen mit zu berücksichtigen. Fremdeln wird in vielen Entwicklungsbüchern noch als eine notwendige Durchgangsphase der normalen Entwicklung beschrieben. Jedoch, wie Untersuchungen gezeigt haben: Gefremdelt wird sehr individuell. Fremdeln kann sehr früh, schon in den ersten Lebensmonaten, beginnen oder erst im zweiten Lebensjahr. Nicht alle Kinder fremdeln. Wo keine Fremden sind, entsteht keine Fremdenangst.

Fremdeln und Fremdenangst sind außerdem abhängig von der Bindungsqualität an die Bindungspersonen. Weiterhin spielen eine Rolle: die Art des Verhaltens, mit dem die Mutter, der Vater auf eine fremde Person reagiert, und ob die Begegnung mit fremden Personen in vertrauter oder unvertrauter Umgebung stattfindet.

Beispiel: gezielte Kontaktaufnahme

Bis zum Ende des zweiten Lebenshalbjahres hat aber, trotz allem Fremdeln, ein Baby gelernt, von sich aus Kontakt mit anderen Menschen, mit Kindern aufzunehmen, fortzuführen, zu beenden oder auch abrupt abzubrechen.

Ein acht Monate alter Junge sitzt auf der Hüfte seiner Mutter, die im Kreise ihrer Freundinnen und Freunde nach dem Skifahren zu einem Apero an der Bar ihres Hotels steht. Von diesem sicheren Ort nimmt er strahlenden Blickkontakt mit den Umstehenden auf, lacht sie an, schaut rasch weg, sucht wieder den Kontakt, kräht vor Vergnügen, wenn er wieder mit jemandem Blicke tauschen kann. Er macht daraus für sich und einen Teil der anderen ein für alle Beteiligten vergnügliches Spiel. Seine Mutter bekommt die Situation nicht mit, sie ist in ein Gespräch verwickelt.

Eine junge Frau, die partout die Zuwendung des kleinen Jungen gewinnen will, ignoriert er bewusst. Er scheint sie nicht wahrnehmen zu wollen, ihre Aufforderung zu Blickkontakten vermeidet er ausgesprochen geschickt. Aber an ihrem Finger lutscht er vergnügt, wohl nicht ahnend, dass es der Finger der Person ist, die gerne von ihm angeschaut würde und ihn gerne auf den Arm genommen hätte.

Die emotionale Entwicklung

Im zweiten Lebenshalbjahr sind Babys meist emotional ausgeglichen, neugierig und darauf aus, möglichst viel vom Leben, das um sie herum abläuft, mitzubekommen. Manchen Vätern und Müttern wird das zu viel. Hilfen können dann sein, so vorhanden und verfügbar: Großeltern, Babygruppen, Elterngruppen, andere Kinder, begabte Babysitter.

Das nahezu ausschließliche Gebundensein an die engsten Bindungspersonen beginnt sich gegen Ende des ersten Lebensjahres langsam zu lösen. Indirekt eingeleitet wurde die Ablösung bereits durch das entstehende gemeinsame Interesse von Kind und Mutter an Dingen, Lebewesen und Aktivitäten, die bisher außerhalb ihrer exklusiven Gemeinsamkeit lagen. Deutlich wird diese Tendenz mit dem „nach außen" gerichteten und wachsenden Neugierverhalten Ihres Babys.

Neugier und Unternehmungen mit Rückversicherung
Kinder mit einem sicheren und stabilen Bindungsverhalten versuchen, ihre Neugier in Aktivitäten umzusetzen. Das gelingt auch, wenn Ihr Kind gelernt hat, sich krabbelnd oder kriechend oder mit seiner noch etwas wackeligen Gehfähigkeit von Ihnen fortzubewegen und Entdeckungszüge zu unternehmen.

Dabei kann es geschehen, dass Sie aus seinem Blickkontakt geraten, den Ihr Baby während seiner Expeditionen versucht, immer zu halten. Es versichert sich damit, dass Sie noch da sind und, wenn notwendig, rasch zu Hilfe eilen können. Wichtig ist für Ihr Kind auch, dass Sie ihm Zustimmung, Ermunterung und Lob für seine Freiheiten signalisieren, die es sich mit seinem Fortbewegen aus einem bisher ganz auf Beidseitigkeit gegründeten Leben nimmt. Ein höchst ambivalentes Unterfangen für beide, für das Baby, aber auch für Sie – ein gewagter, aber unerlässlicher erster Schritt aus dem bisherigen gegenseitigen Bindungsverhalten heraus. Babys benötigen dann in dieser Phase deutlich mehr Zuwendung und Rückversicherung: Blickkontakt, Berühren, Streicheln, Kuscheln, Anlehnen, Gesten des gegenseitigen Verstehens, Küsschen und dergleichen Bestätigungen des Geliebtseins, der Empathie und Akzeptanz.

Alleine spielen, ohne allein zu sein
Dazu kommt, dass Ihr Baby inzwischen gelernt hat, für kürzere oder längere Zeiten sich selbst zu beschäftigen. Das tut es mit Konzentration und Hingabe, sodass Sie auf die Idee kommen, Sie würden eben mal nicht gebraucht und könnten die Zeit für notwendige andere Arbeiten nutzen. Das tun Sie auch.

Wenn Sie dabei den Ort verlassen müssen, wo Ihr Baby sich gerade aufhält, rufen Sie gelegentlich seinen Namen, um zu versichern, dass Ihr Kind nicht alleine ist. Sie haben ja schon die Erfahrung gemacht, dass Loslösungsprozesse auch Trennungsängste auslösen. Die können jetzt auch das abendliche Zu-Bett-Gehen schwieriger gestalten.

Phasenweise auftretende Trennungsängste sind auch bei stabil und sicher gebundenen Kindern nicht selten. Sie kennen sie wahrscheinlich: Weinen, Klammern, Schreien, „Szenen", Zornausbrüche, gelegentlich auch aggressive Töne und Handlungen, wenn Ihr Baby mit allen Mitteln versucht, eine Trennung zu verhindern. Wir werden auf Trennungsängste zurückkommen, da sie auch später immer wieder aktiv werden können.

Schmusetuch und Teddy

Gegen Trennungsängste gibt es seit alters her und in allen Kulturen ein probates Rezept. Es sind die sogenannten transitorischen Gegenstände oder Übergangsobjekte, wie der englische Kinderpsychiater Donald W. Winnicott (s. Kasten) sie nannte. Was versteckt sich hinter diesen eher abstrakten Begriffen? Zusammenhänge, die Sie sehr wohl und oft auch sehr gut kennen: Plüschtiere, Puppen, „Schmusetücher", getragene T-Shirts oder Tops der Mutter, Schnuller oder auch der eigene Daumen und Finger, die den Vorzug haben, dass sie nicht zu verlieren sind. Alle diese „Dinge" stehen für eine abwesende Mutter bzw. für die wichtigste Bindungsperson.

Das deutsche Wort „Gegen-Stände" bezeichnet sehr treffend die wirkliche Situation: Die Mutter ist nicht mehr Anteil des Kindes, sie haben sich voneinander getrennt und stehen sich jetzt gegenüber. Transitorische Gegenstände symbolisieren,

---

WISSEN

Transistorische Objekte

Donald W. Winnicott (1896–1971) hat den Begriff der transitorischen Objekte geprägt. Der englische Kinderarzt, Säuglingsforscher und Psychoanalytiker verstand darunter Dinge, die transitorisch (= vorübergehend) für eine abwesende Mutter bzw. die wichtigste Bindungsperson stehen und dem Kind symbolische Sicherheit geben, dass die Mutter weiterhin existiert. Winnicott hielt das Ich von Geburt an für einen starken Motor der menschlichen Entwicklung.

---

dass die Mutter weiterhin existiert, auch wenn sie nicht zu sehen ist. Kinder suchen sich ihre transitorischen Gegenstände selbst, sie können ihnen nicht aufgedrängt oder angedient werden. Die Wahl mag manchmal erstaunen, ist aber zu akzeptieren. Schmusetücher und Kleidungsstücke der Mutter sind nur wirksam, wenn sie den Geruch der Mutter tragen.

Vorsicht mit transitorischen Gegenständen

Transitorische Gegenstände werden selten, wenn überhaupt, gewechselt. Daher Vorsicht: Der Verlust kann eine kleine oder auch größere Katastrophe auslösen. Eine an sich pfiffige, aktive, sicher gebundene Dreijährige lief bei Freunden ihrer Eltern, wo sie häufig und gerne war, suchend und jammernd durch das Haus: „Meine Mammi! Meine Mammi!" Es dauerte eine ganze Zeit, bis die Freunde begriffen, dass ihr kleiner Gast nicht seine Mutter suchte, sondern das Schmusetuch.

Aus alldem folgt, dass transitorische Gegenstände nicht einfach weggenommen oder weggeworfen werden dürfen: Das würde einen nahezu gleichen emotionalen Schmerz auslösen wie der wirkliche Verlust der Mutter. Ein Schmusetuch darf schon mal, nach Verhandlungen mit dem Kind, gewaschen werden. Nach der „Parfümierung" durch die Mutter wird es dann auch wieder akzeptiert. Unverzichtbar sind transitorische Gegenstände, wenn Kinder ohne ihre Mütter oder Bindungspersonen nicht zu Hause übernachten oder wenn sie in einem Kinderkrankenhaus aufgenommen werden müssen.

Trennungsängste bewältigen

Transitorische Gegenstände verlieren erst dann ihre Bedeutung, wenn die Mutter symbolisch fest und sicher im Gehirn als sogenannte Repräsentation gespeichert ist. Trennungsängste sind dann „kognitiv" bewältigt oder sie existieren nicht mehr, wenn sie nicht mehr als reale oder latente Gefahr erlebt werden. Tatsächlich bleiben Trennungsängste jedoch das ganze Leben über mehr oder weniger latent bestehen. Das zeigen auch die geliebten transitorischen Gegenstände, die oft in das Erwachsenenleben mitgenommen werden und einen bevorzugten Ort, meistens im Schlafzimmer, zugewiesen bekommen.

Angstauslösende Kopfumrisse

Einen anderen angstauslösenden Mechanismus dieser Altersgruppe möchte ich nicht übergehen: Es sind die Angstreaktionen bei einer Kopfumrissvergrößerung, auf die Wolfensberger-Hässig erstmals aufmerksam gemacht hat. Diese Reaktionen sind nicht selten, werden aber kaum beschrieben und kaum verstanden.

Sie möchten abends ausgehen und sind dabei, sich dafür schön zu machen. Mit Lockenwicklern im Haar beugen Sie sich über das Bettchen, in dem Ihr Kind geschlafen hat. Ihr Kind jedoch gerät in eine akute Panik, lässt sich nicht beruhigen, auch wenn Sie es hochnehmen. Im Gegenteil, die Panik wird noch schlimmer. Zum Glück und zu Ihrer Überraschung gelingt es Ihrem Mann, der gerade von der Arbeit zurückgekommen ist, sofort, Ihr Baby zu beruhigen.

Zehn Minuten später kommen Sie ohne Lockenwickler ins Wohnzimmer und treten vorsichtig zu Mann und Kind. Ihr Baby lächelt Sie an, als sei nichts gewesen, und lässt sich ohne Protest auf den Arm nehmen. Keine Spur mehr von dem entsetzt schreienden Kind, das zehn Minuten vorher nicht wiederzuerkennen gewesen war. Ihnen blieb der ganze Vorgang rätselhaft. Ihre Lockenwickler haben die Panik ausgelöst!

Auch Väter können Babys schockieren, wenn sie mit Hut, Schutzhelm, Pelzmütze plötzlich vor sie treten. Kopfbedeckungen, z. B. Kronen, vergrößern den Kopfumriss und wirken damit Achtung gebietend. Wer sie trägt, signalisiert Macht, ja Bedrohung. Auch im Tierreich ist dieser Effekt wirksam, denken Sie nur an die gewaltige

Mähne der Löwen. So manche Katzenbesitzerin hat sich schon gewundert, weil ihr Haustier die Flucht vor ihr ergriff, ohne zu ahnen, dass eine Pelzmütze, ein großer Hut, sie bedrohlich erscheinen ließ.

Wie das reaktionale Lachen besitzt die Kopfumrissvergrößerung eine biologische Auslösefunktion, die prompt funktioniert, bei Tieren und auch bei Babys und Kindern bis in das vierte und fünfte Lebensjahr hinein.

Beispiele: Reaktion auf verändertes Aussehen

Ein damals fünfjähriger Junge, der öfter in meine Sprechstunde kam, geriet in panikartige Zustände, wie die Eltern berichteten, wenn er Personen, meist Männer, mit Hüten sah. Erst nach vielem Überlegen und Nachfragen kam heraus, dass die Reaktion auf Kopfbedeckungen nach einer Operation aufgetreten war. Kurz vor der Narkose hatten sich Anästhesist, Schwestern und die Operateure über ihn gebeugt, aus verschiedenen Gründen, alle aber

steckten schon in ihrer Operationsbekleidung und hatten ihre Schutzmützen aufgesetzt.

Schon bei Homer in der Ilias, also in der allerersten abendländischen Literatur, wird sehr anrührend über dieses Phänomen berichtet. Der in voller Rüstung steckende Held Hektor will sich vor dem Kampf mit Achill, der ihn das Leben kosten wird, von seiner Frau und dem kleinen Sohn verabschieden. Er trägt einen Helm mit wallendem Pferdeschweif auf dem Kopf. Das Kind gerät bei dem Anblick seines Vaters in Panik. Der scheint den Grund der Angst zu kennen oder zu ahnen, denn er versteht und reagiert ohne Verzug:

„Sogleich nahm er herab vom Haupt den Helm, der strahlende Hektor.
Und setzte ihn nieder zu Boden, den hell schimmernden."

Aber lesen Sie selbst nach: sechster Gesang, ab Zeile 460. Sie finden dort eine rührende Familienszene.

Altersgebundene Besonderheiten

Im zweiten Lebenshalbjahr nimmt die Gefährdung durch Unfälle deutlich zu, weil Babys sich nun viel mehr selbstständig bewegen. Seh- und Hörleistungen haben an Präzision gewonnen, die Schlafzeiten sind deutlich kürzer geworden, aber immer noch lang. Nahezu alle Kinder benötigen in diesem Alter noch einen mehr oder weniger ausgedehnten Mittagsschlaf.

Sehen und Hören

Im zweiten Lebenshalbjahr können Sie aus allen Reaktionen und Aktivitäten Ihres Kindes einen sicheren Eindruck über seine Hör- und Sehfähigkeit gewinnen. Wenn Sie die geringsten Zweifel haben, lassen Sie diese überprüfen, selbst wenn das bereits, und vielleicht mehrfach, erfolgt sein sollte.

DAS ZWEITE LEBENSHALBJAHR: 7. BIS 12. LEBENSMONAT

Am Ende des ersten Lebensjahres muss die volle Hör- und Sehfähigkeit sichergestellt sein. Immer noch passiert es viel zu oft, dass eine eingeschränkte Hörfähigkeit lange übersehen wird.

Schlafen und Schlafzeiten

Die auf S. 119 f. für das erste Lebenshalbjahr beschriebenen Schlafzeiten und Schlafbedingungen sind weiter gültig.

Gefährdungen durch Unfälle

Zu den auf S. 122 bereits genannten Ursachen für Gefährdungen durch Unfälle im ersten Lebenshalbjahr kommen im zweiten Halbjahr andere und neue hinzu, die vor allem durch die gewonnene Bewegungsfreiheit heraufbeschworen werden.

Gefahren in Haus und Wohnung

- Grundsätzlich keine Gehfreigeräte verwenden. Sie tragen ein hohes Risiko für Stürze und Kopfverletzungen: Stürze an Schwellen, am Beginn von Teppichen, Anstoßen an bewegliche Möbel, Treppenstürze.
- Vorsicht bei Gitterbetten, an denen sich Kinder zum Stehen hochziehen können. Bei zu niedrigem Gitter: Gefahr, aus dem Gitterbett zu stürzen. Gitterbefestigung muss gesichert sein.
- Kinderhochstühle: Sturz aus und mit dem Kinderhochstuhl. Empfohlen werden von Experten Kinderstühle, die am Tisch befestigt werden können.
- Vorsicht mit Schränken, deren Türen von krabbelnden oder sich hochziehen-

den Kindern geöffnet werden können: Inhalte kontrollieren!
- Keine Putz- und Waschmittel, keine Medikamente, keinen Pflanzendünger, keine Tabakwaren in Reichweite eines Kindes.
- Babys nie in der Badewanne alleine lassen, auch wenn sie schon sicher sitzen können.

Gefahren im Freien und unterwegs

- Autotransporte nur nach Vorschrift der Autositzhersteller.
- Keine Gartenchemikalien, keine Pflanzenschutzmittel, keinen Pflanzendünger in Reichweite eines Kindes.
- Vorsicht mit allen Wassergefäßen, Wassertonnen im Garten oder mit Schwimmbecken, ja sogar mit allen flachen Wasserflächen für wasserliebende Pflanzen in Ihrem Hausgarten. Die Ertrinkungsgefahr ist sehr groß, da Kinder in diesem Alter sich selbst noch nicht zu helfen vermögen.

ENTWICKLUNG IN ALTERSABSCHNITTEN

Grenzsteine 12. Monat

Bewegungsentwicklung
- Freies, sicheres Sitzen mit geradem Rücken, ohne Abstützen mit den Händen.
- Hochziehen zum Stehen.
- Stehen mit Festhalten.

Bewegungsentwicklung der Hände und Finger
- Halten von kleinen Gegenständen zwischen Daumen und gestrecktem Zeigefinger: Scherengriff.
- Präzises Greifen mit Fingern der rechten und linken Hand.

Sprach- und Sprechentwicklung
- Spontanes Vokalisieren mit längeren Silbenketten, vorwiegend mit A-/E-Vokalen und mit Lippen-Verschlusslauten (ba-ba-ba-ba oder da-da-da-da u. ä. Reihungen).

Kognitive Entwicklung
- Spielzeug, kleine Gegenstände, vor den Augen des Kindes mit Papierblatt oder Tuch bedeckt, werden vom Kind durch Wegnehmen des Blatts, des Tuchs wieder sichtbar gemacht.
- Ahmt kleine Gestik und Mimik nach, wie winke-winke oder Backe-backe-Kuchen.

Soziale Entwicklung
- Kann von sich aus selbst einen sozialen Kontakt beginnen, fortführen, variieren oder beenden.
- Folgt dem Finger der Mutter, die ihm etwas zeigen, erklären will. Aber zeigt auch selbst auf Spielzeug, Gegenstände, Personen, die von Bindungsperson wahrgenommen werden sollen: gemeinsame, von Bindungsperson und Kind auf ein Ziel hin gerichtete Aufmerksamkeit.

Emotionale Entwicklung
- Viele Rückversicherungsbestätigungen: Blickkontakt, Berühren, Streicheln, Anlehnen, Gesten, Küsschen. Emotional getönte verbale und nonverbale Dialoge zwischen Kind und Bindungspersonen.
- Kurze Trennung (ca. 30–40 Minuten) von Bindungsperson wird toleriert (z. B. Mutter geht einkaufen), wenn Kind in der Zwischenzeit von gut bekannter Person betreut wird.

Ich-Entwicklung
- Unentwegtes und motiviertes Ausprobieren und Training neuer motorischer Fähigkeiten.

Selbstständigkeitsentwicklung
- Nimmt Brot- oder Gebäckstückchen selbstständig in den Mund, kaut sie und isst sie teilweise.
- Versucht, beim An- und Ausziehen durch Kopf-, Arm- und Beinbewegungen mitzuhelfen.

Familienleben

Ein einjähriges Kind nimmt verstärkt am Familienleben teil. Es sitzt mit am Tisch, es benötigt nicht mehr so viel Schlaf, und es will in dieser gewonnenen Zeit von Ihnen beschäftigt und unterhalten sein. Dabei wünscht es sich Ihre Hilfe und Unterstützung für neues Lernen und für wichtige Erfahrungen aus dem täglichen Leben, damit es zunehmend kompetenter daran teilhaben kann.

ENTWICKLUNG IN ALTERSABSCHNITTEN

Das dritte Lebenshalbjahr: 13. bis 18. Lebensmonat

Entdecken, Teilhaben, Dabeisein, Imitation und Einflussnahme auf die nächsten Bindungspersonen sind Kindern inzwischen zu Selbstverständlichkeiten geworden. Gleichzeitig sind sie durch ihre Abhängigkeit noch sehr auf ihre Bindungspersonen angewiesen. Daraus wird mit der Zeit ein Konfliktpotenzial entstehen.

Altersgebundene Entwicklung – Entwicklungspfade

Zu Beginn dieses Altersabschnittes ist noch einmal darauf zu weisen, dass auch in diesem Alter die individuelle zeitliche Breite und die Variabilität der einzelnen Entwicklungspfade, weiterhin enorm sind. Die angegebenen Entwicklungsdaten treffen daher auf etwa 50 bis 80 Prozent der Kinder dieses Alters zu. Das heißt, in anderen Worten: Viele Kinder sind schon deutlich weiter in ihrer Entwicklung, manche lassen sich dagegen Zeit.

Die Entwicklung der Körpermotorik

Bis zum 18. Lebensmonat haben alle Kinder, auch Spätentwickler der Motorik, das freie Gehen mit guter Gleichgewichtskontrolle sicher gelernt. Die Arme werden gelegentlich und noch bei dem einen oder anderen Kind als Hilfe zur Balance, leicht abgespreizt, die Schrittfolge, aus dem gleichen Grund, noch etwas breit gehalten.

Viele Kinder können in diesem Alter schon schnell gehen und laufen, oft noch mit einem auf den Boden gerichteten Blick, um sich eine freie Bahn zu sichern. Denn das haben sie gelernt: Stürze können schmerzhaft sein, besser ist es, sie zu vermeiden. Wägelchen werden geschoben, wobei Kinder, die noch nicht sicher auf den Beinen sind, sich an dem Rand oder an einem Griff gleichzeitig auch festhalten. Schon bald, wenn das freie Gehen einigermaßen sicher möglich ist, beginnen Kinder, ihre Lieblingspuppe oder ein Plüschtier mit sich herumzutragen.

Auch an Treppen wagen sie sich jetzt. Beim Hinaufgehen sind sie für eine Handführung durch Erwachsene dankbar. Das Abwärtsgehen scheint zunächst ein gefährliches Unternehmen zu sein, das ist ihnen durchaus bewusst. Zur Überraschung vieler Eltern lernen Kinder in diesem Alter rasch und sehr gekonnt, rückwärts und vorsichtig auf allen vieren die Treppe wieder herunterzukommen. Sie finden die Lösung meist selbst, da ein einfaches Nachahmen selten und nur bei etwa Gleichaltrigen möglich ist. Ihr Kind nähert sich der Treppe. Sie sehen es mit Bangen und stehen bereit. Gerade noch rechtzeitig geht es in den Vierfüßlerstand, dreht sich um und versucht, mit einem Bein die nächste untere Treppenstufe zu erreichen, dann folgt das andere Bein, dann werden die Arme für die nächste Stufe in die richtige Abstützstellung gebracht und so weiter, bis die unterste Stufe erreicht ist. In wenigen Tagen wächst die Geschicklichkeit, mit präziser motorischer Koordination und gleichzeitiger Vorsicht das Treppenproblem zu lösen, zur Verblüffung der Eltern. Denn Ihr Kind ist nicht länger bereit zu warten, bis ihm jemand die Treppe hinunterhilft. Es könnte unten ja etwas versäumen: Der Drang zur Teilhabe bewährt sich wieder einmal als die beste Motivation. Im Übrigen werden Kinder auch versuchen, auf die gleiche Weise eine Treppe zu erklimmen, wenn kein Halt für die Hand eines Kleinkindes erreichbar ist. Sessel, Sofas, Stühle werden erklettert, um sich dort breit, aber auch, um es sich dort gemütlich zu machen (Imitation), wenn möglich mit Teddy oder Plüschtier. Hilfe ist allerdings noch notwendig, wenn der Platz in einem Hochstuhl eingenommen werden soll.

Kinder in diesem Alter sind noch ohne Schwierigkeiten fähig, in der Hocke zu spielen oder ein herabgefallenes Spielzeug, Bauklötzchen vom Boden aufzuheben. Auch die nicht ganz leichte Aufgabe, selbstständig aus dem Liegen direkt und ohne Umwege zum Sitzen und Stehen zu gelangen, wird jetzt flüssig und vielleicht noch mit einer geringen Starthilfe der Arme geschafft.

Die Bewegungsentwicklung der Hände und Finger

Mit dem Pinzettengriff, notwendig für eine perfekte Feinmotorik, ist es jetzt möglich, kleinste Gegenstände zu fassen. Gelegentlich, besonders wenn die Möglichkeit der Imitation, wie bei malenden Geschwistern, gegeben ist, wird schon ein Bleistift in die Faust genommen und die ersten Kritzeleien werden produziert, mit sichtbarem Stolz. Wenn Sie es Ihrem Kind zeigen, stellt es mit vorsichtigem Pinzettengriff zwei Bauklötzchen aufeinander. Eine Tasse wird beidhändig gehalten und aus ihr getrunken. Mit dem Löffel zu essen gelingt noch wenig effektiv. Kinder setzen ihre Zeigefinger ein, um auf Dinge, Bilder, Spielsachen zu zeigen und – mit nun schon präzisen Feinbewegungen – vorsichtig einen Gegenstand, ein Spielzeug, ein Krabbeltier zu berühren, das ihnen nicht ganz geheuer erscheint. Wenn Sie Ihr Kind dazu auffordern: „Gib mir bitte …", legt es Dinge, die es in der Hand hält, in Ihre Hand.

Die Sprach- und Sprechentwicklung

Im dritten Lebenshalbjahr ist die sprachliche Entwicklung von einer besonders hohen individuellen Variabilität und Vielfalt geprägt. Sie folgt auch weiterhin keiner programmierten, vorhersagbaren Schritt-

ENTWICKLUNG IN ALTERSABSCHNITTEN

WISSEN

Mama, Papa, Ball

Die Sprachforscherin Hannelore Grimm hat untersucht, welche Worte zuerst gelernt werden: Mama, Papa, nein, Hund, Ball, danke, Baby. Aufgrund unseres Wissens über die Umweltkonditionen, die auch die Sprachentwicklung beeinflussen, wissen wir aber, dass die ersten Worte auch davon abhängig sein werden, welche Wörter in einer Familie häufig gesprochen werden. Es sei nur an das Beispiel der Felsengebirge in den Alpen erinnert, die „repariert" werden müssen (s. S. 90).

für-Schritt-Folge. Manche sprachlich unterschiedlichen Durchgangsphänomene sind bei einem Kind kaum zu bemerken, während andere Kinder sie über lange Zeit nutzen, manchmal sogar bis weit in das zweite Lebensjahr hinein. Meistens werden mehrere sprachliche Übergangsformen parallel verwendet, mit Übergängen bis zu den höher entwickelten Sprachfähigkeiten. Neben der bereits dargestellten Silbenverdoppelung und der Symbolsprache (s. S. 130) werden im dritten Lebenshalbjahr eine Art von Pseudosprache und eine Einwortsprache, manchmal auch schon eine Zweiwortsprache (s. S. 155) zur sprachlichen Kommunikation benutzt.

Pseudosprache

Sie findet in der Literatur der Sprachentwicklung kaum Erwähnung, obgleich sie,

auch für Eltern, zu den auffälligsten und häufigsten Durchgangsformen der Sprachentwicklung gehört. Charakterisiert wird sie durch eine lebhafte und spontane Artikulation, die sich deutlich strukturiert anhört, als ob ihr eine Grammatik unterlegt wäre. Wer Kindern dabei genauer zuhört, meint, Frage- und Nebensätze zu hören, aber zu verstehen ist diese Sprachform für Erwachsene nicht. Aussprache, Sprachmelodie und Satzbau klingen ähnlich wie die Muttersprache.

Kinder benutzen eine Pseudosprache, wenn sie z. B. mit einem Spieltelefon oder mit einem richtigen Telefon in der Hand telefonieren, in einem nachahmenden Spiel oder während eines wirklichen Gesprächs, z. B. mit den Großeltern. Aber auch Zwillinge unterhalten sich oft in einer Pseudosprache. Zur Verblüffung zuhörender Erwachsener scheinen sich die beiden bestens zu verstehen. Sie lachen miteinander, oder sie scheinen sich ein bisschen zu streiten.

Die Pseudosprache ist meist parallel zu anderen Übergangsformen der Sprachentwicklung zu hören. Manche Kinder scheinen eine Pseudosprache nie genutzt zu haben, einige nur für sehr kurze Zeit, einige ausgiebig und intensiv und einige über längere Zeiträume hinweg. Das Phänomen der Pseudosprache ist nicht leicht zu erklären. Die für mich einsichtigste Erklärung wäre: Sie ist imitationsbedingt. Kinder ahmen, als eine Form der Teilhabe, des Dabeiseins, die Sprachmelodie und Aussprache der Muttersprache, in der sie aufwachsen, nach. Kinder von Eltern, die ihren Kindern gegenüber keine „Baby-

144

sprache" benutzen (aus welchen Gründen auch immer, Zitat und Argumentation: „Wir sprechen zu unseren Kindern von Anfang an nur in der richtigen Sprache und nicht in dieser idiotischen und dümmlichen Babysprache!"), scheinen eher geneigt, die Sprache ihrer Eltern zu imitieren, eben mit einer Pseudosprache.

Kinder, die längere Zeit in einer Babysprache oder mit Pseudosprache geredet haben, wechseln dann ziemlich plötzlich und unvermittelt in die normale Sprachentwicklung der Zwei- und Dreiwortsprache über. Eine besorgniserregende Auffälligkeit in der Sprachentwicklung ist sie jedenfalls nicht.

Einwortsprache
Die Einwortsprache bedeutet den endgültigen Einstieg in die Ziel- oder Muttersprache. Die einzelnen, jetzt verfügbaren Worte werden in Betonung der Silben und im Rhythmus der Muttersprache korrekt ausgesprochen.

Kinder verwenden jedoch noch einen anderen Sprachtyp als Einwortsprache. Ich habe ihn die aktionale Einwortsprache genannt, weil sie für Aktionen und nicht für Subjekte oder Objekte verwendet wird. Einige Beispiele seien genannt: „Heiß" für „Vorsicht, ist heiß" oder „Ist das Essen heiß?", „Nug" für „genug", „weg", „mag nicht mehr". „Weg" für „weggehen", „wegnehmen", „Der oder das soll weggehen bzw. weggenommen werden". „Ham" für „haben wollen", „naus" für „Gehen wir raus?" oder „Ich will raus". – „Auf" für aufmachen, öffnen, „an" für anziehen.

Welche sprachlichen Fähigkeiten Ihr Kind inzwischen auch erworben hat: Sie werden lebhaft genutzt, wo Ihr Kind geht und steht. Sein Stimmchen wird überall in „Haus und Hof" zu hören sein, besonders wenn es ihm gut geht.

Nichtsprachliche Kommunikation
Neben den sprachlichen Entwicklungsfortschritten nutzen Kinder in der Zeit zwischen dem ersten und zweiten Lebensjahr auch Gesten und das Mienenspiel, um sich anderen Menschen verständlich zu machen. Kinder setzen Gesten und Mimik spontan ein, lernen aber auch durch Nachahmung, durch Imitation rasch und perfekt. Eltern übernehmen nicht selten die „Körpersprache" ihres Kindes: Aus einem einseitigen Nachahmen wird ein dialogisches Nachahmen, so wie es bereits an dem Beispiel des Babys geschildert wurde, das, auf der Hüfte seiner Mutter sitzend, Kontakt mit allen ansprechbaren Personen aufnahm, allerdings nur zu denen, die ihm gefielen (s. S. 146).

Einige Beispiele: Zusammengepresste Lippen bedeuten: „Satt", „Genug". Zeigen mit dem Finger: „Haben wollen." Abwenden des Kopfes: „Genug", „Störe, belästige mich nicht weiter." Hand an die Stirn oder Augen geschlossen: „Müde." Die Sprachentwicklung wird durch Gesten und Mimik zur Kommunikation nicht verzögert, im Gegenteil. Das zeigen die Untersuchungen von Acredolo u. Goodwyn in den USA: Kinder, die auf diese Weise kommunizierten, erwarben schneller sprachliche Fähigkeiten und einen größeren Wortschatz als andere, die keine nichtsprachliche Kommunikation im Verlauf der Sprachentwicklung nutzten. Über die nichtsprachliche Kommunikation können sich Eltern inzwischen auch in Deutschland in Kursen und mit Büchern informieren.

Die kognitive Entwicklung

Die Ablösung aus der gegenseitigen starken Abhängigkeit zwischen Mutter und Kind zeigt sich deutlich in der Tatsache, dass Kinder nun fähig werden, für sich und in eigener Regie zu spielen und spielend auf eigene Faust zu lernen. Zuvor lag der Schwerpunkt, lernend zu „forschen", im Wahrnehmen und Speichern von Stoff- und Materialqualitäten mit „allen Sinnen" und in einem dem Alter entsprechend noch sehr eingeschränkten Ausprobieren, was mit den unterschiedlichsten Dingen getan werden kann und welchem Zweck sie dienlich sein könnten.

Das Bekannte nachspielen
Die eigenen Aktivitäten werden nun darauf gerichtet, was mit den Dingen, den Spielsachen, die inzwischen bekannt sind, wirklich getan werden kann und welche Verwendung sie in der Welt der Erwachsenen finden. Hier kommen wieder Nachahmung und Imitation ins Spiel. Die stoffliche Beschaffenheit eines Objektes muss nicht mehr mit dem Mund überprüft werden. Hier reichen nun gelernte Repräsentationen und Kategorien im Gehirn, die rasche Zuordnungen von neuen Materialerfahrungen und deren Zwecke erlauben. Die Phase des „Alles-in-den-Mund-nehmen-Müssens" ist damit beendet.

Bauklötzchen werden ein- und ausgeladen, der beladene Wagen hin- und hergeschoben, erste „Als-ob-Spiele", die auch Nachahmungsspiele genannt werden könnten, erscheinen. Sie werden mit einem vorgegebenen Schema oder Skript, noch in einfachsten Ausführungen, durchgespielt: Die Lieblingspuppe, ein geliebtes Plüschtier wird gefüttert, gewickelt, gekämmt. Die ersten Bilderbücher werden genau betrachtet, das eine oder andere bevorzugt.

Auch an sich selbst versucht ein Kind auszuprobieren, was an ihm geschieht: Die Haare zu kämmen, Schuhe, Strümpfe auszuziehen, mit dem Löffel zu essen, sich aus Blättern einen Salat, Gemüse zu bereiten, aus einem leeren Behältnis zu trinken, wie aus dem Becher bei den Mahlzeiten.

Am Alltag teilnehmen
Die Wahrnehmung neuer Dinge, Pflanzen und Tiere, deren richtiges Zuordnen in Kategorien, die sinnvolle Verknüpfung neuer Erfahrungen zu größeren Kategorien und Komplexen, geordnet im Gehirn als Schemata oder Skripts, der Ausbau der Gedächtnisse also, beansprucht in diesem Alter die kognitive Entwicklung Ihres Kindes in ganz besonderem Maße. Schemata und Skripts nehmen an Umfang und Neuerwerb dramatisch zu, da sich die Teilnahme, besonders an dem Leben der Familie, in dieser Zeitphase erheblich erweitert. Ihr Kind nimmt viel mehr als bisher an Ihrem Familienleben teil, es sitzt mit am Tisch, es benötigt nicht mehr so viel Schlaf, und es will in dieser gewonnenen Zeit von Ihnen beschäftigt und unterhalten sein.

Es lässt sich auch anders sagen: Ihr Kind wünscht sich von Ihnen Hilfe und Unterstützung, für neues Lernen und für neue Erfahrungen aus dem täglichen Leben, damit es zunehmend kompetenter daran teilnehmen kann. Denn das vor allem ist sein erklärtes Ziel.

Die soziale Entwicklung

Kinder halten mit den bekannten, engeren und weiteren Bindungspersonen vertrauten und verlässlichen Kontakt. Fremde Personen begrüßen sie meist mit Zurückhaltung. Sofortige Kontakte sind selten, und wenn, dann nur bei Personen, die eine Begabung besitzen, auf Kinder und ihre Welten besonders gut einzugehen. Erschleichen lässt sich in diesem Alter Vertrauen und Zutrauen eines Kindes nicht. Das elterliche Verhalten zu einer fremden Person beeinflusst auch das Verhalten ihres Kindes.

Kinder dieses Alters bleiben noch nicht ohne Weiteres alleine bei befreundeten Familien. Sie tun dies nur bei ihnen sehr gut bekannten Personen wie z. B. bei Großeltern, die in der Nähe wohnen und ihnen seit Langem bekannt sind. Das „Lange-bekannt-Sein" ist der Schlüsselbegriff: Auch Freunde, Verwandte, eine Tagesmutter, eine Babysitterin oder ein Babysitter können die Betreuung vorübergehend übernehmen, ohne Kinder zu frustrieren oder sie in stumme oder lauthals geäußerte, aber in jedem Fall ernst zu nehmende Verzweiflung zu treiben. Transitorische Objekte können dann hilfreich sein.

Kinderspielplatz: erweitertes Aktionsfeld

Sie schaffen Ihrem Kind, gerade auf einem Kinderspielplatz, die notwendige Erfahrung,
- selbst aktiv werden zu können,
- sich selber zu beschäftigen,
- sich mit anderen Kindern auseinanderzusetzen,
- sich selbst einzuschätzen,
- selbstständig zu werden und das alles unter Ihren Blicken und mit Ihrer Ermutigung.

Auf einem Spielplatz wird Ihr Kind die Chance haben, seine ersten erweiterten sozialen Schemata und Skripts auszuprobieren und einzuüben. Sie werden dabei schon früh besondere Charaktereigenschaften Ihres Kindes kennen lernen, die Ihnen sonst noch eine Weile verborgen geblieben wären. Gemeinsame, strukturierte Spiele mit anderen Kindern sind jedoch noch nicht möglich. Kinder in diesem Alter suchen sich ihre Spiele und Aktivitäten selbst.

Sie spielen, wenn sie gleichaltrige Kinder spielen sehen, zwar auch, aber nicht gemeinsam, sondern nebeneinanderher, jedes für sich, aber sie behalten sich im Auge.

Rituale geben Sicherheit

Begrüßungs- und Verabschiedungsrituale bilden besonders wichtige, vertrauensbildende Maßnahmen für alle Beteiligten, nicht nur für Kleinkinder und engere Bindungspersonen: Winken, in den Arm nehmen, Küsschen, Erklärungen, wohin die

Mutter, der Vater geht, wann sie wiederkommen werden. Bei diesen Erklärungen kommt es nicht darauf an, ob ein Kind die Bedeutung der Worte zu verstehen vermag. Der emotional vermittelte Inhalt einer Mitteilung wird auf jeden Fall erschlossen und verstanden. Viele Kinder werden, wenn sie sprechen können, mit ernstem Gesicht und wichtiger Miene verkündigen, dass der Vater, die Mutter „zur Arbeit" sind, obwohl sie noch wenig Ahnung davon haben, was das Wort „Arbeit" bedeutet. Dass Arbeit anscheinend etwas im Leben der Familie Wichtiges sein muss, begreifen sie gut. Sie werden ihr Teil dazu beitragen, denn sie nehmen es auf sich, das Getrenntsein möglichst klaglos zu ertragen. Aber sie werden ebenso gut emotional ambivalente Botschaften verstehen und ebenso ambivalent dann auf Trennungen reagieren.

Die emotionale Entwicklung

Emotionen sind oft von sozialen Bedingungen abhängig. So könnte die eben geschilderte Situation der Trennung von Eltern, die eine emotionale Kompetenz eines Kindes voraussetzt, auch im Zusammenhang mit der emotionalen Entwicklung angesprochen und abgehandelt werden. Im Gegensatz zu der sozialen, kognitiven und motorischen Entwicklung bleibt die emotionale Entwicklung auf einem am Ende des ersten Lebensjahres erreichten Plateau, das einem Netz vergleichbar ist, das andere Entwicklungsfortschritte absichern hilft.

Der unerlässliche Ablösungsprozess

Wir sprachen von dem Ablösungsprozess, der im dritten Lebenshalbjahr einsetzt, einem Prozess von großer Ambivalenz für Kind und Mutter. Die emotionale Stabilität eines Kindes zu einer „geschützten" Loslösung bieten Mütter oder andere enge Bindungspersonen, obwohl sie selbst in den Loslösungsprozess eingebunden sind. Sie geben dem Kind eine emotionale Rückendeckung für seine eigenen Unternehmungen, hin zu einer Persönlichkeit.

Verlässlichkeit und Nähe

Körperliche Nähe zur Bestätigung des Schutzes, der Bestätigung des Angenommenseins, Lob, verständnisvolle, aber klare Korrekturen eines nicht akzeptablen Verhaltens, auf dem Schoß sitzend ein erstes Bilderbuch gemeinsam zu betrachten, Kinderverse vorzulesen oder sich gegenseitig mit Fingerspielchen zu erfreuen und dabei Glückshormone wirksam werden zu lassen – das sind die wichtigsten emotionalen Stabilisatoren für Kind und Mutter in diesem Alter. Denn meist gilt: Ist das Kind mit sich und der Welt zufrieden, ist es die Mutter auch. Das immer noch sehr enge Band zwischen beiden, obwohl lockerer werdend, trägt und hält und muss auch noch eine ganze Weile halten.

Trennungsängste drohen, trotz einer guten und stabilen Bindung, immer wieder, mal stärker, mal weniger, mal gut, mal weniger gut kompensierbar. Deswegen hat die emotionale Verlässlichkeit von Bindungspersonen eine so große Bedeutung. Auch die transitorischen Gegenstände (s. S. 135) bleiben zur Stabilisierung der Emotionen

DAS DRITTE LEBENSHALBJAHR: 13. BIS 18. LEBENSMONAT

und als „Talismane" gegen Trennungsängste tagsüber und in der Nacht wichtig. Erwähnenswert ist in diesem emotionalen Zusammenhang, dass in Frankreich Kinder bereits ab 18 Monaten Gelegenheit haben, für einige Stunden in einen Kindergarten zu gehen, und in dieser Zeit von ihren Müttern getrennt sind. Sehr spät werden nun auch in Deutschland die politischen Voraussetzungen geschaffen, um Kinder vor dem 3. Lebensjahr professionell und ihrem Alter gemäß betreuen zu können. An den dazu notwendigen Vorraussetzungen mangelt es jedoch noch häufig.

Altersgebundene Besonderheiten

Sehen und Hören müssen immer wieder überprüft werden. Einschlafrituale erweisen sich als hilfreich. Kinder bewegen sich jetzt selbstständig und frei, womit die Unfallgefährdung wächst.

Sehen und Hören

Bis zum Ende des ersten Lebensjahres muss vollkommen sicher sein, dass Ihr Kind gut sieht und hört. Im dritten Lebenshalbjahr könnte eine Sprachentwicklungsverzögerung auf eine Hörbeeinträchtigung verweisen. Hört Ihr Kind Ihnen gut zu? Befolgt es kleine Aufträge, wie „Hol deine Schuhe, deinen Schlafanzug, dein Kuscheltier"? Freut sich Ihr Kind, wenn Sie ihm kleine Kinderreime vorsingen oder zusammen mit ihm versuchen, sie zu artikulieren? Klatscht es dabei in die Hände? Können Sie mit ihm ein Bilderbuch betrachten? Hört es Ihren Kommentaren zu? Versucht Ihr Kind, Ihnen etwas zu sagen, und tut es das auf eine seinem Alter entsprechende Weise? Beschaut Ihr Kind, auch von sich aus, Bilder aus einem Bilderbuch genau, gibt es dazu Kommentare?

Kann Ihr Kind Krümel sehen und mit Daumen- und Zeigefingerspitze (Pinzettengriff) fassen? Erkennt Ihr Kind Personen oder Gegenstände in einiger Entfernung drinnen und draußen sicher?

All diese Fragen sollen Ihnen helfen, sicherzustellen, dass kein Verdacht auf eine Seh- oder Hörbehinderung besteht.

Schlafen und Schlafzeiten

Zu Beginn des zweiten Lebensjahres vermindert sich das Schlafbedürfnis. Der Vormittagsschlaf entfällt bald, der Nachmittagsschlaf wird noch eine Weile durchgehalten. Schmusetuch oder Kuscheltiere bleiben die Begleiter in den Schlaf, und sie begrüßen das Kind, wenn es wieder aufwacht. Weiterhin gelten die Schlafregeln des ersten Lebenshalbjahres (s. S. 119). Meist benötigen Kinder in diesem Alter ein Einschlafritual, das sich in den Familien oft von selbst herausbildet: eine kleine Geschichte, ein Lied oder Gebet, ein Küsschen oder Kombinationen solcher Einschlafhilfen.

149

ENTWICKLUNG IN ALTERSABSCHNITTEN

Ein nicht zu großes Kopfkissen kann jetzt, wenn gewünscht, benutzt werden. Abgedunkeltes Licht vermindert Ängste. Der Lautpegel in der Wohnung sollte reduziert sein, jedoch nicht bis zur Stille. Kinder schlafen besser ein, wenn sie hören, dass das Leben weiterläuft. Tiefe Stille signalisiert eher, dass etwas nicht stimmen könnte, dass die Eltern vielleicht gar nicht mehr da sind: verständliche Sorgen, die das ruhige Einschlafen eines Kindes eher verhindern als fördern.

Gefährdungen durch Unfälle

Zu den auf S. 139 für das zweite Lebenshalbjahr genannten Unfallgefährdungen kommen neue Gefahren hinzu.

Gefährdungen durch Hochziehen
- Verbrennungen durch kochendes und heißes Wasser.
- Verbrennungen beim Grillen.
- Festhalten an einer Tischdecke, Herabziehen und Gefährdung durch herabfallendes Geschirr und dessen Inhalte.

Risiken durch freies Bewegen
- Verletzungen durch Werkzeuge.
- Abstürze von ungesicherten Mauern, Kanten, Höhenunterschieden.

- Ertrinken in Wassertonnen, Schwimmbecken oder flachen Gartenteichen. Sogar in einer Badewanne mit nur 5 cm Wassertiefe können Kleinkinder ertrinken!
- Stürze aus dem Fenster.

Vergiftungsgefahren
- Neue Gefahren entstehen durch jetzt erreichbare Wildfrüchte, Zierfrüchte. Checken Sie zunächst Ihren Garten, Ihr Blumenfenster etc. auf Giftpflanzen!
- Die meisten solcher Unfälle ereignen sich allerdings auf fremdem Gelände, bei Freunden, Verwandten oder Nachbarn, also in Situationen, die für das Kind nicht ganz fremd sind.

DAS DRITTE LEBENSHALBJAHR: 13. BIS 18. LEBENSMONAT

Grenzsteine 18. Monat

Bewegungsentwicklung
- Geht frei, zeitlich unbegrenzt, noch etwas breitbeinig. Nicht ganz aufrecht ist noch erlaubt.
- Treppen werden bewältigt mit Nachstellschritt, mit Festhalten am Geländer oder an der Hand Erwachsener.

Bewegungsentwicklung der Hände und Finger
- Benutzt bewusst und genau seine Zeigefinger, bei Zeigen und vorsichtigem Berühren.
- Legt Gegenstände, die es in der Hand hält, auf Aufforderung in die offene Hand einer Bindungsperson.

Sprach- und Sprechentwicklung
- Lebhafte Lautbildung, „Baby-Sprache".
- Einwortsprache: einige richtige Worte, einige unvollständige Aktionsworte (z. B. -nug = genug).

Kognitive Entwicklung
- Rollenspiele mit sich selbst: Nachahmen täglicher Gewohnheiten wie Trinken aus einer Spielzeugtasse, versucht sich zu kämmen, Telefonhörer an ein Ohr zu halten.
- Kann sich für 10 bis 20 Minuten selbst beschäftigen: reintun, rausholen, untersuchen, genau betrachten.

Soziale Entwicklung
- Winkt mit der Hand bei Begrüßung, Abschied.
- Versteht „Nein" und befolgt Verbot meist.

Emotionale Entwicklung
- Bindungsperson kann sich für ein bis zwei Stunden vom Kind trennen, wenn Betreuung durch gut bekannte Person erfolgt (z. B. Babysittter, Großeltern).
- Versichert sich in neuen Situationen und Unternehmungen mit wiederholten Blickkontakten, ob sein Vorhaben von der Bindungsperson gebilligt oder missbilligt wird.

Ich-Entwicklung
- Versucht beim Spielen, im Zusammenleben seine eigenen Vorstellungen und Absichten durchzusetzen, ohne dass es deswegen immer zu heftigen Trotzreaktionen kommen muss.

Selbstständigkeitsentwicklung
- Trinkt selbst aus Becher.
- Socken, Kopfbedeckung werden gezielt abgezogen, Reißverschlüsse aufgezogen.

ENTWICKLUNG IN ALTERSABSCHNITTEN

Das vierte Lebenshalbjahr: 19. bis 24. Lebensmonat

Der zweite Geburtstag wird von den meisten Eltern als Abschluss der Baby-zeit erlebt. Ein kurzzeitiges Entwicklungsplateau ist erreicht. Kinder dieses Alters verfügen nun über eine gewisse Selbstständigkeit. Diese Freiheit wird von ihnen aber auch als Bedrohung der noch engen Bindungen an ihre Bezugspersonen erlebt, auf die Kinder in diesem Alter weiterhin ganz und gar angewiesen sind.

Altersgebundene Entwicklung – Entwicklungspfade

Ihr Kind ist jetzt Teil der Familie geworden. Es hat sich nun auch als Persönlichkeit endgültig eingebracht und nimmt ganz selbstverständlich teil. Es gehört einfach dazu.

Ein Baby ist es nicht mehr, auch nicht nach seiner ganz persönlichen Meinung! Das macht sich in Ihrer veränderten Haltung zu Ihrem Kind bemerkbar. Sie umsorgen, pflegen und behüten Ihr Kind nicht mehr – Sie sollten das auch nicht mehr tun – wie ein Baby, ist es nicht mehr in dieser direkten Weise auf Sie angewiesen. Manchen Müttern fällt dieses Überneh-men ihres Kindes in den alltäglichen Familienablauf nicht leicht. Jedoch: Ihr Kind hat inzwischen an Persönlichkeit gewonnen, es weiß, was es will, meint auch oft, es könne viel mehr, als es tatsächlich kann, und das bestimmt seine Vorstellungen vom Leben mit anderen, zunächst mit seinen Bindungspersonen.

Mit dieser Konstellation ist auch ein Konfliktszenarium vorprogrammiert, das gegen Ende des zweiten Lebensjahres zu heftigen Auseinandersetzungen mit Vater und Mutter oder auch mit Geschwistern führen wird. Das sogenannte Trotzalter, ein emotionales Ausdrucksphänomen, wird uns daher in diesem Lebensalter besonders beschäftigen müssen (s. S. 161).

Die Entwicklung der Körpermotorik

Gegen Ende des zweiten Lebensjahres haben alle sich gesund entwickelnden Kinder, auch die, die sich im Entwicklungspfad Körpermotorik etwas langsamer vorwärtsbewegen, das freie Gehen sicher gelernt: Manchmal mit großen Mühen und Anstrengungen und immer wieder mit neuer, unerschöpflicher Motivation und mit meist ungebrochener guter Laune.

Konzentration

Im Alter von 24 Monaten sollte Ihr Kind fähig sein, sich für 15 bis 20 Minuten in eine Spielsituation, in ein Betrachten, Betasten, Ausprobieren zu vertiefen und selbst zu beschäftigen, konzentriert und ohne gleich abgelenkt zu sein.

Unter ähnlichen Bedingungen könnten wir Erwachsenen kaum so vergnügt bleiben. Woher Kinder ihre Motivation, Ausdauer und gute Laune beziehen, ist inzwischen klar: Lernen, Imitieren und Teilhaben, in welchen Entwicklungspfaden auch immer.

Aber nicht allein das freie Gehen mit sicherer Gleichgewichtskontrolle wurde erreicht. Kinder haben nun auch gelernt, rasch und ohne große Vorbereitungen „in Gang zu kommen", ihn aber auch wieder abrupt zu stoppen, ohne dabei das Gleichgewicht zu verlieren. Sie meiden und umgehen inzwischen geschickt Hindernisse, die in ihrem Weg liegen. Aus dem Liegen und Sitzen kommen sie schnell und ohne größere Hilfen zum Stehen.

Im Gegensatz zu uns sind sie noch fähig, sich über geraume Zeit in der Hocke mit Spielzeug auf dem Boden zu beschäftigen, kleine Tiere oder Pflanzen zu betrachten oder mit Steinchen zu spielen. Kleine Puppenwagen und ähnliche rollenden Wägelchen mit und ohne Inhalt müssen und können geschoben werden. Watschelenten, andere Tiere auf Rädern zieht Ihr Kind hinter sich her und zielgerichtet dorthin, wo es damit spielen möchte. Meistens trägt Ihr Kind auch eine Puppe, einen Teddy mit sich herum, es sind so gut wie immer seine transitorischen Objekte.

Sichere Orientierung im Raum

Ihr Kind hat in diesem Alter auch gelernt, seine Bewegungen dem Raum anzupassen, in dem es sich gerade befindet. Seine Körpergröße versteht es nun in richtigem Verhältnis zu dem vorhandenen Mobiliar.

Es wird nicht versuchen, an Gegenstände heranzukommen, die es offensichtlich nicht zu erreichen vermag. Sofas, Stühle, Sessel und auch sein Kinderstühlchen erklettert Ihr Kind nun gewandt und schnell, auch auf den Boden zurückzukommen ist in diesem agilen, erfindungsreichen Alter kein Problem mehr.

Das Erklettern von Möbeln dient nun einem Zweck: aus dem Fenster zu schauen, etwas zu erreichen, sich zu einer Bindungsperson zu setzen, einen Überblick zu gewinnen, sich zur Vorbereitung auf ein Essen schon mal zu platzieren. Treppen werden aufrecht gehend angegangen. Das gelingt allerdings nur mit einem Geländer, an dem Ihr Kind sich festhalten kann.

Das Hinauf- und Herabsteigen geschieht mit einem Nachstellschritt, das bedeutet, dass Ihr Kind immer erst mit zwei Beinen auf jeder Stufe steht, bevor die nächste Stufe darüber oder darunter mit einem Bein angegangen wird.

Bobbycars, Dreirädchen und ähnliche Fahrgeräte animieren Ihr Kind zum Aufsteigen und Fahren. Das Lenken will aber erst gelernt sein, was die einen sehr schnell, andere hingegen erst mit vielem Probieren schaffen, wie das Treten von Pedalen auch. Zweijährige Kinder stoßen sich dabei zunächst und vorerst noch mit den Beinen vom Boden ab. Wie bei der Sprachentwicklung ist die Zeitspanne sehr groß, bis Treten und Steuern flüssig und zuverlässig beherrscht werden: Bei den einen überraschend schnell, bei anderen überraschend langsam.

Die Bewegungsentwicklung der Hände und Finger

Der Pinzettengriff ist inzwischen zur Gewohnheit geworden. Geschickt wird er eingesetzt, ohne dass Vorbereitungen dazu notwendig wären: Das Kind dreht Buch- oder Heftseiten einzeln und, wenn verlangt, auch vorsichtig um, baut aus sechs bis sieben kleinen Bauklötzchen einen Turm und löst mit sicheren Fingern die Umhüllungen von Bonbons oder die kleiner Schokoladetäfelchen.

Malstifte werden jetzt mit den ersten drei Fingern gefasst. Die Malkünste beschränken sich noch aufs Kritzeln, allerdings wird begonnen, verschiedene Farben für ein „Bild" auszuwählen. Das geschieht spontan oder auch auf Vorschlag, auch mal eine andere Farbe zu probieren.

Die Sprach- und Sprechentwicklung

Die meisten Bücher zur Sprachentwicklung und viele Elternbücher gehen davon aus, dass Kinder am Ende des zweiten Lebensjahres etwa 50 „richtige Wörter" sprechen würden und sollten, ja sogar müssten, weil andernfalls ein hohes Risiko einer Sprachentwicklungsstörung bestehen würde.

Diese Aussage bezieht sich auf verschiedene, bis in das Jahr 1928 zurückreichende Studien, die eine plötzlich eintretende Explosion gelernter neuer Wörter beschreiben, die im Alter zwischen 18 und 24 Monaten zu beobachten ist. Als Grund für die Explosion wird angegeben: ein neues Symbolbewusstsein (Wörter sind ja Symbole für etwas Wirkliches oder Erdachtes), mit dem Kinder plötzlich begriffen hätten, dass alles, dem sie begegnen, einen Namen trägt. Alle Dinge können in Kategorien eingeordnet werden, wozu jedes von ihnen einen Namen benötigt.

Diese Argumentation missachtet jedoch zwei Tatsachen. Erstens ist es nicht gleichgültig, ob ein Kind vermehrt Namen (Nomen) lernt, also Hauptwörter, oder die viel komplizierteren Zeitwörter (Verben). Zum anderen gibt es Studien und Hinweise, dass bei zwanzig Monate alten Kindern der aktive Wortschatz zwischen zehn und fast 450 Wörtern variiert, ohne dass eine gravierende Sprachentwicklungsstörung besteht. Die Sprachentwicklung verläuft offenbar weit komplizierter, als bisher angenommen. Denn auch Kinder, die in ihrer Sprachentwicklung langsamer sind, können sich sprachlich unauffällig entwickeln.

Verstehen geht vor Sprechen

Kinder verstehen sehr viel mehr Wörter, als sie sprechen können. Denn: Verstehen geht vor Sprechen. Auch hier wieder eine Bestätigung unserer Erkenntnis, dass Kinder in allen Entwicklungsbereichen sich individuell, variabel und adaptiv entwickeln. Nichtsdestotrotz bleibt die statistische Aussage richtig, dass Kinder um das zweite Lebensjahr vor allem eine deutliche Zunahme ihres Wortschatzes für sich verbuchen dürfen. Ist eine rapide Vergrößerung des Wortschatzes in Gang gekommen, werden täglich, rein rechnerisch natürlich, zwei bis drei neue Wörter in die aktive Sprache, acht bis zehn Wörter in die passive Sprache übernommen oder anders gerechnet: alle zwei Stunden in den Wachphasen ein neues Wort, bis hin zum sechsten Lebensjahr.

Ein- und Zweiwortsätze

Grammatikalisch gesehen, ist die Sprache der Zweijährigen eine Sprache mit Ein- und Zweiwortsätzen. Damit ist bereits eine sehr effektive Kommunikation möglich, für Situationen, Bedürfnisse, Befindlichkeiten und Aktivitäten, eine Sprache für das „Jetzt und an diesem Ort". Auch die notwendigen sozialen Kontakte lassen sich mit den beiden Satzformen bewältigen: „Nein", „Ja", „Tschüss", „Bitte", „Danke", „Hallo". Zweiwortbeispiele wären: „Mama domm" (Mama komm) oder „Papa Auto".

Aus dem Zusammenhang muss und kann von den Bindungspersonen sicher entnommen werden, ob ein Kind „Papas Auto" sagt und damit meint: Der Papa kommt, ob ein anderes Auto Papas Auto gleicht oder ob das Kind mit Papas Auto mitfahren möchte. Nützlich ist ein solcher Satztyp auch in Kombination mit einer aktionalen Einwortsprache: „Heia nein" = nicht schlafen gehen, „Mama Ahm!" = Mutter soll Kind auf den Arm nehmen, „Gleich wieder" = noch mal.

Grammatikfehler korrigieren Kinder selbst

Wir werden im Kapitel über die Dreijährigen auf S. 174 erfahren, dass Kinder, wenn sie damit beginnen, die Grammatik zu erlernen, vor allem mit Annäherungen, Analogien und Versuch-Irrtum-Strategien

arbeiten. Das tun sie auch schon beim Aussprechen mancher für sie schwierig zu übernehmender Wörter. Hier einige Beispiele vorübergehender, transitorischer Wortschöpfungen wie:

- Pagagei,
- Paulquappe,
- probstdem = trotzdem,
- Maschmaschine,
- pitte = bitte,
- tanke = danke,
- Lappwaschen = Waschlappen,
- momal = nochmal,
- Vamamilleeis = Vanilleeis.

Annäherungen über Silbenstrukturierungen, die den gehörten ähneln, sind bis in das vierte und fünfte Lebensjahr zu hören. Es ist nicht notwendig, sie zu korrigieren, Kinder tun das mit der Zeit von selbst, weil ihr Gehör sie auf die richtige Hör- und Sprachspur leitet. Wenn Sie Schwierigkeiten haben, sich solche Wortschöpfungen immer wieder anhören zu müssen, können Sie ganz nebenbei das Wort richtig aussprechen, z. B. mit der deutlich gesprochenen, aber nicht überbetonten Frage, ob Ihr Kind nochmal etwas von dem Vanilleeis haben möchte. Kinder sprechen in diesem Alter in längeren Monologen mit sich selbst, oft in einer Art von Pseudosprache und oft wenig verständlich.

Wer ist „Ich" und „Du"?

Sich selbst benennen Kinder noch nicht mit „Ich", sie verwenden ihren eigenen Namen oder den Namen, der für sie in der Familie üblich ist: „Das ist dem Andi sein (Spiel-)Auto." Dem „Ich" trauen sie noch nicht über den Weg, da sich andere Menschen ebenfalls als „Ich" bezeichnen. Daraus könnte vielleicht doch eine Verwechslung entstehen. Den eigenen Namen genannt, das schließt jegliche Verwechslungsmöglichkeit aus. Sie begreifen auch noch nicht, dass sie selbst mit dem Wort „Du" von anderen genannt werden.

Die geschilderte Situation der Unsicherheit der eigenen Person, am Beispiel des eigenen Namens, öffnet nebenbei ein kleines Fenster mit einem Blick auf die noch nicht stabile Selbstidentifikation und auf die noch labile Selbstwertbewusstheit in diesem Alter.

Ihr Kind ist im vierten Lebenshalbjahr durchaus fähig, kleine Aufträge zu verstehen und sie zu befolgen: „Hol bitte deine Schuhe"; „Wir wollen in die Stadt, einkaufen, hol bitte schon mal deine Jacke"; „Sag dem Papa, das Essen sei fertig."

Die kognitive Entwicklung

Die bereits im dritten Lebenshalbjahr begonnene und dort auf S. 145 geschilderte dramatische Ausweitung kategorialer Erfahrungen über Dinge (bleibend, voraussagbar) und Lebewesen (beweglich, nicht bleibend, unberechenbar) erfährt eine weitere Zunahme, je größer das Erfahrungsfeld eines Kindes aktiv, aber auch passiv erlebend ist.

Größen- und Mengenbegriffe werden bedeutsam, z. B. groß gegen klein, viel gegen wenig, dick gegen dünn. Durch die sich mehrenden sozialen Kontakte entstehen neue Schemata und Skripts, die bereits erworbenen werden erweitert, präzisiert, und sie werden raffinierter in der Qualität ihrer sozialen Anwendungsmöglichkeiten.

Unstillbare Neugier, sortiertes Speichern

Einen mengenmäßig und qualitativ deutlichen Schub erfährt die Bildung von Kategorien und Ordnungshilfen durch die jetzt drastische Erweiterung der Sprach- und Sprechfähigkeit. Hauptwörter taugen in besonderer Weise zur Einordnung in Gruppen und Kategorien (Pflanzen, Bäume, Blumen, Gräser), Eigenschaftswörter dienen zur näheren Festlegung von Eigenschaften (rote oder gelbe Blume, schmaler hoher Baum, kleiner breiter Baum).

Dazu kommen andere Erfahrungen, die sich zu Netzwerken verdichten lassen: Hühner legen Eier, Kühe geben Milch, Blumen und Blüten bieten Bienen die Gelegenheit, Honig zu sammeln, werden zu viele Kirschen gegessen, bekommt man Bauchschmerzen. Aus den Blüten werden Früchte, die gegessen werden können. Enten können unter Wasser schwimmen, aber auch fliegen.

Alle diese Informationen wird Ihr Kind mit großem Interesse hören und in seinem Wissensgedächtnis als Grunderfahrungen speichern, denen dann neue, zusätzliche Informationen zugeordnet werden können. Die unstillbare Neugier auf neue Erfahrungen und Informationen ist aber auch der Anlass, dass viele Kinder schon in diesem Alter unentwegt nach Namen von Dingen, Lebewesen und Personen fragen, die in ihren Erfahrungskreis eingetreten sind.

Umgekehrt ist Ihr Kind jetzt aber auch in der Lage, auf die Frage „Wo ist deine Nase, dein Mund, dein Ohr, deine Hand?" oder „Wo ist deine Puppe, dein Schuh?" korrekt mit Zeigen zu antworten. Das gilt natürlich nur für Dinge, die Ihrem Kind geläufig sind.

Nachspielen von Grunderfahrungen

Besondere Grunderfahrungen, die nachspielbar sind, werden in „Als-ob-Spielen" nochmal erinnert und als Skript übernommen. Im Alter von 24 Monaten sollte Ihr Kind fähig sein, sich für 15 bis 20 Minuten in eine Spielsituation, in ein Betrachten, Betasten, Ausprobieren zu vertiefen und selbst zu beschäftigen, konzentriert und ohne gleich abgelenkt zu sein. Das kann auch geschehen mit Einräumen, Ausräumen, Beladen, Hin-und-her-Fahren von Autos, Aufbauen von Tieren, Spielautos oder mit den Plüschtieren, die Ihrem Kind gehören.

Die soziale Entwicklung

Nach dem, was bisher zu der Entwicklung im vierten Lebenshalbjahr gesagt worden ist, wird nachvollziehbar, dass auch die sozialen Handlungsfähigkeiten und Kompetenzen eine große Erweiterung erfahren, zunächst einmal in der Familie. Ihr Kind wird teilhaben wollen an Ihrem Leben. Es begleitet Sie überall im Haus, in der Wohnung und möchte alles das auch tun, was Sie gerade tun. Das kann stressig werden,

wenn Sie selber sich sputen müssen, Ihren Zeitplan einzuhalten.

Erinnern Sie sich in solchen Situationen, dass Ihr Kind sich Ihnen nicht aus Langeweile so eng anschließt oder dass Sie nur ihm Ihre Zeit widmen sollen. Nein, es sucht Ihre Nähe, weil

- das gegen Trennungsängste hilft, worauf wir gleich zurückkommen werden,
- Ihr Kind an Ihrer Arbeit teilhaben möchte und
- es bestimmt ist durch den Drang, das, was Sie gerade tun, nachzuahmen, zu imitieren, perfekt und genau, wie Sie es auch tun.

Drei Gründe, die immer wieder mit den Forderungen jedes neuen Tages in Einklang gebracht werden müssen.

Einpassen in Familiengewohnheiten

Im sozialen Netzwerk der Familie sind für ein Kind immer neue Verhaltensregeln zu lernen und zu beachten. Wie steht es mit dem Benehmen am Tisch? Was lässt sich noch nicht ändern, was muss jetzt sein und kann auch von einem zweijährigen Kind erwartet werden? Welche Rituale beim An- und Ausziehen dürfen noch eine Weile bleiben, welche nicht mehr?

Übernimmt Ihr Kind die volle Regie, das „Regiment", oder lernt es stetig mit einer gewissen Konsequenz und mit Ihrer Hilfe, sein Verhalten in Übereinstimmung zu bringen mit den Notwendigkeiten und Bedürfnissen seiner Eltern? Für die Einpassung in die Familie stellt der Verlauf des vierten Lebenshalbjahres wichtige

Weichen. Ihr Kind ist durch seine Freiheiten in der Motorik und in der Sprache selbstbewusster geworden. Sein Drang zur Teilhabe will sich ausleben. Konflikte können sich in Trotzverhalten entladen. Latente Trennungsängste komplizieren die Situation. Es gibt keine Patentrezepte für dieses Alter, trotzdem einige Hinweise:

- Die neuen Freiheiten schaffen Trennungsängste. Emotional bestätigender Rückhalt ist angebracht. Rituale sind eine Hilfe.
- Ihr Kind braucht Gelegenheiten, Ihnen nahe zu sein und sich zu beteiligen. Ist in der Küche ein Eckchen, wo es mit Küchenutensilien werkeln kann? Gibt es andere Möglichkeiten?
- Kann Ihr Kind schon kleine Aufträge übernehmen? Aufräumen, etwas tragen, beitragen, was ihm zu Lob, zu Bestätigung verhilft?
- Bei ungebremstem, anhaltendem Trotzverhalten sind oft kurze Auszeiten hilfreich, die allerdings nicht den Charakter einer Bestrafung haben sollten.

Andere Kinder: Imitationspersonen, noch keine Partner

Andere Kinder sind Ihrem Kind eigentlich immer willkommen, zu Hause oder draußen, meist auf einem Spielplatz. Zwar kommt es immer noch nicht zu einem gemeinsamen Spielen. Das wird besonders deutlich auf Spielplätzen. Kinder und ihre Aktivitäten sind ein großer Anreiz und eine ergiebige Quelle der Nachahmung, der Imitation für Ihr Kind. Das lässt sich in Spielplatzsituationen direkt beobachten. Ihr Kind wird mit großem Interesse anderen Kindern beim Spielen, Rennen,

Sich-Jagen und Arbeiten mit Sand zuschauen und genau verfolgen, wie und was dabei geschieht. Was Ihr Kind gesehen und was ihm Eindruck gemacht hat, wird es gleich zu imitieren versuchen, auch wenn es alleine und für sich seinen eigenen Beschäftigungen nachgeht: mit seinem Schäufelchen im Sand graben, ein Lastauto beladen oder sich doch lieber weiter auf dem Spielplatz umschauen, nach Spiel- und Kontaktmöglichkeiten, die er sonst noch zu bieten hat.

Ihr Kind wäre jetzt aber auch fähig, heftig zu protestieren, wenn ihm ein anderes Kind seine Besitztümer, wie Schäufelchen und Eimer oder seinen mitgebrachten transitorischen Gegenstand, streitig machen würde.

Erste „Als-ob-Spiele"

Zu Hause, aber auch auf einem Spielplatz, sind Gelegenheiten zu „Als-ob-Spielen" gegeben. Mit Förmchen für den Sandkasten wird Ihr Kind einen Kuchen backen, einen Pudding bereiten, Sie zu einer Mahlzeit einladen, die mit Gemüse und Salat garniert ist, gewachsen als Blätter auf einem Strauch oder abgezupft von einer nahen Wiese.

Gegen Ende des zweiten Lebensjahres ist Ihr Kind dann fähig, aus eigenem Antrieb einen sozialen Zugang selbst zu finden, zu fremden Kindern und Personen, die ihm nicht bereits aus dem engeren Kreis der Familie bekannt sind. Kindern, die ältere Geschwister haben, gelingt dieser Kontakt meist deutlich früher, sie imitieren das Tun ihrer Geschwister.

Die emotionale Entwicklung

Von einem Kind gegen Ende des zweiten Lebensjahres werden Trennungstendenzen, auch wenn sie gewünscht oder notwendig sind, stets auch als bedrohlich empfunden. Energisch und mit Lust möchte es seine erworbenen Fähigkeiten und Freiheiten leben und mit Erfahrungen füllen. Eine innere Stimme mahnt Ihr Kind jedoch zur Vorsicht und schürt heimlich und versteckt die Angst, auf diese Weise vielleicht den Schutz und die Sicherheit der Bindung an die Mutter, an die engsten Bindungspersonen aufs Spiel zu setzen. In diesem Alter lebt es sich noch nicht gut mit der Vorstellung, ohne Bindungspersonen zu sein. Kein Wunder, dass auch bei bestem Bindungsverhalten immer wieder Phasen einer Trennungsangst zu bewältigen sind.

Hänschen klein: jedoch nicht wohlgemut

Daher gerät zum Ende des zweiten Lebensjahres Ihr Kind noch einmal, aber noch nicht zum letzten Mal (s. S. 198), in eine labile Phase von Trennungsängsten: auf der einen Seite der zunehmende Drang nach Autonomie, den Ihr Kind erlebt, auf der anderen Seite die Angst, Sie könnten ihm deswegen Zuwendung und Schutz entziehen und ihm seine sichere emotionale Basis aufkündigen, auf die es immer noch angewiesen ist.

Ihr Kind gerät in einen inneren Motivationskonflikt: Was will ich, was kann ich, was darf ich? Dass diese Fragen von Ihrem Kind oft anders beantwortet werden als von Ihnen, vom Vater oder von anderen Bindungspersonen, bedarf keines Kommentars.

Argumente und doch keine Moral

Eskaliert dieser Konflikt, könnte Ihr Kind versucht sein, Ihre Zuwendung zu erpressen. Vernunft, Fairness, moralische und ethische Gründe sind für Kinder in diesem Alter keine Gegenargumente. Ihr Kind wird sie schlicht noch gar nicht verstehen. Warum nicht? Moral, Sitte, Fairness, Vernunft setzen die Funktion des Stirnhirns als eines kritischen Zensors voraus. Die Funktionen des Stirnhirns reifen aber spät, erst nach dem dritten Lebensjahr (s. S. 37).

Deshalb ist es noch lange nicht nutzlos oder eine vergebene Liebesmühe zu versuchen, Ihr Kind mit Begründungen zu überzeugen. Vertrauen Sie jedoch nicht allzu sehr auf die unwiderlegbare Logik Ihrer Argumente: Eher ist es die Zuwendung, die Sie Ihrem Kind zuteil werden lassen, der emotionale Hintergrund Ihrer Stimme: „Ich verstehe dich" oder „Jetzt reicht's aber" oder die nahe Aussicht auf ein erfreuliches Ereignis, z. B. was miteinander getan werden könnte.

Mit Versprechungen von Belohnungen (Süßigkeiten, Matchbox-Auto, Kunststofftiere u. Ä.) für ein erwünschtes oder verlangtes Verhalten sollten Sie dagegen sehr vorsichtig sein: Denn ohne dass Sie es so recht gemerkt haben, sind Sie wieder einmal erpresst worden.

Besser ist zu wissen, dass sich ein Kind am Ende des zweiten Lebensjahres bei Aufre-

Das vierte Lebenshalbjahr: 19. bis 24. Lebensmonat

gungen über alltägliche Ärgernisse innerhalb von etwa fünf Minuten selbst beruhigt oder beruhigen oder ablenken lässt, wenn es keine Trotzreaktion aufbaut.

Allein spielen ja, aber nicht auf Kommando

Und eine andere Information sollte Ihnen ebenfalls hilfreich sein: Zweijährige Kinder sind durchaus in der Lage, sich bis zu einer halben Stunde alleine zu beschäftigen, mit allem, was sie besonders interessiert. Wichtig ist dabei aber, dass Ihr Kind weiß, wo Sie sich aufhalten, und dass es Sie er-

reichen kann. Durch gegenseitige Zurufe gelingt es leichter, die nicht mehr über die Augen gehende Verbindung aufrechtzuerhalten.

Nur eines funktioniert nicht so gut: Wenn es Ihnen gerade gelegen käme, dass Ihr Kind sich alleine selbst und intensiv beschäftigt, wird es sich dazu kaum überreden lassen. Später gelingt das leichter, weil Ihr Kind gelernt hat, mit seinen Trennungsängsten besser und meist schon alleine zurechtzukommen. Vorschläge, etwas selbst zu tun, werden leichter akzeptiert.

Altersgebundene Besonderheiten

Das vierte Lebenshalbjahr wird vor allem durch Konflikte zwischen Kind und seiner Familie bestimmt. Die Konflikte werden einer Trotzphase angelastet, die die meisten Menschen für naturgegeben halten. Aber gibt es die Trotzphase überhaupt?

Die sogenannte Trotzphase

Hier ist nun die Entwicklung eines Kindes in ein Stadium gekommen, das zwingt, sich mit dem Trotz und dem von vielen Eltern gefürchteten Trotzverhalten auseinanderzusetzen.

Nicht umsonst wird das Trotzalter im zweiten und dritten Lebensjahr verankert. Im US-amerikanischen Jargon wird daher auch von den „Terrible Twos" gesprochen, den schrecklichen Zweijährigen. Hierbei

herrscht die Meinung vor, das Trotzalter sei ein gottgegebenes Schicksal, das nun mal Kinder und Eltern gemeinsam zu überstehen hätten, sehr viel mehr sei dazu nicht zu sagen. Im Übrigen müssten Kinder eine solche Phase ihrer Reifung durchlaufen, um zu lernen, sich zu bescheiden und sich einzuordnen. Ohne glücklich überstandene Trotzphase: kein gereifter, geläuterter Mensch. Nur Widerstand (gegen den Trotz) schaffe starken Charakter (eines Kindes). Die Reifephase des puren Egozentrismus, wie sie Piaget genannt hat, müsse schließlich in eine Phase der sozialen Anpassung einmünden.

Solche Argumentationen sind auch in vielen Elternratgebern, pädagogischen Schriften und entwicklungspsychologischen Lehrbüchern zu finden. In einem Lehrbuch findet sich sogar der ominöse Satz: „Trotz-

161

alter: Die berüchtigten Tendenzen zur Selbstbehauptung der Zweijährigen."

Kürzlich las ich in einer Tageszeitung: Trotzköpfchen mit Besonnenheit begegnen: „Trotzphasen sind wichtige Entwicklungsschritte im Alter zwischen zwei und drei Jahren und müssen von Eltern und Kindern ausgehalten werden", sagt die Expertin. „Es ist die Phase, in der Kinder die Bedeutung des Wortes ›Ich‹ begreifen. Sie empfinden ihr ›Ich‹ als allmächtig und werden wütend, wenn ihnen Grenzen gesetzt werden oder wenn sie scheitern."

Kann eine solche Deutung der Trotzphase richtig sein? Wird sie den Zweijährigen gerecht, oder werden sie damit nur diskriminiert, vielleicht sogar verleumdet?

Trotzphase oder Trotzverhalten?

Nach meiner Überzeugung kann von einer Trotzphase keine Rede sein, eher schon von einem Trotzverhalten. Zwischen den beiden Begriffen liegen Welten. Eine Trotzphase als unerlässliche Stufe der menschlichen Entwicklung wäre weder biologisch, evolutionär noch sozioemotional sinnvoll. Im Hinblick auf die Teilhabe, zu der Kinder geboren und angetreten sind, meine ich, dass das Festhalten an einer Trotzphase und die daraus abgeleiteten Konsequenzen ganz und gar unangemessen sind, ja diskriminierend gegenüber Kindern dieser Altersgruppe.

Meine Kritik wird gestützt, wenn ich in einem Psychologielehrbuch die schematische Angabe finde, die Trotzphase werde vom 2,6. bis 3,6. Lebensjahr durchlaufen.

Typisches Trotzverhalten

Welches Verhalten ist für ein Trotzverhalten typisch?

- Hartnäckiges Bestehen eines Kindes auf eigenen Absichten und Aktivitäten,
- hartnäckige Ablehnung einer ihm zugedachten „Wohltat",
- Eigensinn, „trotzige", anhaltende Verstimmungen, Tobsuchtsanfälle,
- „Wegbleiben", Schreien, Strampeln, Sich-zu-Boden-Werfen,
- physische Aggression gegen Kleidungsstücke, transitorische Objekte, Spielzeug, zufällig greifbare Objekte und
- die körperlichen Symptome einer maximalen Stressreaktion: gerötetes Gesicht, unkontrolliertes Verhalten, schnelle Atmung, erhöhte Pulsfrequenz und Schweißausbrüche, dazu
- die nicht sichtbaren Kreislaufreaktionen, bedingt durch die Ausschüttung von Stresshormonen.

Insgesamt gesehen, eine sehr unökonomische Investition an Energie und Emotionen, mit allen Zeichen einer massiv negativen Reaktion der Mandelkerne des limbischen Systems (s. S. 32). Alle Beteiligten, nicht nur das Kind, sondern auch Mutter, Vater und andere Bindungspersonen sind am Ende einer solchen Konfrontation ratlos, frustriert und mit ihren physischen und emotionalen Kräften am Ende. Solche Negativfolgen können nicht sinnvoll sein. Rückkehr zur Normalität ist die beste Strategie. Und wie soll es wirken? Kinder in diesem Alter sind noch leicht ablenkbar, vergessen schnell und verhalten sich dann, als sei nichts geschehen, als ob ein Schalter umgelegt worden wäre.

Mandelkernfunktionen:
Von Geburt an aktiv

Geraten aber nicht auch schon sehr viel jüngere Kinder in solche Mandelkernreaktionen, allerdings mit altersspezifischen Symptomen? Ein drei Monate altes Baby kann sich nicht auf den Boden werfen, wohl aber lautstarke Mandelkernreaktionen demonstrieren. Erinnern Sie sich an Pauline, die sich weigert, von ihrer Mutter die Flasche zu akzeptieren (s. S. 110)?

Ein Kind von wenigen Wochen weiß bereits, nach entsprechenden Erfahrungen, wo es lieber schläft, in einem Bettchen alleine oder bei der Mutter, und wird sich über seine unerfüllten Wünsche beschweren in einer Mandelkernreaktion, wir könnten auch sagen, mit einer Trotzreaktion: lautstark, lang anhaltend und mit völligem Verlust der emotionalen Balance über das ihm angetane „Unrecht", über die Missachtung seiner Persönlichkeit. Solche Reaktionen sind schon während des ersten Lebensjahres relativ häufig für diejenigen zu sehen, die vorurteilslos zunächst nur Verhaltensphänomene wahrnehmen und beobachten und nicht sofort eine „Diagnose" bei der Hand haben.

Beispiel: Trotz eines Babys?

Ein schöner, warmer Frühlingstag in den Gärten des Topkapi-Palastes, des alten Sultanpalastes in Istanbul. Flanierende Familien mit ihren Kindern. Ein etwa acht Monate alter Junge wird aus seinem Buggy genommen und darf an der Hand des Vaters einige Schrittchen gehen und auf niedrigen Stufen umher krabbeln. Seine etwas älteren Geschwister jagen sich über den Rasen, hüpfen und rennen, rollen sich auf dem Boden im Gras. Der kleine Bruder schaut ihnen genau zu und scheint sich über die Aktivitäten seiner Geschwister zu freuen.

Nach einiger Zeit will die Familie den Park verlassen. Der Vater versucht, seinen Jüngsten wieder in den Kinderwagen zu setzen, was ihm jedoch kaum gelingt. Der Kleine wehrt sich mit aller ihm zur Verfügung stehenden Kraft, und das mit großem Geschick. Er macht sich steif, wirft den Kopf zurück, schreit, schlägt um sich und versucht dabei noch, dem Wagen zu entkommen. Soll das keine „Trotzreaktion" sein, nur weil das Kind die „Trotzphase" altersgemäß noch nicht erreicht hat?

Beispiel: Trotz mit 15 Monaten?

In einer Großstadt, Einkaufspassage, große Menschenmengen sind unterwegs. Auf einer Bank sitzt eine Mutter mit einem etwa 15 Monate alten Mädchen, das dringlich nach einer Mahlzeit verlangt. Darauf ist die Mutter gut vorbereitet. Sie öffnet ein Gläschen, dessen Inhalt sie ihrer Tochter zu füttern beginnt: Löffelchen auf Löffelchen, schnell, schnell, um möglichst rasch die Angelegenheit hinter sich zu bringen.

Das Mädchen greift jedoch immer wieder zum Löffel, um ihn selbst in den Mund zu schieben. Das gelingt jedoch noch nicht so gut. Statt im Mund verteilt sich die karottengelbe Nahrung auf dem Kleidchen des Kindes. Die Mutter wird nervös, ungeduldig, verwehrt dem Kind, den Löffel selbst in die Hand zu nehmen.

Damit gerät die Situation außer Kontrolle. Das Mädchen produziert einen typischen Trotzanfall, der in der Öffentlichkeit immer höchst unangenehm ist und außerdem Aufsehen und gute Ratschläge von wohlmeinenden Mitmenschen automatisch auslöst.

Ist es aber die „Trotzphase", was das Mädchen demonstriert? Sie ist noch keine zwei Jahre alt!

Beispiel: verzögertes Trotzverhalten

Salome, die wir schon auf S. 81 kennengelernt haben, hat eine Trotzphase als solche kaum gezeigt. Sie wusste schon immer, was sie wollte, das versuchte sie jedoch eher mit Charme und Diplomatie durchzusetzen, gelegentlich auch mal mit einem eher milden Trotzverhalten. Im Alter von fünf Jahren fing sie plötzlich an, „Szenen" zu machen. Sie warf sich auf den Boden, schrie und schlug um sich. Die fassungslosen Eltern versuchten, sich mit ihr zu verständigen, sie kannten ihre Tochter bei einem solchen Trotzverhalten nicht wieder.

Ihr Vater nutzte die Gelegenheit, mit ihr auf einem Sofa kuschelnd, sie nach den Ursachen solcher Trotzanfälle zu fragen. Salome war das sehr unangenehm. Sie wand sich, drehte sich ab, schaute zum Fenster hinaus, wurde motorisch unruhig, wollte sich dem weiteren Gespräch durch Flucht entziehen. Ihr Vater blieb jedoch geduldig und versuchte immer wieder, vorsichtig das Gespräch in Gang zu halten.

Schließlich konnte sich Salome überwinden, auf das Gespräch einzugehen. Sie

erzählte, weiterhin peinlichst berührt und hin und her zappelnd, dass ein Mädchen im Kindergarten eine solche Szene geboten habe. Ein klassisches Beispiel einer verzögerten Imitation!

In diesem Beispiel ist wichtig, dass Salome bereits in einem Alter war, in dem Sprache zur Konfliktlösung eingesetzt werden kann, von beiden Seiten. Und schließlich: Treiben uns Erwachsene nicht auch gelegentlich Trotzphasen um, die wir (meistens) gut zu verstecken gelernt haben oder die in einem Wutausbruch abreagiert werden?

Imitation und Teilhabe zünden auch Trotzverhalten

Das klassische Beispiel zur Imitation ist die Einkaufssituation in einem Supermarkt. Wir alle kennen diese Szene. Zunächst wollen Kinder dort in einem der Einkaufswagen sitzen und, mit bestem Überblick, an der Einkaufstour teilnehmen. Einmal genießen alle Menschen das Fahren und Gefahrenwerden, und andere Kinder sitzen ja auch in einem Einkaufswagen. Die Mutter greift in die Regale und holt, was sie benötigt.

Imitierend will auch ein Kind zugreifen, teils dem Zufall überlassen, teils gezielt nur das, was ihm selbst wichtig erscheint (Ihr Kind kennt inzwischen aus Erfahrung die Regale, in denen Süßigkeiten zu finden sind), anders kann ein Kind nicht handeln, und anders kann es auch nicht sein.

Ein Kind erwartet jetzt aber ein Lob für seine Teilnahme und Teilhabe, jedoch die Mutter geht darauf nicht ein. Sie kommt gar nicht auf die Idee, wie sollte sie auch, wenn sie von einer „Trotzphase" ausgeht und nach dem Rat von Expertinnen und Experten handelt?

Die sind der Meinung, nur die Ruhe und Gelassenheit würde Sie die Trotzphase überleben lassen. Und Ihr Kind könne nun einmal wegen seiner Reifungsphase nicht anders als trotzen. Jedoch die kindliche „Theorie", der Erwartungen einer gelingenden Imitation werden nicht erfüllt, sie gehen nicht auf. In dem enttäuschten Kind entstehen Frustrationsgefühle, die in ein Trotzverhalten münden und sich auch so manifestieren und entladen.

Warum und wozu Trotzverhalten?

Die genannten Beispiele zwingen zu einem anderen Verständnis des Trotzverhaltens.
- Trotzverhalten ist ein Teil menschlichen emotionalen Erlebens.
- Trotzverhalten beginnt schon in den ersten Lebenswochen und begleitet unser Leben bis ins Alter. Es fehlt auch bei alten Menschen nicht. Es kann nach der Kindheit nur besser überspielt oder versteckt werden.
- Ein Trotzverhalten hat immer Ursachen und Gründe.
- Eine reifungsnotwendige Trotzphase gibt es nicht.

Ursachen für Trotzverhalten

Bei der Frage nach den Ursachen eines Trotzverhaltens brauchen wir nicht weit zu suchen und keine abstrakten Vorstellungen und Theorien zu bemühen. Die

Ursachen sind uns bis auf eine bereits bekannt. Es sind:
- Theoriebildungen zu den eigenen Wahrnehmungen:
  Kinder beginnen vom ersten Tag ihres Lebens an, ihre Erfahrungen in Schemata, Theorien und Erklärungsmodellen einzuordnen (s. S. 53). Diese Fähigkeit hat Babys den Ehrentitel „Forscher in Windeln" eingebracht. Theorien generieren jedoch Erwartungen. Die können sich erfüllen, was eine dopaminerge, emotionale, stabilisierende Reaktion im limbischen System auslöst und nach Wiederholung verlangt, oder sie werden enttäuscht. Eine Mandelkernreaktion des limbischen Systems ist die Folge, mit leichten bis sehr schweren Störungen des emotionalen Gleichgewichtes.
- Nachahmungsverhalten (Imitation): Kinder sind durch ihre menschliche Biologie gezwungen nachzuahmen (s. S. 64 ff.). Sie können gar nicht anders. Daraus ergeben sich in unserer Zivilisation Konflikte.
- Durchsetzung eines ritualisierten Verhaltens: Kinder lieben Rituale, vor allem Kinder, deren Emotionen leicht durcheinanderzubringen sind, deren Selbstwertbewusstsein noch nicht sehr stabil oder, z. B. durch die Konkurrenz mit Geschwistern, gefährdet ist.

Beispiel: Einkauf in einem Glasgeschäft

Ein Vater erzählt, wie er einmal in einem vornehmen Glasgeschäft in Paris, wo die Familie lebte, eine drohende Trotzreaktion hautnah mitbekam. Er nahm aus einem Regal eine Vase heraus, sein dreijähriger

Sohn, der neben ihm stand, griff prompt in das Regal und war dabei, eine teure Glasschale herauszuholen. Eine vornehm gekleidete Verkäuferin stürzte sich sofort auf seinen Sohn (offenbar wusste sie aus Erfahrung, wie Kinder sich in einem Glasgeschäft verhalten), um ein größeres Unglück zu verhindern. Sie war über die Lässigkeit des Vaters entsetzt, und über die Ungezogenheit seines Sohnes auch.

Das Kind begriff gar nicht, warum sein doch gut gemeintes Tun des Imitierens eine solche Aufregung auslöste. Zu einem Trotzanfall kam es in dem Geschäft zum Glück nicht, aber sein Sohn war noch lange irritiert und verstört.

Rituale und Trotzverhalten

Rituale sind für Kinder festgelegte Skripts, an die sich alle Beteiligten strikt zu halten haben. Das Nichteinhalten wird als empfindliche Frustration, als Kränkung, als persönliche Missachtung erlebt, so verarbeitet und im Lebensgedächtnis (s. S. 57 ff.) gespeichert.

Beispiel: Begrüßungsritual

Julian, ein knapp Dreijähriger, wartet auf seinen Vater, der bald an der Haustür klingeln wird, laut, lange und mehrmals, das weiß er. Er wird die Tür öffnen, wird den Vater begrüßen, in einer strikt festgelegten Weise, die ihnen beiden Vergnügen bereitet.

Der Vater lässt auf sich warten. Julian nutzt die Zeit, im Garten mit dem Dreirad den einen oder anderen Slalom zu fahren. Der Vater klingelt, Julian stürzt aus dem Garten herbei zur Haustür. Inzwischen hat jedoch schon die Mutter die Tür geöffnet, der Vater hat das Haus bereits betreten. An die zeremonielle Begrüßung mit seinem Sohn hat er nicht gedacht. Er will seinen Sohn auf den Arm nehmen. Der wendet sich abrupt ab, weint, schreit, wirft sich auf den Boden und demonstriert einen veritablen Trotzanfall, der nicht zu stoppen ist.

Die Mutter begreift intuitiv die Ursache des Verhaltensumschwungs. Sie öffnet die Haustür wieder, bittet den Vater, vor die Tür zu treten und, wie sonst üblich, laut und anhaltend zu klingeln. Die Tür wird geschlossen, der Vater tut, wie geheißen.

Obwohl beschäftigt mit seinem Wut- und Trotzanfall, hat Julian mitbekommen, dass sein Vater das Haus wieder verlassen hat, er hört das gewohnte Läuten an der Haustür. Er steht auf und absolviert sein Ritual mit seinem Vater, als sei nichts zuvor geschehen. Auch stört er sich nicht daran, dass die ganze Szene für ihn extra inszeniert wurde, was er sehr wohl mitbekommen hatte. Der Haus- und Abendfrieden ist gerettet, denn Julian kann sehr nachtragend sein. Er bleibt jedoch für den Rest des Abends ein ausgeglichener und vergnügter Junge.

Beispiel: als Erste einsteigen

Immer die oder der Erste sein zu wollen kann sich ebenfalls zu einem Ritual auswachsen. Karoline, fünfjährig, bestand darauf, immer als Erste in das Auto einzusteigen, wenn die ganze Familie wegfahren wollte.

Saß schon jemand vor ihr im Auto, eines der beiden jüngeren Geschwister, die Mutter oder der Vater, blieb diesen, um den Familienfrieden zu retten, nichts anderes übrig, als auszusteigen. Dann stieg Karoline alleine in das leere Auto – mit der Haltung einer Prinzessin!

Beispiel: als Erster da sein

Paulchen, vier Jahre alt, liebt Tiere und sammelt auch Plastiktiere, neben seinen Matchbox-Autos. Wildgehege, vor allem mit Wildschweinen, faszinieren ihn. Ist er bei seinen Großeltern zu Besuch, wünscht er sich immer einen Ausflug zu einem nahe gelegenen Gehege.

Er fährt im Auto seines Großvaters auf den dortigen Parkplatz, zehn Minuten sind dann noch durch den Wald zu Fuß zu gehen. Paulchens Mutter will mit ihrem Auto nachkommen, sie hat zunächst noch einige Besorgungen zu erledigen. Alles verläuft wie geplant und gewünscht, die Wildschweine zeigen sich und verschmähen auch nicht die mitgebrachten Äpfel. Die Mutter kommt dazu. Auf dem Weg zurück wird immer in einem kleinen Gasthof im Grünen eingekehrt, wo Paulchen eine Cola trinken möchte oder sich ein Eis spendieren lässt. Paulchen fährt wieder im Auto seines Großvaters, die Mutter für sich mit ihrem Auto.

Am Gasthof wartet die Mutter schon auf ihn. Anstatt sich zu freuen, bleibt Paulchen in seinem Kindersitz wie versteinert sitzen, wendet den Kopf ab, schließt die Augen – wie um ein Unglück nicht sehen zu müssen – und wird stumm, was er

zuvor keineswegs war. Dann bricht er in Tränen aus, schreit, tobt, gebärdet sich wild und will nicht aus dem Auto steigen. Großvater und Mutter rätseln und können sich den plötzlichen Stimmungsumschwung nicht erklären.

Mühsam lässt er sich zu seiner ansonsten selten gewährten, aber doch geliebten Cola überreden. Stumm, schmollend sitzt er auf seinem Stuhl, die Stimmung ist gekippt, bei allen dreien. Dann muss er Pipi machen. Sein Großvater geht mit ihm auf die Toilette und versucht dabei herauszubekommen, was ihn bedrückt und ihn in ein so plötzliches Trotzverhalten gebracht hat.

Mühsam genug gelingt es ihm zu sagen: Er wollte als Erster an dem Gasthof sein, noch vor seiner Mutter. Er wollte sie dort überraschen, und er wollte im schnelleren Auto sitzen, das alle anderen überholt. Daran hatte der Großvater nun zuallerletzt gedacht. Er war betroffen. Das Ritual hätte ja wiederholt werden können, aber dazu war es nun zu spät geworden. Paulchen hat's verkraftet, aber er musste doch eine für ihn schwere Kränkung seines Selbstwertgefühls verdauen, die ihm sein Großvater und seine Mutter gerne erspart hätten.

Wie entsteht Trotzverhalten?

Trotzverhalten entsteht aus enttäuschten Erwartungen – auch bei Erwachsenen. Immer kommt es dabei zu emotionalen Verletzungen, zu den negativen Folgen von Mandelkernreaktionen im limbischen

System, die im Lebensgedächtnis gespeichert werden und damit auch zu Kränkungen des Selbstwertbewusstseins. Nichts haftet dauerhafter als erhofftes, jedoch nicht erhaltenes Lob oder ungerechtfertigte Kränkungen. Das erklärt, warum bei Trotzreaktionen alle Beteiligten so stark emotional involviert sind, denn auch Bindungspersonen fühlen sich in ihrem Engagement für ihr trotzendes Kind gekränkt.

Trotzverhalten und deren Folgen sind ein Minusgeschäft im Haushalt der Emotionen, sie sollten daher möglichst schon im Entstehen verhindert werden oder so schnell wie möglich zu einem guten Ende kommen. Trotzverhalten kann in jedem Alter konditioniert werden. Ein Kind hat dann gelernt, mit einem Trotzverhalten seine Wünsche und Forderungen durchzusetzen. So weit sollte es nicht kommen.

Warum Trotzverhalten gerade bei Zweijährigen?

Die Häufung des Trotzverhaltens im zweiten und dritten Lebensjahr findet eine leichte Erklärung: In diesem Alter können Kinder alle Kräfte, die sie besitzen, unkontrolliert in einer Trotzreaktion ausleben. Nichts hindert sie daran. Der Zensor im Stirnhirn wird erst in den nächsten Jahren die Regie über das Leben und Ausleben von Emotionen übernehmen.

Die Häufigkeit von Trotzphasen nimmt daher nach dem dritten Lebensjahr kontinuierlich ab. Die Abnahme ist einmal der zunehmenden Kontrolle des Stirnhirns

gutzuschreiben, noch mehr jedoch der zunehmenden Fähigkeit, sprachlich über die eigenen emotionalen Zustände reden und Argumente aufnehmen zu können. Denn das Leben im Jetzt und Hier, dem die Emotionen ebenso unterstellt sind wie die Sprache, wird im Laufe der weiteren Entwicklung bis zum fünften, sechsten Lebensjahr in ein Leben in der Gegenwart mit Blick zurück (erlebte Vergangenheit) und mit einem Blick nach vorne (erhoffte Zukunft) übergehen, die auch sprachlich bewältigt werden können.

Trotzverhalten: Ursachen suchen

Mit der Darstellung des Trotzverhaltens habe ich versucht zu zeigen, dass Trotzverhalten nicht einfach vom Himmel auf ein Kind fällt und die Eltern zunächst wenig damit zu tun haben. Immer – möchte ich behaupten – existieren Gründe und Ursachen, die keineswegs auch bei jeder Gelegenheit aufgedeckt und verstanden werden können. Es lohnt sich aber, danach zu suchen. Werden die Ursachen erkannt, ist es viel leichter, dem unliebsamen Geschehen gegenzusteuern.

Ein weiterer Vorteil ist, dass sich Ihr Kind in seiner Persönlichkeit verstanden fühlt, statt sich und seine Welt und seine Vorstellungen ignoriert zu erleben. Das kann ihm helfen, selbst seine außer Rand und Band geratenen Emotionen ohne Gesichtsverlust wieder unter Kontrolle zu bekommen. Niemand erlebt dabei stärkere Erleichterung als das Kind selbst. Erstaunlich ist dabei für Erwachsene, dass ein Kind sich danach verhält, als sei nichts geschehen.

Das vierte Lebenshalbjahr: 19. bis 24. Lebensmonat

Wird ein Trotzverhalten Ihres Kindes zu einem Dauerproblem für das Kind und für die Familie, werden Sie nach Hilfe und Beratung suchen müssen.

Sehen und Hören

Obwohl längst sichergestellt sein sollte, dass Ihr Kind gut sieht und hört, sollten Sie sich immer wieder versichern, dass das auch weiterhin zutrifft. Im Laufe der Entwicklung können doch Augen und Ohren in ihrer Funktion durch Krankheiten oder angeborene Störungen beeinträchtigt sein.

Nicht so ganz selten sind, bei ganz unauffälliger Funktion der Augen und Ohren, Schwierigkeiten in der schnellen Verarbeitung der Seh- und Hörinformationen im Gehirn, weil sie dort, wie im Kapitel über das fünfte Lebensjahr beschrieben, nur verzögert weiterverarbeitet werden können. Da das im Gehirn, in der „Zentrale", geschieht, wird dann von Störungen der zentralen Informationsverarbeitung gesprochen. Das sind Schwächen des Gehirns bei der Aufnahme und bei der Verarbeitung der einlaufenden Sinneswahrnehmungen, die dort zu bewusster Wahrnehmung (ich weiß, was ich sehe oder rieche) oder zu Handlungen verarbeitet werden.

Was Ihnen auffallen könnte

Geht Ihr Kind zu nahe mit den Augen an ein Bild, an ein Spielzeug, beim Kritzeln an das Papier heran? Mag es nicht konzentriert Bilder betrachten, alleine oder mit Ihnen, z. B. in einem Bilderbuch? Mag Ihr Kind nicht weiterspielen, wenn es dazu ein Spielzeug, Klötzchen genauer betrachten muss?

Hört Ihr Kind Ihnen gerne und konzentriert zu, wenn Sie ihm etwas erzählen, ihm etwas erklären wollen? Oder haben Sie den Eindruck, Ihr Kind höre nicht genau hin, was Sie ihm sagen, erzählen, erklären wollen? Wird es dabei unruhig und unkonzentriert? Das sind Kinder allerdings immer wieder einmal.

Auffällig ist nur, wenn solche Konzentrationsschwächen beim Sehen oder Hören oder bei beidem zur Regel geworden sind.

Für das vierte Lebenshalbjahr gilt weiterhin, was auf S. 149 für das dritte Lebenshalbjahr über Sehen und Hören gesagt worden ist.

Schlafen und Schlafzeiten

Die Aussagen des dritten Lebenshalbjahres über Schlafen und Schlafzeiten gelten auch für das vierte Lebenshalbjahr.

Grenzsteine 24. Monat

Bewegungsentwicklung
- Geht frei und sicher (noch etwas ungelenk erlaubt: breitbeinig, Arme etwas angehoben).
- Hebt Dinge vom Boden ohne Verlust des Gleichgewichtes.
- Rennen mit sicherem Gleichgewicht, Hindernisse werden dabei umgangen.

Bewegungsentwicklung der Hände und Finger
- Sicherer Pinzettengriff.
- Hält Malstift mit Faustgriff oder im „Pinselgriff" mit drei Fingern, Stift liegt dabei oft noch in der Handinnenfläche.

Sprach- und Sprechentwicklung
- Einwortsprache (mindestens zwanzig richtige Wörter in weitgehend korrekter Aussprache, außer Papa und Mama).
- Sprachlich aktiv mit verbalen Artikulationen und Pseudosprache.

Kognitive Entwicklung
- Stapelt Bauklötzchen o.Ä. (mindestens drei).
- Konzentriertes Betrachten, Betasten, Einräumen, Ausräumen von Spielzeug/Gegenständen in und aus Behältern, Schubladen über etwa 15 Minuten.
- Kleine Rollenspiele mit Puppen, Spieltieren, Autos.

Soziale Entwicklung
- „Nebeneinanderspielen" mit Gleichaltrigen (noch kein Zusammenspielen).
- Freut sich über Kontakt mit anderen Kindern.

Emotionale Entwicklung
- Lässt sich bei täglichen Ärgernissen meist innerhalb von drei Minuten beruhigen.
- Kann sich für etwa 15 bis 30 Minuten alleine beschäftigen, wissend, dass Mutter in räumlicher Nähe (anderem Zimmer, Küche), jedoch nicht sichtbar ist.

Ich-Entwicklung
- Schaut gerne in einen Spiegel; erkennt sich selbst.
- Hört auf seinen Namen oder Rufnamen.

Selbstständigkeitsentwicklung
- Versucht selbstständig zu essen, einen Löffel zu benutzen, wenn auch noch mit Schwierigkeiten und viel Kleckerei.
- Tagsüber meist trocken.

Das vierte Lebenshalbjahr: 19. bis 24. Lebensmonat

Gefährdungen durch Unfälle

Die für das dritte Lebenshalbjahr aufgeführten Gefährdungen und Unfälle (s. S. 149) sind auch im vierten Lebenshalbjahr die häufigsten Gefahrenquellen.

Neue Gefahrenquellen im Freien
- Es kommen Gefahren hinzu, die durch Unfälle mit Kinderfahrzeugen entstehen, meist durch die altersbedingte Unsicherheit, solche Fahrzeuge steuern und wie-

der stoppen zu können. Umkippen, unbeabsichtigtes Anstoßen oder zu schnelle Geschwindigkeit lösen dann Unfälle aus.
- Die gewonnene Bewegungsfreiheit nutzen Kinder, wenn sie gelernt haben, schnell zu laufen, um sich plötzlich der Aufsicht zu entziehen. Unversehens sind sie verschwunden, geraten auf einen Gehweg oder auf die Straße und sind dort vom Verkehr gefährdet.

ENTWICKLUNG IN ALTERSABSCHNITTEN

Das dritte Lebensjahr: 25. bis 36. Lebensmonat

Die sogenannte magische Phase bestimmt die emotionale und kognitive Entwicklung der Dreijährigen. In der Sprachentwicklung beginnen sie, mit der Grammatik zu experimentieren. Die sozialen Kontakte mit Gleichaltrigen werden differenzierter.

Altersgebundene Entwicklung – Entwicklungspfade

Dreijährige sind selbstbewusst, experimentierfreudig und unternehmend. Sie wissen aber genau, dass sie noch sehr abhängig von ihren Eltern, ihren Bindungspersonen sind, weswegen die Nähe zu ihnen für sie immer sicher sein muss. Trennungsängste können durch die Kindergartenaufnahme erneut entstehen. Andere Ängste drohen durch die magische Phase.

Die Entwicklung der Körpermotorik

Ihr Kind wird in diesem Altersabschnitt seine Sicherheit, sich frei zu bewegen, ausbauen. Dabei versäumt es aber nicht, sich an neue, motorische Fertigkeiten zu wagen. Treppen werden jetzt mit einem Wechselschritt erstiegen, Ihr Kind hält sich dabei weiterhin am Geländer fest. Der Abstieg wird sicherheitshalber noch mit einem Nachstellschritt angegangen, bei insgesamt sicherer Gleichgewichtskontrolle.

Hüpfen, Rennen und Fahren

Eine letzte Treppenstufe wird Ihr Kind bald als Absprung benutzen, um auf beiden Füßen wieder auf dem Boden zu landen. Kinder tun das sehr gerne, und mit einem Blick lässt sich sehen, wie weit die motorische Geschicklichkeit Ihres Kindes fortgeschritten ist. Hüpft Ihr Kind steif und vorsichtig ab, oder hüpft es schon ganz lässig und federt beim Aufspringen geschickt in den Knien und den Hüftgelenken nach?

Hindernisse versteht Ihr Kind – selbst wenn es rennt – souverän zu umsteuern, sogar wenn es einen großen Ball, eine Babypuppe in seinem Arm hält oder ein Wägelchen schiebt. Ein größerer Ball wird geschickt mit beiden Händen und mit dem Körper aufgefangen, er kann auch kräftig gekickt werden, saust aber selten in die anvisierte Richtung.

Bis zum Ende des dritten Lebensjahres hat Ihr Kind begriffen, wie ein Kinderfahrzeug, mit oder ohne Pedale, in Fahrt gebracht

Gestalten

Ansätze eines gestaltenden Malens sind zu erkennen, obwohl Kritzeln immer noch überwiegt. Manche Kinder mögen schon mit Fingerfarben oder Wasserfarben großflächig und farbig malen. Sie benutzen dazu auch mit korrektem Griff einen langen Farbpinsel. Die Finger und Hände arbeiten jetzt geschickt und schnell. Bei den meisten Kindern ist die dominante Hand inzwischen festgelegt: Sie sind sichere Rechts- oder Linkshänder.

ENTWICKLUNG IN ALTERSABSCHNITTEN

und wieder gestoppt werden kann. Manche Kinder haben jedoch damit Schwierigkeiten. Sie lernen das Bewegen und Lenken von Fahrzeugen langsamer als andere Kinder, was aber noch wenig über ihre körperliche Geschicklichkeit jetzt und später aussagt.

Die Bewegungsentwicklung der Hände und Finger

Die Konstruktion von Türmen aus Bauklötzchen mit etwa drei bis vier Zentimeter Kantenlänge gelingt mit alleiniger Hilfe von Daumen und Zeigefinger. Etwa acht bis zehn Bauklötzchen werden jetzt zu einem Turm aufeinandergestapelt. Größere Holzperlen lassen sich mit einem Schuhband auffädeln.

Malen und Kommentieren

Ihr Kind nimmt nun einen Stift nahezu korrekt mit den ersten drei Fingerspitzen in die Hand und führt ihn mit schon recht guter Kontrolle. Ein vorgemaltes Kreuz, ein Kreis werden nachgemalt. Ansätze eines gestaltenden Malens erscheinen, obwohl Kritzeln immer noch überwiegt. Den Versuch, ein „Männchen" zu malen, verfolgen Sie mit Interesse: eine Art Körper mit Kopf, und vielleicht Ansätze von Armen, Beinen, Haaren, Fingern. Selbst wenn nur gekritzelt wird, kommentiert Ihr Kind, was es malt und was es gemalt hat.

Manche Kinder mögen schon in diesem Alter mit Fingerfarben oder Wasserfarben großflächig und farbig malen. Sie benutzen dazu auch mit korrektem Griff einen lan-

gen Farbpinsel. Die Finger und Hände arbeiten jetzt geschickt und schnell. Buch- und Heftseiten werden einzeln korrekt und, wenn dazu angehalten, vorsichtig umgeblättert. Das Handhaben von Löffel und Gabel bereitet gegen Ende des dritten Lebensjahres keine Probleme mehr.

Rechts oder links?

Bei den meisten Kindern ist die dominante Hand inzwischen festgelegt: Sie sind sichere Rechts- oder Linkshänder. Bei einigen Kindern entscheidet sich die Dominanz einer Hand aber deutlich später, erst im fünften oder gar sechsten Lebensjahr.

Die Sprach- und Sprechentwicklung

Mit Drei- bis Fünfwortsätzen hat sich die sprachliche Ausdrucksfähigkeit jetzt erheblich erweitert. Gröbere Aussprachefehler sollten dabei nicht zu hören sein. Die verlängerten Sätze verlangen nach einer grammatikalischen Strukturierung.

Nach Butzkamm und Butzkamm erfolgt das Erlernen der Grammatik in den nächsten zwei bis drei Jahren über eine Versuch-Irrtum-Strategie. Kinder probieren jedoch auch mit Analogien und Verallgemeinerungen, grammatikalische Regeln in den Griff zu bekommen: Das Gegenwort zu Dunkelheit müsste nach Kinderlogik Hellheit heißen und nicht Helligkeit, oder Dunkelheit müsste eigentlich Dunkelkeit lauten. Mit Verallgemeinerungen wird versucht, eine einmal begriffene Regel auf möglichst viele ähnliche Situationen anzuwenden.

Die Lernstrategie des Ausprobierens von Sprache und Grammatik können Sie bei Ihrem Kind gut hören. Die richtige Aussprache ist nicht immer leicht zu lernen, zunächst einmal reichen ähnlich klingende Worte, wie Pagagei, Maschmaschine, probstem (trotzdem), momal (nochmal), Vamamilleeis (Vanilleeis), Lappwaschen (Waschlappen), um sich zu verständigen. Aufforderungen zur richtigen Aussprache schaden mehr, als sie nützen. Ihr Kind korrigiert seine Fehler mit dem Ohr unbewusst selbst. Sie können, wenn Sie wollen, so nebenbei, wie zur Bestätigung, das Wort richtig gesprochen wiederholen.

Nach der Sprachwissenschaftlerin Hannelore Grimm können Sprache und Grammatik nur in einem kreativen, struktursuchenden und strukturbildenden Prozess gelernt werden, den jedes Kind, das sich unauffällig entwickelt, selbst findet und individuell selbst gestaltet.

Sprachliche Bewältigung von Abläufen

Wie Kinder Grammatik lernen, soll für das dritte Lebensjahr an grammatikalischen Schwierigkeiten gezeigt werden. Wir halten fest: Kinder tun dies individuell kreativ und in einer Art künstlerischer Freiheit des Übernehmens und mit einem mehr oder weniger zeitlich ausgedehnten Prozess des selbstständigen Korrigierens.

Oder, wie es die Sprachwissenschaftler Wolfgang und Jürgen Butzkamm auf den Punkt bringen: „Kinder agieren in einer grammatikalischen, kreativen Unordnung, der sie durch ein ›über den Daumen gepeiltes‹ Ausprobieren selbst erkannter Regeln und mit dem Versuch, mit Generalisierungen zu arbeiten, beizukommen hoffen."

Beispiele für zeitliche und logische Abläufe

„Ich gehe jetzt heute, gestern in den Garten."

„Ich habe heute Nudeln mit ohne Ketchup gegesst." Was hat der Peter nun gegessen? Natürlich die Nudeln diesmal ohne Ketchup.

„Ich bin heute mit ohne niemand zum Kindergarten gegangen."

Meret sitzt in einer sonnigen Winterlandschaft auf einem Schlitten. Ein sehr schöner großer Hund geht an ihr vorbei. Als er in sicherer Entfernung gerade noch zu sehen ist, sagt Meret: „Den Hund streichle ich aber erst morgen, wenn er keine Zähne mehr hat."

„Ich war im Schlafanzug, war aber gerade angezogen." Frank wollte sagen, dass er sich eben erst angezogen hatte.

Geschehnisse in der Vergangenheit:

Ein Kind beklagt sich: „Und dann hat er mit einem Stein geschmeißt."

„Weil du bist gekommen gebist."

„Da hat der Peter aber laut geschreit."

Mathis stutzt nach dem Satz: „Chiara hat mir gehelft", und verbessert sich: „Chiara hat mir gehelfen." Das Wort „hat" und die

Vorsilbe „ge-" hat er bereits als notwendige Konstruktion für die Vergangenheitsform begriffen, noch nicht jedoch die Konjugationsform des Verbs.

Originalton in der Imitation

Direkt nachgeahmt und detailgetreu imitiert werden die engsten Bindungspersonen in ihrem Dialekt, in Sprachmelodie, Sprachrhythmus und Sprachduktus: eine Art „Echoton". Dabei kann es zu grotesken Situationen kommen.

Ihr Kind spricht Ihnen zum Beispiel einen Satz nach, so präzise, dass es Ihnen schon fast peinlich ist, wenn Sie Ihren Satz aus seinem Mund nachgesprochen hören: Unkorrektheiten in der Aussprache, Räuspern, geräuschvolles Atemholen, Ungereimtheiten, Ihren Dialekt, alles werden Sie zu hören bekommen.

Verblüfft stellen Sie jedoch fest, dass Ihr Kind die Bedeutung des Satzes überhaupt nicht verstanden hat, es hat ihn schlicht nur imitiert. Auch ganze Sentenzen, die Kinder gehört und eindrucksvoll gefunden haben, werden imitiert, nicht immer bei den zutreffenden Gelegenheiten: zum Bären, zur Puppe: „Moment, ich komme gleich!", ein erbostes „Was ist das schon wieder für eine Sauerei!". Sprache in ihrer grammatikalischen Struktur lässt sich jedoch nicht durch Nachahmung lernen. Imitiert werden nur, wie gezeigt, ganze Ausdrucksphänomene der Sprache (Prosodie) und der Aussprache. Grammatik wird eher in einem angeborenen, kreativen und sich selbst kontrollierenden Prozess erworben, mit Hilfe des Gehörs.

Mehrsprachigkeit

Unbestritten ist, dass Kinder in den ersten drei Lebensjahren eine zweite oder dritte Sprache fast nebenher lernen, wie die Muttersprache auch.

Erste Bedingung ist jedoch, dass Vater oder Mutter diese zweite Sprache perfekt beherrschen. Ist diese Voraussetzung gegeben, sollte der Elternteil, der die zweite Sprache spricht, schon sehr früh, möglichst ab der Geburt, in ihrer bzw. seiner Sprache mit dem Kind reden. Der andere nur in seiner Sprache. Das gilt auch und vor allem, wenn Vater oder Mutter die Sprache des anderen nicht oder nur ungenügend beherrscht.

Hat ein Elternteil Probleme mit der Sprache des Landes, in dem er lebt, bekommt ein Kind unvermeidlich eine fehlerhafte Sprache zu hören. Es wird Schwierigkeiten haben, die Landessprache korrekt und richtig über sein Gehör zu lernen.

Beispiel: gelungene Mehrsprachigkeit

Ein deutscher Vater hat über seine italienische Mutter früh Italienisch gelernt. Die Mutter wollte, dass ihr Sohn sich einmal, auch sprachlich, ganz in ihre italienische Familie integrieren könne. Der wiederum heiratete eine deutsche Frau. Sie bekamen eine Tochter. Mit ihr sprach der Vater von Geburt an Italienisch, die Mutter Deutsch.

Er wurde beruflich mit seiner Familie nach Frankreich versetzt. Dort kam die Tochter, wie üblich, mit etwa 18 Monaten in einen Kindergarten, zunächst nur stundenweise.

Im Kindergarten lernte die Tochter ganz nebenbei und ohne gezielte Nachhilfe ein perfektes Französisch.

Beispiel: gefährdete Mehrsprachigkeit
Ein deutscher Ingenieur, der in Afrika arbeitete, heiratete eine Tochter des Königs eines westafrikanischen Stammes. Diese sprach neben ihrer Stammessprache fließend und perfekt Französisch, er selbst Deutsch und Englisch. Später lebten sie in einer deutschen Großstadt. Die Prinzessin begann, Deutsch zu lernen, da die Familie in Deutschland bleiben wollte.

Ihr fünfjähriger Sohn wurde schließlich wegen einer erheblichen Sprachentwicklungsstörung in der deutschen Sprache in unserer Abteilung vorgestellt. Das Gespräch mit den Eltern ergab folgende Situation: Da die Eltern in Deutschland bleiben wollten, sprach der Vater mit seinem Sohn Deutsch. So weit, so gut. Die Mutter sprach mit ihm ihr noch mangelhaftes Deutsch, aber auch Französisch, was der Vater wiederum nur unzureichend verstand.

Außerdem sprach sie auch immer wieder zu ihm in ihrer Stammessprache, weil sie relativ häufig, auch aus beruflichen Gründen, für Wochen nach Afrika zu ihren Eltern und in deren Wohnort zurückkehrte und ihren Sohn immer dorthin mitnahm.

Mit den Eltern wurde abgesprochen: Der Vater spricht weiterhin nur Deutsch mit ihm, die Mutter nur Französisch. Im Gespräch mit den Eltern gingen wir gemeinsam davon aus (was dann auch zutraf),

dass der Sohn die afrikanische Stammessprache „nebenher" in seiner afrikanischen, großelterlichen Familie lernen würde. Die Sprachentwicklungsstörung war in einem Jahr aufgeholt, mit dem Ergebnis, dass der Sohn fließend drei Sprachen spricht.

Die kognitive Entwicklung

Im dritten Lebensjahr erfährt die kognitive Entwicklung einen enormen Zuwachs an Informationen und kognitiver Handlungsfähigkeit, angeschoben durch die wachsenden sprachlichen Ausdrucksmöglichkeiten. Die Erfahrungswelt lässt sich mithilfe der Sprache und mit den sprachlichen Hilfen der Eltern viel besser und genauer in Kategorien ordnen. Das reine Sachwissen Ihres Kindes über seine Welt, in der es lebt, ob in der Stadt, ob auf dem Land, auf einem Bauernhof oder in einem Handwerksbetrieb, wächst fast schon exponentiell.

Kinder tun das Ihrige dazu. Sie fragen nach allem, um die Neuigkeiten und zusätzlichen Informationen in ihre Schemata und Skripts einordnen zu können. Deren Richtigkeit wird jedes Mal neu überprüft. „Wer? Warum? Wieso? Woher? Welche?" sind die meistgestellten Fragen, die Eltern zu hören bekommen und die sie selbst an den Rand ihres Wissens führen. Warum ist der Mond mal rund und mal nicht rund? Die gesammelten Schätze an Spielautos, an Spieltieren, an Bilderbüchern werden immer wieder überprüft und gesichtet.

ENTWICKLUNG IN ALTERSABSCHNITTEN

Beispiel: Vorlesen und Zuhören

Beglückt werden Besucher, die Ihr Kind kennt, in Beschlag genommen. Das Buch zum Vorlesen ist schnell gewählt und schon bei der Hand. Leonhard wartet nur darauf, dass er gefragt wird, „Wo ist …?": die Katze, der Traktor, die Hexe im Bilderbuch. Er zeigt sie prompt und freut sich selbst an seinem Können.

Nebenbei lernt er, kleinere und größere Mengen zu erfassen: Viele Tiere sind auf einem Bauernhof, aber nur ein Hund; viele Autos sind zu sehen, aber nur ein Polizeiauto und nur ein Krankenwagen, beide aber machen tatü-tata, tatü-tata: Leonhard zögert nicht zu demonstrieren, dass er die Signale kennt und weiß, was sie bedeuten.

Beispiel: Zusammenhänge verstehen

Martin beobachtet seit Längerem und gerne die auf einem blau blühenden Lavendelbusch an- und abfliegenden Bienen, die sich außerdem an den Blüten zu schaffen machen. „Was tun die da?" Martin liebt ein mit Honig bestrichenes Brot. Die Mutter erklärt ihm, dass die Bienen Honig für Martin aus den Blüten sammeln und in ihr Bienenhaus bringen, wo der Honig geholt und abgefüllt werden kann.

Große Verblüffung. So hat sich Martin die Herkunft des Honigs nicht vorgestellt. Er hat damit auch deshalb gewisse Schwierigkeiten, weil er weiß, dass Bienen wie Wespen stechen können, was er fürchtet. Bienen sind ihm deswegen nicht unbedingt sympathisch. Es bleiben jetzt ambivalente Gefühle.

„Als-ob-Spiele"

In jetzt deutlich differenzierteren „Als-ob-Spielen", alleine oder mit anderen Kindern, werden die neuen Erwerbungen an Wissen, an Erlebnissen, an sozialen Kontakten, an menschlichen Situationen durchgespielt, wiederholt, verinnerlicht und – wenn sie wichtig für das weitere Leben werden könnten – auch zu Schemata und Skripts ausgebaut und im Gedächtnis für Handlungsabläufe gespeichert.

Das Malen von Bildern geht nun über in den Bereich einer beabsichtigten und gewollten Gestaltung (s. S. 190). Auch das Interesse an technischen Dingen ist gewachsen. Jeder Schalter muss ausprobiert werden, die Wirkung wird genau verfolgt. Ein Faxgerät beginnt plötzlich zu rattern und unbekannte Seiten auszuspucken.

Aus dem Küchenradio, bei dem Sonja nahe auf dem Küchentisch saß, um Tätigkeiten von Mutter oder Vater besser überblicken zu können, ertönt plötzlich um Mitternacht Musik, weil das Kind beim Herumfingern auf den Tasten zufällig einen Wecktermin eingestellt hat. Die ganze häusliche Umwelt ist zum Versuchsfeld für ein selbstständiges Lernen geworden, das allerdings einer Überwachung bedarf, da unerwartete Folgen sich plötzlich als höchst gefährlich oder kostenintensiv herausstellen könnten. Es ist einer der wirklich bedeutsamen Gründe, warum für Kinder unserer Kultur der angeborene Drang nach Imitation einer elterlichen Kontrolle bedarf. So müssen Kinder der westlichen Kulturen schon sehr früh lernen, welche Imitationen erlaubt, welche jedoch tabu sind.

Die soziale Entwicklung

Kinder sind im dritten Lebensjahr meist spontan, selbstbewusst, selbstständig und ausschließlich auf sich bezogen. Sie erwarten die Erfüllung ihrer Wünsche sofort. Alles soll gleich geschehen, gleichgültig, welchen Beschäftigungen ihre Bindungspersonen gerade nachgehen. Große Auseinandersetzungen mit Mutter oder Vater entstehen, wenn ihr Kind plötzlich darauf besteht, nur diese Unterhose, nur dieses Hemd oder Kleid, gerade diese Strümpfe anzuziehen, obwohl die vielleicht gerade in der Wäsche sind. Auch mit dem Essen werden sie wählerisch, obwohl Kinder in diesem Alter alles andere als anspruchsvolle Esser sind. Alles wollen sie alleine machen: „Ich auch, ich auch", mit häufig voraussehbaren Ergebnissen.

Helfenlassen zahlt sich aus

Und trotzdem sind sie bereit, an den Aktivitäten ihrer Mütter und Väter teilzunehmen, ihnen zu helfen, was jede Würdigung verdient. Doch eine wirkliche Hilfe sind sie in diesem Alter selten.

Als Eltern brauchen Sie sich jedoch nicht zu wundern, wenn Kinder später nicht mehr bereit sind zu helfen, weil ihre zunächst evolutionär an das Alter gebundene Bereitschaft, dabei zu sein, damals nicht ernst genommen und nicht in die Familie eingebunden werden konnte. Daher wird sich der jetzt doch aufgebrachte Zeitaufwand später als eine hochverzinste Investition erweisen. Denn Kinder sind fast immer bereit, das Ihrige auch weiterhin zum Leben der Familie beizutragen.

Faszination Rollenspiel

Gemeinsame Rollenspiele mit anderen Kindern werden ab dem dritten Lebensjahr die Regel, anfangs noch über nur kurze Zeitabschnitte von etwa zehn bis 15 Minuten, bald aber verlängert auf eine Stunde, Stunden oder ganze Vor- oder Nachmittage.

Gleichzeitig sind diese selbstbewussten energiegeladenen Zwerge immer wieder höchst anlehnungsbedürftig. Sie benötigen die Fürsorge und Zuwendung ihrer Bindungspersonen noch in hohem Maße.

Bald reif für den Kindergarten?

Am Ende des dritten Lebensjahres werden die meisten Kinder so weit entwickelt sein, dass sie bereit sind, in den Kindergarten zu gehen. Das setzt allerdings voraus, dass ein Kind jetzt gelernt hat, sich von seinen Bindungspersonen für einige Zeit, für einen Vormittag trennen zu können. Das kann für manche Kinder eine zunächst nicht so sehr gewünschte oder erfreuliche Situation bedeuten, da sie viel emotionale Energie benötigen, um ihre Trennungsängste unter Kontrolle und in der Balance zu halten.

Das Gleiche gilt auch für Kinder, die schon vor dem dritten Lebensjahr einen Teil ihres Tages bei einer Tagesmutter verbringen, in einer Kleinkindergruppe oder in einer Kindertagesstätte. Entscheidend ist, in welchem Maße ein Kind eine Trennung von seinen Bindungspersonen emotional verkraften kann. Kinder, die ältere Geschwister haben tun sich damit meist leichter, weil sie öfter dabei sein werden, wenn der ältere Bruder, die ältere Schwester aus einer solchen Einrichtung abgeholt werden. Geht es den Geschwistern dort gut, gehen sie später, wenn sie dann an der Reihe sind, gerne und mit hoher Motivation ebenfalls morgens aus dem Haus. Viele Klein- und Einzelkinder finden es ganz einfach schön und interessant, für einige Stunden mit anderen Kindern zusammen zu sein. Sie schätzen bereits vergnügliches Spielen, eine kleine Zwischenmahlzeit, andere Spielsachen und Personen um sich zu haben, die auf ihre Wünsche und Vorstellungen rasch eingehen und Abwechslungen anbieten.

Weiß ein Kind aber – und schon Kleinkinder haben dafür ein sehr sicheres Gefühl –, dass eine familiäre dringliche Notwendigkeit einer stundenweisen außerhäuslichen Unterbringung notwendig ist, dann hilft ihm sein Drang nach Teilhabe, eine solche Trennung auf sich zu nehmen und seinen Anteil zum Familienleben beizutragen, weil es eben sein muss. Ich verweise auf das Beispiel von Max und seine Mutter auf S. 94.

Kinder sind schon von der Evolution her von Geburt an auf gesellschaftliche Kontakte vorbereitet. In den Gruppen, Clans und Großfamilien sind immer mehrere Personen mit den Kleinkindern beschäftigt, für die sie sich verantwortlich fühlen und das sind oft nicht die direkten Bindungspersonen. Heidi Keller, eine Professorin für Entwicklungspsychologie an der Universität in Osnabrück, die sich besonders mit den kulturellen Unterschieden der frühen Kindheit beschäftigt, argumentiert, dass nur 10–20 Prozent der heutigen Menschen familiär mit den Möglichkeiten und Konflikten der westlichen Welt lebten, der bei Weitem größere Teil aber noch immer mit ihren traditionellen, überlieferten und bewährten Familien- und Gesellschaftsstrukturen. Damit werden Trennungsängste und die Formen des Bindungsverhaltens jedoch zu Problemen unserer westlichen Kultur, die offenbar noch nicht effektiv genug gelöst werden konnten. Denn: Die Vermeidung von Trennungsängsten erfordert eine hohe Priorität, da sie nicht selten auch noch im späteren Leben für Angstzustände und Verhaltensprobleme verantwortlich gemacht werden muss.

Fühlt ihr Kind sich wohl?

Eigentlich ist nicht zu übersehen, wenn sich ein Kind in einer der genannten Einrichtungen nicht wohl fühlt oder unter der Trennung von seinen primären Bindungspersonen leidet. Vergnügt sind solche Kinder nicht mehr. Zu Hause werden sie sich als auffällig anhänglich zeigen und jede noch so geringfügige Trennungssituation mit Negativgefühlen und frustriertem Verhalten beantworten. Müssen Mutter oder Vater trennungsgeängstigter Kinder zu bestimmten Zeiten Wohnung oder Haus verlassen, dann wird es notwendig sein, nach anderen Möglichkeiten zu suchen. Könnte eine gute Bekannte, ein Babysitter, denen das Kind vertraut, in die Wohnung kommen? Könnte das Kind zu Freunden, Bekannten, die es gut kennt oder zu Großeltern gebracht werden? Es sind immer nur individuelle Lösungen möglich, die gefunden werden müssen, meist für einige Monate, manchmal auch für ein Jahr, bis ein Kind doch den Weg in eine Einrichtung findet, meist von selbst, plötzlich motiviert und neugierig und zunächst vielleicht nur stundenweise. Sehr effektive Hilfen bieten die schon erwähnten transitorischen Objekte, von denen es oft mehrere sind, die trennungsgeängstigte Kinder mit sich herumtragen oder sie in greifbarere Nähe halten. Werden sie nicht mehr benötigt, nicht mehr beachtet, darf daraus geschlossen werden, dass die Trennungsängste vom Kind nun weitgehend selbst emotional bewältigt werden können.

Die emotionale Entwicklung

Zwei Problemfelder der emotionalen Entwicklung bestimmen das dritte Lebensjahr: Die auf S. 159 bereits angesprochenen Trennungsängste, die – keineswegs obligatorisch – die Aufnahme in einem Kindergarten begleiten, und eine altersgebundene Auseinandersetzung mit bestimmten Ängsten in der sogenannten magischen Phase, auf die wir im Folgenden, weil für Kinder von großer Bedeutung, näher eingehen werden.

Altersgebundene Besonderheiten

Im Verlauf des dritten Lebensjahres erscheint ein besonders auffälliges, transitorisches (vorübergehendes) kindliches Verhalten: die sogenannte magische Phase. Außerdem kann die im Gehirn erfolgende (zentrale) Verarbeitung von Hör- und Sehinformationen erstmals Auffälligkeiten zeigen, die sich später, in der Schule, als eine Lese-Rechtschreib- oder Rechenschwäche bemerkbar machen können.

Die magische Phase

Diese Phase, die alle Kinder dieser Welt in ihrer Entwicklung durchlaufen, findet, im Gegensatz zu der Trotzphase, in der Entwicklungsliteratur kaum Erwähnung. Das ist erstaunlich, da das kindliche Verhalten in dieser Zeit ohne Kenntnis der magischen Phase kaum zu verstehen und damit vielen Fehldeutungen ausgesetzt ist.

Die magische Phase beeinflusst das Denken und Handeln von Kindern besonders in der Altersgruppe zwischen dem dritten und fünften Lebensjahr. In diesem Alter werden die eigenen Gedanken und Handlungen von einem Kind als eine wichtige Ursache vieler Geschehnisse angesehen

WISSEN

Frühe Entdeckung

Die amerikanische Kinderpsychologin Selma Fraiberg (1918–1981) war Sozialarbeiterin, bevor sie eine der bedeutenden Kinder-Psychoanalytikerinnen des 20. Jahrhunderts wurde. Sie beschrieb erstmals 1959 die „magischen Jahre". Ihr Buch „Die magische Phase" ist auch in deutscher Übersetzung erschienen.

ENTWICKLUNG IN ALTERSABSCHNITTEN

und erlebt. Kinder ahnen gleichzeitig, dass auch andere Kinder, Erwachsene, Eltern, aber auch Tiere, Hexen, Zauberer, Feen und Zwerge solche Fähigkeiten besitzen könnten. So geraten einerseits Omnipotenzgefühle, andererseits Ängste über die Gefährdung der eigenen Person in ein Spannungsverhältnis und in einen Widerstreit. Deutlich strukturierte objekt- oder situationsbedingte Ängste sind typisch für diesen Altersabschnitt.

Beispiel: Tim ärgert sich

Tim hat sich über seine Mutter geärgert. Sie hatte ihn ausgeschimpft, weil er, entgegen ihrem Verbot, mit einem Messer hantiert und sich dabei verletzt hatte. Mit einem Heftpflaster konnte Tim geholfen werden. Er wünscht, dass seine Mutter sich auch einmal so richtig an einem Messer schneiden solle. Dieser Wunsch ist ihm jedoch nicht so ganz geheuer, weil er seine Mutter eigentlich sehr gern hat, ja sie geradezu liebt und sie einmal auch heiraten will.

In der Nacht hat es dann geschneit und es wurde kalt. Morgens wollte Tims Mutter Schnee schippen, rutschte aus und brach sich den rechten Unterarm. Sie musste in die Klinik gebracht werden. Tim war geschockt und fassungslos, weil er der Meinung war, das Unglück seiner Mutter sei durch ihn und seine „bösen" Wünsche ausgelöst worden. So weit sollte seine Wünschmächtigkeit nun doch nicht gehen.

Mit seinen Schuldgefühlen ist die Geschichte jedoch noch nicht beendet, denn Tim muss sich sorgen, dass seine Mutter

---

WISSEN

Kindliche Vorstellungswelt

Kinder in der magischen Phase haben noch keine korrekten Vorstellungen oder gar Sicherheiten

- über die Ursachen und Wirkungen der Welt, in der sie leben, und was sie miteinander zu tun haben,
- vom Verhältnis ihrer Körpergröße zu anderen Größen und Abmessungen,
- wer sie sind und was sie möchten – das wechselt fast täglich, je nachdem, welche Tiere, „Helden", Vorbilder sie gerade beeindrucken,
- ob sie nun endgültig und unveränderlich ein Mädchen, ein Junge sind und
- dass es so etwas wie moralischsittliche Grundbegriffe gibt. Sie existieren kaum als Repräsentationen in ihren Gedächtnissen.

---

oder sein Vater herausfinden könnten, wer das Unglück letztendlich verschuldet hat, und dass er nun dafür auch noch bestraft wird.

Magie durchdringt alles

„Märchenfiguren" aller Art, Drachen, Ungeheuer, Hexen, Räuber, Zauberer, Zwerge sind Kindern im magischen Alter nicht geheuer, da auch sie Kindern Schaden zufügen könnten. Viele Kinder glauben in diesem Alter, durch Heirat von Vater oder Mutter die notwendige und schutzverbürgende Bindung für immer sichern zu können.

Wir wissen bereits, dass Kinder von Anfang an nach Theorien und Erklärungen für die Geschehnisse suchen, die sie erleben. In der magischen Phase suchen sie nach magischen Theorien zu Ursachen, zu denen sie selbst Anstoß gegeben haben, oder nach anderen, für sie unerklärlichen Kräften.

Magische Logik führt zu magischem Erleben, aber auch zu magischen Vorstellungen über die Ursachen von Ängsten, Bedrohungen, Befürchtungen. Allerdings auch über die erfreulicher Ereignisse, wie die Weihnachtsgeschenke und wer dafür verantwortlich ist: der Weihnachtsmann, das Christkind; oder was der Osterhase mit den versteckten Ostereiern oder anderen Ostergeschenken zu tun haben könnte.

Beispiele für Verhalten in der magischen Phase

An Beispielen soll die magische Phase für Sie gut nachvollziehbar werden. Bis zum fünften Lebensjahr wird sie uns begleiten (s. S. 197 und S. 208). Zum besseren Verständnis werde ich die Beispiele danach ordnen, aus welchen Gründen, aufgrund welcher „Theorien" Kinder in dieser Phase agieren oder ihre Schlüsse daraus gezogen haben, um danach zu verstehen oder zu handeln.

Beispiele: unverstandene Größenverhältnisse

Bei Selma Fraiberg findet sich dazu ein klassisches Beispiel: Eine Mutter badet ihre dreijährige Tochter jeden Abend in der Badewanne, was das Kind gerne und ausgiebig genießt. An einem Abend wollte die Mutter abends noch weg, weshalb die Badefreuden verkürzt werden sollten. Sie forderte ihre Tochter auf, die Badewanne zu verlassen, worauf das Kind nicht einging. Schließlich zog die Mutter den Stöpsel aus der Abflussöffnung. Die Tochter beeindruckte dies wenig. Als sie jedoch sah, wie das Wasser im Abflussbereich zu kreiseln begann, hatte sie es eilig, die Badewanne zu verlassen.

Warum? Sie bekam Angst, mit dem Wasser in dem Abflussrohr zu verschwinden, weil sie die Größe ihres Körpers noch nicht mit dem Durchmesser des Ablaufrohres in Beziehung setzen konnte.

Übrigens auch eine Angst von Kindern, wenn sie über einen Holzsteg, eine Holzbrücke gehen sollen und zwischen den Ritzen der Balken das Wasser unter sich rauschen sehen und nun in Panik geraten, sie könnten durch die Ritze in den Fluss fallen und mitgerissen werden.

In ähnliche Richtungen gehen die Ängste vor Staubsaugern, die Ängste, auf einer Toilette zu sitzen, wobei mit großem Geräuschaufwand Teile vom Kind selbst in irgendwelche Tiefen gespült werden. Da könnte ein Kind leicht mitgerissen werden. Aus diesen Tiefen könnten aber auch gefährliche Ungeheuer hervorkommen. Aus dieser Sicht erbringt ein Kind eine ganz beachtliche Leistung der Überwindung seiner Ängste, wenn es vom Töpfchen zur Toilette wechselt.

Beispiel: Kühe unterwegs

Ein dreijähriges Mädchen, im Urlaub an der See, soll abends schlafen. Es weiß, dass die Eltern unten in der Gaststube sitzen und nicht weggehen werden. Auf einer nahen Weide grasen friedvoll Kühe. Es ist jedoch nicht bereit, alleine in dem Schlafzimmer zu bleiben, in dem auch die Betten der Eltern stehen. Einer müsse bei ihm bleiben, denn die Kühe könnten doch zu ihm durchs Fenster in das Zimmer kommen.

Das Kind glaubt wirklich, dass die Kühe plötzlich im Zimmer stehen könnten, ich kann es Ihnen versichern. Die allermeisten Erwachsenen missverstehen eine solche Argumentation als gezielten Versuch des Kindes, nicht zu schlafen, sondern bei den Eltern zu bleiben, gerade dann, wenn die Eltern darauf drängen, endlich auch zu sich selbst zu kommen.

Beispiel: der Elefant auf dem Dach

Rolf, dreieinhalb Jahre alt, spielt gerne mit Tieren. Er besitzt einen Bauernhof mit Haustieren. Wildtiere gehören ebenfalls zu seiner Sammlung und eine Arche Noah. Über die Lebenswelt der Tiere ist er für sein Alter schon gut informiert.

Eines Morgens im Winter kommt er zu seiner Mutter in die Küche, wo er, auf dem Küchentisch sitzend, seine Tasse Kaba trinkt. Er schaut zum Fenster hinaus und erstarrt. Er traut seinen Augen nicht, dann bricht es aus ihm heraus, fassungslos: „Auf dem Dach steht ein Elefant!" Er kommt vor Aufregung ins Stottern: „Ein Elefant, ein Elefant, dort!" Die Mutter lacht ungläubig und hält es nicht einmal für nötig, aus dem

Fenster zu schauen. Da Rolf nicht zu beruhigen ist, stellt sie sich neben ihn, und beide schauen zu dem Dach hinüber, auf das Rolf zeigt. In der Tat: Dort steht ein Elefant auf dem Dach. Vor dem gegenüberliegenden Haus war eine dort wachsende Birke so beschnitten worden, dass mit einiger Fantasie, auf dem Dachfirst stehend, die Umrisse eines Elefanten sich abzeichneten. Die verblüffte Mutter versucht zu erklären, wie das Bild des Elefanten zustande kommt, aber für Rolf zählt das im Augenblick nicht viel: Er sieht doch den Elefanten! Also ist er da.

Beispiel: Wie nah ist der Himmel?

Stefan, dreijährig, spielt mit seiner Freundin Antonia im Sandkasten. Sie bewerfen sich ab und zu mit Sand. Plötzlich hat Antonia die Idee, Sand und Steinchen in die Luft zu werfen, „in den Himmel".

Stefan ist entsetzt, da würden doch die Sonne, der Mond, die Sterne getroffen werden und kaputtgehen. Verzweifelt fällt er Antonia in die Arme: „Das darfst du nicht, das darfst du nicht!" Später erzählt er entrüstet seinem Vater von der Freveltat Antonias.

Beispiele: wörtliches Missverstehen

Ein Beispiel von Selma Fraiberg: Ein dreijähriges Mädchen hat panische Angst vor Ameisen, jedoch keine vor anderen Tieren. Woher kann die Angst kommen? Nach langen, fast schon detektivischen Recherchen konnte die Entstehung der Angst geklärt werden: Die Großmutter hatte Ameisen im Küchenschrank gefunden und ausgerufen: „Die Ameisen sind wieder da, sie werden alles (das Kind verstand ›uns alle‹) auffressen!"

Meret will ihren dritten Geburtstag mit einer kleinen Party feiern. Es ist ihr erster Geburtstag, den sie mit vollem Bewusstsein begeht. Sie spricht in den Wochen davor fast nur noch von ihrem Geburtstag. Zufällig schaut sie sich mit ihrer Großmutter ein Buch an, in dem eine Mutter ein Baby im Arm hält. Meret kommentiert mit einer bewusst babyhaften Stimme, wie schön es ist, wieder ein Baby zu sein, ein Fläschchen zu bekommen und immer von der Mutter getragen zu werden. Aber leider, leider bekomme sie dann nichts zum Geburtstag.

Die Großmutter stutzt und fragt nach. Meret hatte das Wort „Geburtstag" ganz wörtlich verstanden: Sie werde an diesem Tag wieder geboren werden. Meret war über die „Aufklärung" sehr erleichtert, aber aus dem Blick, mit dem sie sich das Bild von der Mutter mit ihrem Baby noch einmal anschaute, war auch eine Spur von Bedauern herauszulesen.

Jenny liebt Süßigkeiten, sie ist aber wählerisch und nicht zu bestechen. Einmal waren sogenannte Schweinsohren in der Auswahl, die ihr älterer Bruder genüsslich verzehrte und köstlich fand. Meret lehnte mit Entrüstung ab, Schweinsohren esse sie nicht. Vierzehn Tage später baute sie sich vor ihrer Mutter auf und verkündet, dass sie Schweinsohren inzwischen liiiebe!!

Was war geschehen? Obwohl das Gebäck keineswegs wie Schweineohren aussah,

nahm Meret den Namen wörtlich. Erst durch die Nachhilfe ihres Bruders begriff sie, dass Schweinsohren nicht Schweineohren sein müssen, und fand, nach vorsichtigem Versuchen, Geschmack an ihnen.

Beispiele: magische Ängste

Ein Nussknacker, der auf dem Schrank steht, mit grimmigem Gesicht und mit einem gewaltig aufklappbaren Mund, und auf Dreijährige herabschaut, kann ein Gefühl der Bedrohung auslösen. Was er auch tut. Manche Dreijährigen baten darum, den „Mann" zu entfernen, nach dem sie immer wieder wie gebannt zu ihm hinaufschauen mussten.

Ein Neunjähriger (!) erzählte, er habe, „wie er noch klein war" und es nicht umgehen konnte, an dem Schrank vorbeizugehen, auf dem der Nussknacker thronte, sich ganz klein gemacht und sei immer ganz schnell gerannt, weil er Angst davor gehabt habe, der Nussknacker stünde plötzlich vor ihm und würde ihn fressen.

Die gleichen Effekte kann eine kleine Hexe mit einem wahren Hexengesicht auslösen, die in einem Bücherregal zufällig steht, den Eltern ein harmloses Andenken.

Bei einem Kind in der magischen Phase löst sie jedoch so große Ängste aus, dass es den Raum nicht mehr oder mit allen Zeichen der Angst und Vorsicht betritt. Das Kind wird nicht sagen und wahrscheinlich auch nicht sagen können, warum das Zimmer mit der Hexe im Bücherregal ihm unheimlich ist.

Beispiel: unverstandene Verse

Auch Gedichte und Verse lösen immer wieder einmal Angsteffekte aus. Nicht bei jedem Kind, aber doch öfter, als von Eltern wohl wahrgenommen wird.

Da gibt es ein Bild und die Verse vom „buckligen Männlein", das einem immer auf den Fersen ist, wo man sich so in Haus und Garten gerade aufhält. Dazu gehört auch das Lied, oft mit einem dem Kind nicht ganz geheueren oder furchterregenden Bild vom Bi-Ba-Butzemann, von der kleinen Hex', die morgens früh um sechs schon beginnt, ihr Unwesen zu treiben, oder das Märchen vom Rumpelstilzchen, mit dem ominösen Vers, mit dem sich Rumpelstilzchen selbst versichert, „dass niemand weiß, dass ich Rumpelstilzchen heiß".

Beispiel: Ödipuskomplex

Bei der Darstellung kindlichen Denkens im 3. und 4. Lebensjahr versäumt kaum ein Ratgeber oder Entwicklungsbuch, auf den Ödipuskomplex zu verweisen. Ödipus, eine griechische Sagengestalt, ein thebanischer Königssohn, heiratete seine Mutter, ohne zu wissen, dass sie seine Mutter ist. Sein Vater, den er nicht als seinen Vater kannte, war zuvor von ihm erschlagen worden, bei einer Begegnung, die nichts mit seiner Mutter zu tun hatte.

Ich meine, dass die ganze Ödipusgeschichte wenig mit der Situation gemein hat, der ein Kind sich gegenübersieht, wenn es vorübergehend meint, seine Mutter, seinen Vater heiraten zu wollen. Mordabsichten hat ein Kind in diesem Alter gewiss nicht.

Ganz im Gegenteil. Es gerät viel eher in einen schmerzhaften Konflikt, weil es beide, Vater und Mutter, liebt und beide gerne behalten und weder die eine noch den anderen verlieren möchte.

Übergangsfunktion der magischen Phase

Die magische Phase ist ein unerlässliches Durchgangsstadium der kognitiven, sozialen und emotionalen Entwicklung hin zu einem Aufbau eines Lebens in einer realen Welt, aber auch zu einer separierten Ich-Struktur trotz der notwendigen sozialen Bindungen. Sie kann als eine Durchgangsphase zur Akzeptanz angesehen werden,

- dass man ein Mädchen oder ein Junge ist,
- dass manche Lebensbedingungen vorgegeben und nicht mehr zu ändern sind,
- zum Aufbau einer stabilen Selbstwertbewusstheit und schließlich auch
- zur Aneignung von Gewissensinstanzen und Moralvorstellungen, wie sie die Kultur fordert, in der ein Kind aufwächst.

Als Konsequenz baut sich ein zunehmendes Verständnis in den Kindern auf, welche negativen oder auch positiven Konsequenzen aus den eigenen Wunschvorstellungen für andere entstehen können.

Was soll mit dem Vater geschehen, wenn ein Junge seine Mutter heiraten möchte? Er begreift bald, dass das „Wegwünschen" keine gute Lösung ist, da er seinen Vater ja liebt und ihn auch behalten will. Ein alterstypisches, sehr großzügiges Angebot lautet dann, zur Verblüffung des Vaters: „Und du bleibst einfach wie Besuch bei uns, so lange du möchtest."

Erwachsene und die magische Phase

Eltern und Erwachsene wissen mit der magischen Phase meist nichts mehr anzufangen, sie können deren eigene Gesetzlichkeiten nicht mehr nachvollziehen. Die Folge: Kinder erfahren, dass sie nicht ernst genommen werden, sie genieren sich, über ihre „Theorien", Gedanken und Ängste zu reden. Das wird ihnen auch schnell nahezu unmöglich gemacht, mit Verweisen wie „zu viel Fantasie", „nimmt es mit der Wahrheit nicht so genau", „lügt schon in so jungem Alter", „neigt zu Übertreibungen" oder, ganz schlimm: „Stell dich doch nicht so an!"

Einmal auf die magische Phase aufmerksam geworden, werden Sie erstaunt sein, wie häufig sie Ihnen bei Kindern im Alter von drei bis fünf Jahren begegnet.

Sehen und Hören

Obwohl längst sichergestellt sein sollte, dass Ihr Kind gut sieht und hört, sollten Sie sich immer wieder versichern, dass das auch weiterhin zutrifft. Im Laufe der Entwicklung können doch Augen und Ohren in ihrer Funktion durch Krankheiten oder angeborene Störungen beeinträchtigt sein.

Nicht so ganz selten sind, bei ganz unauffälliger Funktion der Augen und Ohren, Schwierigkeiten in der schnellen Verarbeitung der Seh- und Hörinformationen im Gehirn, weil sie dort, wie im Kapitel über das fünfte Lebensjahr beschrieben, nur verzögert weiterverarbeitet werden können. Da das im Gehirn, in der „Zentrale", geschieht, wird dann von Störungen der zentralen Informationsverarbeitung gesprochen. Das sind Schwächen des Gehirns bei der Aufnahme und bei der Verarbeitung der einlaufenden Sinneswahrnehmungen, die dort zu bewusster Wahrnehmung (ich weiß, was ich sehe oder rieche) oder zu Handlungen verarbeitet werden.

Was Ihnen auffallen könnte

Geht Ihr Kind zu nahe mit den Augen an ein Bild, an ein Spielzeug, beim Kritzeln an das Papier heran? Mag es nicht konzentriert Bilder betrachten, alleine oder mit Ihnen, z. B. in einem Bilderbuch? Mag Ihr Kind nicht weiterspielen, wenn es dazu ein Spielzeug, Klötzchen genauer betrachten muss? Hört Ihr Kind Ihnen gerne und konzentriert zu, wenn Sie ihm etwas erzählen, ihm etwas erklären wollen? Oder haben Sie den Eindruck, Ihr Kind höre nicht genau hin, was Sie ihm sagen, erzählen, erklären wollen? Wird es dabei unruhig und unkonzentriert? Das sind Kinder immer wieder einmal. Auffällig ist nur, wenn solche Konzentrationsschwächen beim Sehen oder Hören oder bei beidem zur Regel geworden sind (s. S. 149).

Schlafen und Schlafzeiten

Der Vormittagsschlaf ist von den meisten Kindern aufgegeben worden. Manche halten auch nichts mehr von einem Nachmittagsschläfchen, vor allem dann, wenn sie meinen, dadurch Aktivitäten in der Familie zu versäumen. Dieser Meinung sind sie vor allem, wenn sie ältere Geschwister haben.

ENTWICKLUNG IN ALTERSABSCHNITTEN

Mütter und enge Bindungspersonen sehen die Reduzierung der Schlafzeiten mit gemischten Gefühlen. Die Zeit, in der sie etwas für sich, für die Familie tun konnten, während ihr Kind schlief, wird dadurch deutlich eingeschränkt und reduziert.

Einschlafprobleme

Einschlafprobleme und nächtliches Aufwachen sind häufig. Wie störend das für Eltern tatsächlich ist, hängt davon ab, ob sich daraus ein Stressverhalten entwickelt, unter dem alle Beteiligten leiden, oder ob kurze Schlafunterbrechungen gelassen genommen werden können, weil Kind und Eltern (meist die Mütter) bald wieder zum Einschlafen kommen können.

Es gibt immer wieder Zeiten – und dies nicht nur, wenn Kinder krank sind –, in denen Mütter, auch solche Väter soll es geben, meinen, nie mehr in ihrem Leben durchschlafen zu dürfen.

Die Meinung, ein Kind müsse eine bestimmte Zeit schlafen, um gesund und munter zu sein, ist weit verbreitet. Aber auch für das Schlafen gilt: Die gesamte Schlafenszeit eines Kindes ist individuell sehr unterschiedlich. Und: In aller Regel holen gesunde Kinder sich den Schlaf selbst, den sie benötigen, um munter zu bleiben. Die Schlafgewohnheiten mediterraner Länder sind hier sehr viel flexibler an die Lebensgewohnheiten angepasst.

Damit ist jedoch nicht gemeint, dass den Kindern die Schlafzeiten selbst überlassen werden. Das Einhalten gewisser Schlafzeiten plus/minus gibt einen Rahmen im Tagesablauf vor, der auch von Ihrem Kind eingehalten werden sollte. Das gilt auch für die Schlafrituale, die Sie gemeinsam gefunden haben, denn sie bieten Ihrem Kind die Sicherheit, dass es über die Nacht gut und sicher aufgehoben ist.

Gefährdungen durch Unfälle

Für das dritte Lebensjahr gelten die schon genannten Hinweise. Zusätzlich gibt es neue Gefahren durch den Straßenverkehr:

- Mit der gewonnenen Mobilität gelingt es Kindern leichter, sich der Aufsicht zu entziehen. Plötzlich sind sie auf die Straße oder in andere gefährliche Situationen geraten: Radfahrer, Autos, ein großer, frei laufender Hund.
- Wenn Sie mit Ihrem Kind ausgehen wollen, sollten Sie als Erwachsene sich fertig machen, bevor Sie das mit Ihrem Kind

tun. Zum Ausgehen angezogene Dreijährige werden mit Windeseile das Haus, die Wohnung hinter sich lassen, wenn die Haustür nicht abgeschlossen ist. Halb im Mantel, noch nicht in den Schuhen, haben Mütter und Väter alle Mühe, ihrem davonstürmenden Kind nachzueilen, das es noch nicht einmal für notwendig hält, auch nur einen einzigen Blick zurückzuwerfen, und auch auf keinen noch so lauten und befehlenden Ruf reagiert.

DAS DRITTE LEBENSJAHR: 25. BIS 36. LEBENSMONAT

Grenzsteine 36. Monat

Bewegungsentwicklung
- Hüpft beidbeinig und mit sicherer Gleichgewichtskontrolle von einer untersten Treppenstufe.
- Rennt mit deutlichem Armschwung, kann dabei Hindernisse umsteuern und plötzlich anhalten.

Bewegungsentwicklung der Hände und Finger
- Blättert Buch- oder Heftseiten korrekt, sorfältig und einzeln um.
- Benutzt einen präzisen Dreifinger-Spitzgriff (Daumen, Zeige- und Mittelfinger) zur Manipulation kleiner Gegenstände.

Sprach- und Sprechentwicklung
- Drei- bis Fünfwortsätze.
- Verwendet den eigenen Vor- oder Rufnamen.
- Keine auffälligen Aussprachefehler.

Kognitive Entwicklung
- Malen und Kritzeln. Wenn auch oft noch wenig gestaltend gemalt wird, kommentiert Kind doch, wen und/oder was es gemalt hat.
- Konzentrierte, intensive „Als-ob-Spiele", Spiele mit Puppen, Autos, Bausteinen, Lego, Playmobil u. Ä.
- Imitiert spontan und verzögert.

Soziale Entwicklung
- Gemeinsames Spielen mit anderen Kindern über mindestens zehn bis zwanzig Minuten, mit Sprechen und Austausch von Gegenständen.
- Hilft gerne mit, soweit bei häuslichen Tätigkeiten möglich.

Emotionale Entwicklung
- Kann ohne Bindungsperson für einige Stunden bei ihm bekannten Personen, auch außerhalb seines Zuhauses bleiben.
- Bei erfreulichen Ereignissen zeigt Kind mit Mimik und lebhaften Bewegungen seine Freude, bei Ärger die entsprechende Mimik und Körpersprache.

Ich-Entwicklung
- Erkennt sich selbst auf Fotos, Bildern, Filmen.
- Nennt sich selbst mit seinem Vor- oder Rufnamen.

Selbstständigkeitsentwicklung
- Tagsüber sichere Blasen- und Darmkontrolle.
- Selbstständiges Essen mit Löffel und Gabel möglich, wenn auch noch gelegentlich ungeschickt.

ENTWICKLUNG IN ALTERSABSCHNITTEN

Das vierte Lebensjahr:
37. bis 48. Lebensmonat

Die vielfältigen sozialen Erfahrungen, die ein Kind im Kindergarten macht, prägen dieses Lebensjahr. Noch einmal wird das eine oder andere Kind von Trennungsängsten geplagt. Frühe Lernstörungen können die Entwicklung beeinträchtigen. Die magische Phase ist noch nicht abgeschlossen.

Altersgebundene Entwicklung – Entwicklungspfade

Die Erfahrungen im Kindergarten machen Kindern bewusst, dass in den Familien der Freundinnen, der Freunde ganz anders als in der eigenen gelebt wird. Eltern erkennen beim Vergleichen mit anderen Kindern, dass auch ihr Kind dem Gesetz der Vielfalt von Begabungen und Anlagen unterworfen ist. Manches kann Ihr Kind sehr gut, mit manchem kommt es ganz zufriedenstellend zurecht, bei manchem tun sich plötzlich Schwierigkeiten auf, die vielleicht Anlass zu Sorgen geben, z. B. Hinweise auf frühe Lernstörungen (s. S. 197).

geübt, schnell und mit raschen Wechseln der Fahrtrichtungen.

Auf einem Mäuerchen, auf einem liegenden Baumstamm im Wald kann Ihr Kind balancierend entlanggehen. Bälle werden von ihm sicher gefangen, geworfen und gekickt. Auf den Zehen kann Ihr Kind für einen Moment stehen. Auf einem Bein einige Hopser zu versuchen, gelingt ebenfalls. Abspringen von den beiden letzten Treppenstufen ist sicher und federnd möglich.

Die Entwicklung der Körpermotorik

Die Körpermotorik Ihres Kindes ist im häuslichen Bereich und im Freien flink, zielstrebig und sicher, mit guter Bewahrung des Gleichgewichts. Die Bewältigung von Treppen bietet keinerlei Schwierigkeiten mehr. Das Fahren, Pedaletreten, Steuern von Kinderfahrzeugen gelingt sicher,

Die Bewegungsentwicklung der Hände und Finger

Ketten mit kleinen Perlen werden geschickt aufgefädelt. Mit einer Kinderschere gelingt es Ihrem Kind ziemlich genau, an einer Linie entlangzuschneiden. Mit Bausteinen werden kompliziertere Konstruktionen ausgeführt, die eine sichere Hand benötigen.

Ein Männchen, ein Haus, ein Baum, vielleicht noch ein Garten mit Blumen, die Sonne und einige Wolken und der eine oder andere fliegende Vogel gehören zu den Grundformen des Malens Ihres Kindes. Ihr Kind kündigt nun an, was es malen möchte, bevor es anfängt. Zuvor erfolgten die Erklärungen immer erst, wenn ein Gemälde fertiggestellt war.

Beim Malen und Zeichnen wird der Stift korrekt zwischen den ersten drei Fingerspitzen gehalten. Sichere Handhabung von Löffel und Gabel sind nun selbstverständlich.

Die Sprach- und Sprechentwicklung

Vier Arten von Schwierigkeiten beim Erlernen der deutschen Grammatik haben Kinder neben den schwierigen Regeln der Beugung von Zeitwörtern (Verben) zu lernen:
- die richtigen bestimmten Artikel, also der, die, das,
- die Veränderungen eines Hauptwortes in der Mehrzahl,
- die korrekte Verwendung von Verhältniswörtern (Präpositionen) und
- die Verwendung der persönlichen Fürwörter.

Anpassungsstrategien, bis die Sprache stimmt

Den richtigen Artikel zu treffen probieren Kinder zunächst nur aus:
„Der Papi und der Mami sind weggegeht."
„Die Biene holt Honig aus die Blume."

Butzkamm und Butzkamm meinen, dass clevere Kinder das Problem der richtigen Wahl mit dem Allzweckshilfsartikel „de" umgehen.

Die Mehrzahlformen der Hauptwörter sind schwierig:

Die Blume, die Blumen,
das Feuer, die Feuer,
das Kind, die Kinder,
das Haus, die Häuser,
das Auto, die Autos,
der Berg, die Berge,
das Mädchen, die Mädchen,

um nur einige Beispiele zu nennen, die dem Lernvermögen eines vierjährigen Kindes ein Achtung gebietendes Zeugnis ausstellen.

Verhältniswörter (Präpositionen) sind in vielen Sprachen schwierig zu lernen. Für ein vierjähriges Kind sind vor allem die Verhältniswörter an, auf, hinter, neben, bei, in, vor, zwischen besonders wichtig, um präzisere Aussagen mitteilen zu können. Auch mit ihnen wird zunächst versuchsweise gearbeitet: „Sie wohnen bei Afrika", antwortete ein Vierjähriger zeitweise, wenn er nach seinen Großeltern gefragt wurde, die tatsächlich in Südafrika leben. Er selbst wohnte bei (in) Hamburg.

Beispiel: ich und du, mein und dein

Mit persönlichen Fürwörtern haben Kinder ihre besonderen Schwierigkeiten, da sie ich und du, mein und dein nur schwer auseinanderhalten können. Ich sagt ja ein

Soziale Entwicklung

Kinder lernen Spiele kennen, die nach bestimmten Regeln verlaufen; dabei fällt es ihnen schwer, zu verlieren. Sie beginnen nun auch zu begreifen, dass es besser ist, nicht alles zu sagen, was sie wirklich denken. Es ist ihnen inzwischen klar geworden, dass Menschen Absichten und Unternehmungen im Kopf haben, die sie verschweigen, oder dass andere, wie sie selbst auch, täuschen können und wollen.

DAS VIERTE LEBENSJAHR: 37. BIS 48. LEBENSMONAT

anderer von sich selbst, und du bin daher, mit der altersbedingten kindlichen Logik, ich selbst. Um ganz sicherzugehen, nennen Kinder daher ihren eigenen Vornamen und bevorzugen die dritte Person Einzahl: „Das ist dem Andi sein Ball", „Das sind der Mammi seine Schuhe."

Ein kurzer Dialog zwischen Vater (V) und seinem Sohn (K) demonstriert drastisch die besonderen Schwierigkeiten des gegenseitigen Verstehens.

K: „Das ist mein Feuerwehrauto!"

V: „Ja, das ist dein Auto."

K, irritiert: „Nein, das ist mein Feuerwehrauto!"

V: „Klar doch, es ist dein Feuerwehrauto."

K, weiter irritiert, gerät in Aufregung, schreit schon fast: „Nein! Das ist mein Feuerwehrauto, gehört mir."

V, nun auch irritiert über die sich anbahnende heftige Kontroverse, zu der er keinerlei Anlass erkennen kann: „Ja, freilich, es ist doch dein Auto!"

K, jetzt völlig außer sich, schreit verzweifelt heraus: „Aber das ist doch mein Feuerwehrauto!"

V versteht plötzlich und intuitiv, wo das Problem liegt. Er antwortet jetzt ruhig, aber mit einer gewissen Überwindung: „Ja, doch, tatsächlich, du hast Recht, es ist mein Auto."

Daraufhin schlagartiger Abbau der ganzen Aufregung. Die Sache ist für den Sohn klar, er verhält sich sofort, zur Verblüffung des Vaters, als wäre überhaupt nichts geschehen.

Dieses Beispiel zeigt auch eindringlich, wie aus puren Missverständnissen ein Trotzverhalten entstehen kann, das dem Kind mehr schadet und es tiefer kränkt, als die beteiligten Erwachsenen ahnen (s. S. 161 ff.). Kinder in diesem Alter können oft gar nicht verstehen, warum eine Eskalation überhaupt entstanden ist. Nach ihrer eigenen Meinung haben sie doch alles richtig gemacht.

Lust am Experimentieren

Kinder experimentieren mit der Sprache sehr individuell, variabel, immer mal wieder anders und sehr adaptiv an die Gegebenheit angepasst, mit der sie eine verbale Kommunikation beginnen oder darauf antworten.

Eva kann es sich nicht verkneifen, wenn sie vom Rolf im Kindergarten erzählt, ihn mit Rolfi-Schnolzi zu benennen. Sie sehen: Die Fähigkeit, Sprachformen auszuprobieren, hat durchaus eine lustvolle Komponente. Das ist nicht so überraschend, wenn wir uns erinnern, wie unverdrossen und mit unverwüstlich guter Laune Kinder immer wieder eine Fertigkeit üben, die sie um der Teilnahme willen unbedingt erlernen möchten.

Kinder reagieren spontan und sehr emotional auf krasse Laut- und Reimfolgen, auf „Quatschausdrücke" und auf stark akzentuierte Rhythmen:

193

ENTWICKLUNG IN ALTERSABSCHNITTEN

„Ri-ra-rutsch,
wir fahren mit der Kutsch!"

„Es tanzt ein Bi-Ba-Butzemann in unserm
Haus herum."

„Kathrine, Kathrane,
was macht der Hahne?
Er sitzt auf der Zinn'
und ruft Kathrin, Kathrin!"

„Robinson, Robinson
fuhr in einem Luftballon
in die Höh', in die Höh'
mit der Jungfer Salome."

Einen Überraschungseffekt lösen Sie aus,
wenn Sie statt der Kathrin oder Salome
den Namen Ihres Kindes einfügen.

Wilhelm Buschs Max und Moritz waren
die vergnüglichen Veränderungen der
Sprache auch nicht unbekannt:

„He, heraus, du Ziegen-Böck!
Schneider, Schneider,
meck, meck, meck!"

Unerwartete Reimänderungen haben ihre
besonderen Reize:

„Wir wünschen allen einen guten Appetit,
nichts verläppert, nichts verschütt',
jeder esse, was er kann,
nur nicht seine ... Nebenfrau."

Perplexe Stille, dann Begeisterung.
Gespannt warten Kinder das nächste Mal
darauf, wer nun diesmal nicht gegessen
werden soll.

Beispiele: „verbotene" Wörter!
Entzücken lösen aber auch schon etwas
dubiösere Verschen aus:

„Hallihallo,
ich bin so froh,
mich beißt ein Floh
an meim Po
und anderswo."

Oder die Frage: Warum heißt Pip(p)i Langstrumpf nicht Popo Langstrumpf? Verblüffung und Erstaunen, dass ein Erwachsener
wagt, eine solche Frage zu stellen, die doch
eher dem geheimen Wunsch eines Kindes
entspräche, ein Tabu zu übertreten.

Simon fuhr mit seinen Eltern in die Ferien
nach Frankreich. Sie übernachteten unterwegs in einem kleinen ländlichen Hotel.
Zum Hotelzimmer gehörte ein großes Bad,
Salle de Bain genannt, das bei Simon einen
besonderen Eindruck hinterließ.

Da er gerade Pipi machen musste, sagte
der Vater zu ihm: „Dann geh halt in den
Salle de Pipi!" (Letzte Silbe betont.) Die
zunächst nur scherzhaft gemeinte Bemerkung löste bei Simon eine unerwartete
Begeisterung aus. Er konnte es für Tage
nicht lassen, immer wieder auf den Salle
de Pipi zurückzukommen.

Die kognitive Entwicklung

Die kognitive Entwicklung wird jetzt
neben der Vergrößerung des Allgemein-
wissens von logischen und sprachlichen
Zuordnungsprozessen bestimmt: Grund-

farben werden erkannt und benannt, einander in ihren Farbabstufungen zugeordnet. Größen- und Längenvergleiche werden in Konstruktionsspielen und im Sortieren der eigenen Schätze präzisiert. Kleinere Mengen bis drei werden mit einem Blick erfasst.

Gegensätze sind geläufig, wie z. B.: Im Winter ist es kalt, im Sommer heiß, oder: Ein Stein ist hart, ein Kissen ist weich. Oberbegriffe werden bewusst wahrgenommen und richtig verwendet: Die Unterscheidungen von Obst und Gemüse, von Tieren, Insekten, Fischen, Unterscheidungen von Formen wie Kreis, Quadrat, Dreieck.

Solche Unterscheidungen setzen Repräsentationen voraus, die bereits ihren festen Platz im Gehirn gefunden haben. So wird ein Kind erst ein Haus, ein Männchen, einen Baum malen können, wenn es eine Vorstellung davon hat, wie sie aussehen und welche Teile und Zugehörigkeiten sie charakterisieren. Aus Kinderzeichnungen ist daher leicht zu entnehmen, welche Repräsentationen z. B. zu einem Männchen bereits fest im Gehirn verankert sind und welche noch nicht.

Die soziale Entwicklung

Im Kindergarten sind soziale Kontakte selbstverständlich. Kinder reagieren unterschiedlich darauf. Die einen haben nur darauf gewartet, andere halten sich eher zurück, bevorzugen die Freundschaft mit einem Kind mit ähnlichen Neigungen. Sie spielen eher für sich in einer Bastel- oder Puppenecke, lautem Geschrei und Herumtoben gehen sie aus dem Wege. Es sind keineswegs nur die Mädchen, und unter den Lauten sind auch Mädchen zu finden. Trotz verschiedenste Ansprüche und Bedürfnisse lernen Kinder doch, sich in einer sozialen Gemeinschaft zu bewegen und sich deren Regeln anzueignen. Der Morgenkreis, die Kreisspiele, das gemeinsame Essen, ein kleiner Ausflug in die Natur, die Zusammenarbeit auf dem Spielplatz, im Sandkasten geben zu vielfältigem Austausch Gelegenheit.

Andere sind anders

Ein anderer Aspekt scheint mir jedoch fast genauso wichtig zu sein. Der Vergleich mit anderen Kindern bringt ein Kind auch dazu, sich Gedanken darüber zu machen, dass andere Kinder anders sind und andere, geschätzte oder wenig geschätzte Eigenschaften besitzen als es selbst. Mit beidem ist zu leben: Andere sind anders, ich selbst bin, wie ich bin. Das führt letztendlich dazu, mich annehmen zu können, wie ich nun einmal bin, oder es erweckt in einem Kind den Wunsch, einem anderen Kind ähnlich oder gleich zu sein. Oder ihm wird bewusst, dass es ausgeschlossen wird oder sich nicht integrieren kann, aus vielfältigen Gründen.

Wie dem auch sei: Die sozialen Situationen im Kindergarten erzwingen so etwas wie ein weitgehend unbewusstes Adjustieren, Beschäftigen und Auseinandersetzen mit dem eigenen Ich, mit dem eigenen Selbst und sich in soziale Vorgegebenheiten einzufügen.

Entwicklung in Altersabschnitten

Soziale Spielregeln lernen

Kinder lernen in diesem Alter zu teilen. Sie lernen Spiele kennen, die nach bestimmten Regeln verlaufen, wie Brett- oder Kartenspiele, Memory, Würfelspiele, und es fällt ihnen schwer zu verlieren. Kinder beginnen nun auch zu begreifen, falls sie es nicht schon zu Hause gelernt haben, dass es besser ist, nicht alles zu sagen, was sie wirklich denken.

Es ist ihnen inzwischen klar geworden, dass andere Kinder, ebenso wie sie selbst, Absichten und Unternehmungen im Kopf haben, die sie verschweigen, oder dass andere, wie sie selbst auch, täuschen können und täuschen wollen.

Ein solches, sehr menschliches Verhalten wird heute mit dem Begriff Theory of Mind umschrieben. Dabei geht es um die Theorie dessen, was Menschen bei sozialen Kontakten so im Kopfe haben oder, einfacher gesagt, die Theorie der Alltagspsychologie, ein Ausdruck, der im deutschen Sprachbereich verwendet wird.

Soziale Kontakte führen immer wieder zu Kränkungen und emotionalen Verletzungen: Ein Kind fühlt sich oder ist ausgeschlossen, gehört nicht zur Freundinnengruppe, nicht zur „Bande", wird nicht gewählt, wenn es um Gruppenspiele geht, ist nicht eingeladen zu einem Geburtstag, bei dem es gerne dabei gewesen wäre. Emotionale Kränkungen sollten verarbeitet und nicht verdrängt werden. Gut, wenn das mit der Unterstützung von zu Hause geschieht.

Die emotionale Entwicklung

Kinder können im Alter von vier Jahren ihre frustrierenden oder freudigen Emotionen bei alltäglichen Ereignissen schon ganz gut regulieren. Eine gewisse Frustrationstoleranz hat sich mit der Hilfe der Familie aufgebaut.

Nehmen die emotionalen Herausforderungen größere Dimensionen an, ist Hilfe und Unterstützung von Bindungspersonen nö-

---

WISSEN

Im Kindergarten auch sich selbst erfahren

Kinder gehen in den Kindergarten, um dort soziales Verhalten zu lernen. Sie lernen dabei aber auch, wer sie selber sind:

- Was besitze ich an eigenen Neigungen und Begabungen?
- Was tue ich gerne, was nicht?
- Was kann ich gut, was nicht?

- Meine eigene Meinung lässt mich Freundinnen, Freunde gewinnen.
- Meine eigene Meinung kann mich isolieren, kann mir Spott, Ablehnung bringen.
- Zu manchen will ich dazugehören.
- Zu anderen will ich nicht dazugehören.
- Warum bin ich so, wie ich bin?

DAS VIERTE LEBENSJAHR: 37. BIS 48. LEBENSMONAT

tig. Das müssen nicht unbedingt die Eltern sein. Großeltern sind dazu, wenn sie greifbar sind und das Vertrauen ihrer Enkelinnen und Enkel genießen, hervorragend geeignet, da sie meist nicht direkt involviert sind.

Altersgebundene Besonderheiten

In diesem Abschnitt werden wir die Auffälligkeiten der frühen Lernstörungen vorstellen und näher auf sie eingehen. Die magische Phase (s. S. 181 ff.) bestimmt weiterhin das kindliche Verhalten und Denken, vor allem aber die Theoriebildung als Erklärung für Geschehnisse, die einem Kind nicht durchschaubar und nicht erklärbar sind. Sie können auf die verschiedenste Art auch angstauslösende Wirkungen haben. Anlässe für Trennungsängste existieren weiterhin. Die Unfallgefahren verschärfen sich mit den zunehmenden Aktivitäten der Kinder in dieser Altersgruppe.

Frühe Lernstörungen

Frühe Lernstörungen werden bestimmte Auffälligkeiten in der Entwicklung im Vorschulalter genannt, die Hinweise auf spätere schulische Schwierigkeiten geben können. Dazu gehören z. B. eine Lese-Rechtschreib-Schwäche oder eine Rechenschwäche.

Was Ihnen auffallen könnte
Kinder mit frühen Lernstörungen sind oft beim Gehen, Laufen, Sichbewegen, beim Dreirad- oder Rollerfahren motorisch ungeschickt und lernen diese Fertigkeiten nicht so leicht und schnell. Sie zeigen oft eine Verzögerung der Sprachentwicklung, verstehen nicht immer, was ihnen gesagt wird, sind unkonzentriert beim Zuhören, beim Betrachten von Bildern. Sie sind ungeschickt mit ihren Händen und Fingern. Sie malen und basteln nicht gerne und spielen wenig mit Konstruktionsspielen. Sie können sich Kinderreime und Kinderverschen nicht so gut merken, vergessen leicht, was sie gelernt haben.

Die angeführten Auffälligkeiten müssen keineswegs immer alle bei einem Kind zu finden sein, manchmal gibt es nur die eine oder die andere Auffälligkeit.

Kinder kennen ihre Schwachstellen
Kinder mit frühen Lernstörungen „wissen" um ihre Schwierigkeiten. Sie versuchen, sie zu umgehen oder zu verstecken, was ihnen oft ganz gut gelingt. Sie haben häufig ein reduziertes Zutrauen zu ihren eigenen Fähigkeiten. In den Kindergarten gehen sie zögerlich, manchmal ausgesprochen ungern. Ihr Verhalten ist eher zurückhaltend und wenig auffällig, im Gegensatz zu Kindern mit einem sogenannten Aufmerksamkeits-Defizit-Hyperaktivitäts-Syndrom, auch ADHS genannt, die schon durch ihren starken Bewegungsdrang auffallen. Beide Auffälligkeiten

ENTWICKLUNG IN ALTERSABSCHNITTEN

sollten sauber auseinandergehalten werden.

Lieber einen Arzt aufsuchen

Wenn Sie den Verdacht haben, Ihr Kind könnte eine frühe Lernstörung entwickeln, sollten Sie Ihre Kinderärztin, Ihren Kinderarzt um weiteren Rat und Untersuchungen bitten. Eine Hilfe bei frühen Lernstörungen ist möglich und mindert die Auswirkungen einer schulischen Lernschwäche.

Weiter wirksam: die magische Phase

Für das gesamte Fühlen, Erleben und Handeln Ihres vierjährigen Kindes ist die magische Phase (s. S. 181 ff.) weiterhin das bestimmende Element.

Theoriebildungen: Beispiel Körper

Kinder sind der Meinung, ihr Körper sei so etwas wie ein Sack. Oben kommt Nahrung hinein, unten kommen die Reste wieder heraus. Wilhelm Busch hat die magische Vorstellung seines kindlichen Malers Klecksel beispielhaft dargestellt. Wer diese Vorstellung ernst nimmt, versteht die entsetzten Reaktionen von Kindern in der magischen Phase auf kleinste Hautverletzungen, aus denen es nur ein ganz kleines bisschen blutet. Sie geraten in Panik, als wären sie in akuter Lebensgefahr. Die Verletzung steht in keinem vernünftigen Verhältnis zu dem Panikanfall. Ein kleines Heftpflaster darüber, und schon ist das Leben gerettet. Die Retterinnen und Retter sind dagegen perplex, weil sich das eben

noch ausgeflippte Kind verhält, als wäre überhaupt nichts geschehen.

Beispiel: Jungen und Haarspangen

Kinder wissen jetzt genau, dass sie Mädchen oder Jungen sind, und oft verhalten sie sich auch danach: Also wird der Sohn der Mutter vorschlagen, ihn später einmal zu heiraten, die Tochter den Vater. Aber nicht immer. Die folgende Geschichte habe ich in einem Geo-Artikel von 1999 gefunden, mit dem Titel: Die Entdeckung der anderen Art.

Ein Vierjähriger kommt eines Morgens aus Spaß mit einer Spange im Haar in den Kindergarten. Er wird von den anderen Kindern ausgelacht: „Du bist ja ein Mädchen." Entrüstet zieht er seine Hose aus, damit alle sehen können, dass er ein Junge ist. Das überzeugt jedoch nicht alle: „Einen Penis hat schließlich jeder", antwortet ihm ein aufgeklärter Junge, „aber Haarspangen tragen nur Mädchen!"

Kinder machen sich viele Gedanken darüber, wo sie waren, bevor sie geboren wurden. Und überhaupt, wie lebt denn ein Kind im Bauch seiner Mutter und wie ist es dort hineingekommen? Was hat der Vater damit zu tun?

Eine Vierjährige, die sich darüber Gedanken macht, überrascht ihre Mutter mit der Frage, ob der liebe Gott die ungeborenen Kinder wickelt.

Ein Junge belehrt seine kleinere Schwester: „Im Bauch trinkt man nicht aus dem Busen."

Xenia, dreijährig, erklärt ihrer Mutter, die gerade wieder schwanger ist: „Mama, ich möchte auch gern mal wieder in deinen Bauch. Den Schnuller und mein Kissen nehme ich aber mit." Zum Aufenthalt in der Mutter nimmt Xenia doch lieber ihre transitorischen Objekte mit.

Theoriebildungen: Beispiel Religion

Auch die Religionsunterschiede geben Kindern Anlass zur Theoriebildung. Bianca, sechs Jahre alt, verkündigt ihre Beobachtungen: „Man erkennt einen Katholischen am länglichen Kopf, einen Evangelischen am runden."

Martin, ein evangelischer Pfarrerssohn, war bei den katholischen Nachbarn zum Mittagessen eingeladen. Er kam zurück mit der Erkenntnis: „Das katholische Sauerkraut schmeckt genauso gut wie unseres." Diese Geschichten sind amüsant zu lesen, aber lassen Sie sich dadurch nicht täuschen. Sie beschreiben die magische Welt der Kinder, die in ihr ihre eigenen realen Erfahrungen machen und versuchen, die neuen Erfahrungen in ihre bisherige Lebens- und Erfahrungswelt einzuordnen und zu integrieren.

Nikolausgeschichten bieten offenbar Kindern einen besonderen Anlass, ihren Drang nach Theorien anzuregen. Der katholische Pfarrer, den die Kinder gut kennen, mimt im Kindergarten den Nikolaus.

Das Schauspiel läuft zur Zufriedenheit der Kinder und des Nikolaus. Nach seinem Auftritt teilt ein besonders aufmerksamer Junge den staunenden Kindern mit, dass der Nikolaus die Schuhe vom Herrn Pfarrer angehabt habe. Aber, so überlegt er weiter, der Nikolaus habe seine eigenen Schuhe sicher vergessen gehabt, da habe der Herr Pfarrer ihm wohl seine Schuhe geliehen.

Lügengeschichten?

Beim Anschauen eines etwa zehn Zentimeter großen goldenen Weihnachtsengels, der an einem Ästchen des Weihnachtsbaumes schwebt, fragt Konrad seinen Großvater, ob der Engel ein Junge oder ein Mädchen sei. Der antwortet, er habe noch keinen Engel gesehen, Engel seien weder Jungen noch Mädchen. Konrad wird energisch: Er habe schon einen Engel gesehen, wie er mit dem Flugzeug durch die Wolken geflogen sei und aus dem Fenster geschaut habe, und der sei ein Junge gewesen.

Der Großvater gibt sich sehr beeindruckt: „Du hast schon einen Engel gesehen, in deinem kurzen Leben, und ich, der ich schon so lange lebe, habe noch nie einen gesehen?" Da kommt Konrad erst richtig in Fahrt. Er habe dann auch noch einen anderen Engel gesehen, der sei ein Mädchen gewesen, und dann nochmal einen, und der sei ein Kind gewesen!

Florian kommt von einem Besuch bei seinen Großeltern nach Hause und berichtet seiner Mutter aufgeregt: „Wie ich gerade heimgelaufen bin, hat die Sonne so durch die Wolken geschienen, und da habe ich den lieben Gott gesehen, wie er zu mir runtergelacht hat. Da bin ich zwar ganz erschrocken, aber ich habe dann doch auch zu ihm hinaufgelacht."

Noch einmal: Trennungsängste

Trennungsängste, auch bei an sich stabil und sicher gebundenen Kindern, entstehen noch einmal in der Kindergartenzeit: Ein emotionales Ungleichgewicht zwischen Autonomie und Sicherheitsbedürfnis bei längeren Trennungen durch Kindergruppen und durch den Kindergarten. Sie können es einem Kind schwer machen, täglich und regelmäßig und vergnügt in den Kindergarten zu gehen.

Kinder verkraften Trennungen besser, wenn sie ihre Erlebnisse kognitiv und aktiv verarbeiten können, z. B. in Rollenspielen, wenn sie bereits über eine Art von Zeitverständnis verfügen, wenn sie ein eigenes, gutes Selbstwertgefühl besitzen oder wenn sie von Geschwistern, Freundinnen und Freunden begleitet werden. In diesem Alter erleben Kinder jedoch auch eine sehr spürbare Ambivalenz, die ihnen durchaus bewusst wird. Sie fürchten sich auf der einen Seite vor der Trennung von ihren Bindungspersonen und sie wissen doch auch andererseits die Vorteile zu schätzen, die der Kindergarten zu bieten hat, ganz zu schweigen von den dortigen Freundinnen und Freunde.

Beispiel: ein gutes Frühstück

Lena, eine gut Vierjährige, die, wegen Trennungsängsten, nicht immer begeistert von ihrem Kindergarten ist, darf gelegentlich mit ihrem Vater zu Hause frühstücken anstatt im Kindergarten. Die Mutter ist bereits in ihrem Büro, die Brüder schon in der Schule. Der Vater hat seinen Arbeitsplatz zu Hause. Lena nimmt die Gelegenheit des gemeinsamen Frühstücks als Auszeichnung, die das gegenseitig gute Verhältnis von Vater und Tochter krönt. Sie schmatzt laut und mit Behagen an ihrem Croissant, bestrichen mit Butter und mit der selbst eingekochten Marmelade ihrer Großmutter. Der Vater, der Wert auf gutes Benehmen bei Tisch legt, kritisiert ohne besondere Strenge das Geschmatze und die Kleckereien seiner Tochter. Die Antwort kam schnell: „Wenn man mich hier nicht essen lässt, wie ich will, dann kann ich ja gleich im Kindi frühstücken."

Angstauslöser Fernsehen

Einer der häufigsten Auslöser kindlicher Ängste ist das Fernsehen, auch in seinen eher harmlosen Produktionen für Kinder, wie Der König der Löwen, Heidi, Der Wolf und die sieben Geißlein, Schneewittchen, Rotkäppchen, um nur ein paar zu nennen. Dabei geht es weniger um die Geschichten selber, sondern wiederum um eine magische Konstellation, wie ich sie selbst erlebt habe.

Beispiel: Hänsel und Gretel

In der Vorweihnachtszeit sollte die Oper Hänsel und Gretel von Engelbert Humperdinck im Fernsehen gezeigt werden, zu einer spätnachmittäglichen Stunde. Einige Kinder aus der Nachbarschaft waren gekommen, im und kurz über dem Alter der magischen Phase, wie auch meine eigenen Kinder. Ich hatte mich in den Hintergrund gesetzt, weil mich die Musik interessierte.

Mit Spannung wurde der Verlauf verfolgt. Im weiteren Fortschreiten der Handlung rückten die Kinder mir immer näher, sie saßen zuvor über den Raum verteilt auf dem Boden. Die Kleinsten saßen mir plötzlich auf dem Schoß, die anderen versuchten über andere Teile meines Körpers Kontakt mit mir zu halten.

Zunächst glaubte ich, ein so netter Vater zu sein, zu dem gerne Kontakt gehalten wird. Bis ich plötzlich begriff, was hier vor sich ging. Die Kinder hatten vor dem Erscheinen der Hexe Angst, und nicht nur das, sie waren sich nicht sicher, ob die Hexe nicht plötzlich aus dem Fernseher kommen und im Raum stehen würde. Da war es doch ratsamer, sich in nächster Nähe zu einem Erwachsenen zu halten.

Magie und Identifikation
Zwei Schlüsse können aus der Konstellation magische Phase und Fernsehen gezogen werden: Kinder sind sich nicht sicher, ob die Bösewichter, der Wolf, die Hexe, der Zwerg, der Löwe doch plötzlich aus dem Fernseher herauskommen könnten und real dann vor ihnen stehen würden. Ein Gedanke, der ihnen die Haare zu Berge stehen lässt.

Auf der anderen Seite bietet kein Medium so viele Möglichkeiten der Identifikation eines Kindes mit einem Kind wie unter vielen anderen z.B. Heidi oder mit der Mickymaus oder mit dem König der Löwen, dass ihr ganzes Tun und Trachten und ihr Spielen zeitweise von solchen Idolen besetzt ist, denen sie nachzueifern versuchen.

Prinzipiell gilt das auch für vorgelesene Geschichten, besonders für Märchen, wohl aber doch nicht auf diese so eindringliche Weise, wie es dem Fernsehen möglich ist.

Sehen und Hören

Für das vierte Lebensjahr gelten die Hinweise, die auf S. 186 für das dritte Lebensjahr gegeben wurden.

Die Hinweise sowie der Abschnitt über die frühen Lernstörungen auf S. 197 können Ihnen helfen, sich über die volle Seh- und Hörfähigkeit Ihres Kindes zu versichern oder bestimmte Probleme des Hörens und Sehens zu bestätigen.

Schlafen und Schlafzeiten

Kinder sollten eigentlich, nach der Meinung von vielen Experten, mit vier Jahren fähig sein, alleine und für sich in einem Bett zu schlafen, vielleicht auch noch mit einem Geschwisterkind im gleichen Zimmer. So weit, so gut. Wir haben gerade die magische Phase und die Trennungsängste beschrieben und gelernt, wie schwierig diese Phase von Kindern zu bewältigen und zu verstehen ist. Auch über den Einfluss des Fernsehens auf die Fantasien eines Kindes habe ich im vorangegangenen Abschnitt berichtet.

Nimmt es wunder, dass Kinder, die noch in der magischen Phase leben, mehrmals in der Nacht aufwachen und Schutz, Rettung,

Nähe und Geborgenheit im Bett ihrer Eltern suchen? Wo sonst?

Zurück ins eigene Bett

Die Frage, wie Kinder dazu gebracht werden, wieder in ihre eigenen Betten zurückzukehren, ist gar nicht so leicht zu beantworten.

Sie sollten gemeinsam mit dem Kind immer wieder darüber reden. Darüber hinaus, sollten auch die Gründe, die dazu führen, nicht vergessen werden.

Kinder verstehen ganz gut, dass der jetzige Zustand kein Dauerzustand sein kann, weil auch die Eltern ihren Schlaf benötigten, dass es richtiger ist, wenn jeder und jede in seinem eigenen Bett schläft, und dass kein Ungeheuer ihm oder ihr auflauern werde. Diese Gewissheit sollte immer wieder bestärkt werden. Es sind aber auch Lösungen denkbar, die es Kind und Eltern ermöglichen, geruhsame Nächte zu verbringen, vielleicht nicht alle in einem Bett, aber, wenn es denn sein muss, im gleichen Zimmer.

Gefährdungen durch Unfälle

Kinder beginnen mit dem vierten Lebensjahr, sich selbstständiger in ihrer Wohngegend zu bewegen. Sie werden mitgenommen zum Einkaufen, zum Metzger und zum Bäcker, oder auf den Wochenmarkt, wo für sie meist auch etwas abfällt.

Die Gefahren werden damit auch größer, vor allem durch den Straßenverkehr.

Und bald haben Kinder sich so gut an ihre nähere Umgebung gewöhnt und wissen sich dort zu bewegen, dass sie sich nun selbst auf den Weg machen wollen, wie eben die Mutter, der Vater, oder größere Geschwister auch.

Das Wissen um Gefahren ist aber nicht in gleicher Weise gewachsen. Also muss Ihr Kind auf besondere Gefahren hingewiesen werden.

Gefahr Nummer eins: der Straßenverkehr

Ihr Kind folgt Ihrem Beispiel. Bitte bedenken Sie, das ist wichtiger als alle Anweisungen, die sie dem Kind geben.

- Welcher Weg ist der sicherste zum Kindergarten?
- Nie zwischen parkenden Autos auf die Straße treten!
- Wenn schon eine Straße überquert werden muss: nur an markierten Fußgängerüberwegen! Bevor er betreten wird: Anhalten, genau die Straße auf und ab schauen, dann erst gehen!
- Die Ampeln müssen beachtet werden und ihre Signale.
- Warten Sie nie auf der anderen Straßenseite darauf, dass Ihr Kind die Straße überquert, um zu Ihnen zu kommen. Sie selbst müssen über die Straße zu ihm gehen.

DAS VIERTE LEBENSJAHR: 37. BIS 48. LEBENSMONAT

Grenzsteine 48. Monat

Bewegungsentwicklung
- Dreirad o. ä. Fahrzeuge werden zielgerichtet und sicher bewegt, Kind tritt und lenkt gleichzeitig, umfährt gewandt Hindernisse.
- Treppen Hochsteigen mit Wechselschritt ohne Festhalten möglich.

Bewegungsentwicklung der Hände und Finger
- Hält Mal-/Zeichenstift korrekt mit den Spitzen der ersten drei Finger.
- Malt gerne bunte, bereits aber auch gegenständliche „Bilder" (Haus, Baum, Männchen, Auto u. Ä.).

Sprach- und Sprechentwicklung
- Gibt Ereignisse/Geschichten etwa in zeitlicher und logischer Reihenfolge wieder, meist noch mit „... und dann ... und dann"- Verknüpfungen.
- Keine auffälligen Aussprachefehler.

Kognitive Entwicklung
- W-Fragen (warum, wieso, wo, wann, woher?).
- Kann gleiche Gegenstände verschiedener Größe oder Farben unterscheiden und benennen (z. B. große und kleine Tomaten, Bauklötzchen, Farbstifte).

Soziale Entwicklung
- Beginnt und beteiligt sich an Regelspielen (Brett-, Karten-, Kreis- und Bewegungsspiele).
- Hat gelernt, nicht alles zu sagen, was es denkt. Weiß, dass auch andere Kinder ihre Absichten haben, die sie verschweigen, oder dass andere, genau wie es selbst, auch täuschen können.

Emotionale Entwicklung
- Kann seine Emotionen bei alltäglichen Ereignissen meist selbst regulieren. Gewisse Toleranz gegen Kummer, Enttäuschung, Freude, Vorfreude, Ängste, Stress.
- Kann gelegentlich bei gut bekannter Familie (Großeltern, Familie von Freund oder Freundin) alleine übernachten.

Ich-Entwicklung
- Bezeichnet sich selbst mit „Ich".
- Weiß, dass es Mädchen oder Junge ist, jedoch noch nicht immer geschlechtsspezifisches Rollenverhalten (z. B. bei Rollenspielen).

Selbstständigkeitsentwicklung
- Sichere Blasenkontrolle Tag und Nacht.
- Auf Toilette weitgehend selbstständig; Hilfen gelegentlich bei Säubern und Richten der Kleidung noch notwendig.

ENTWICKLUNG IN ALTERSABSCHNITTEN

- Am besten ist es, Sie üben das Verhalten Ihres Kindes im Verkehr ganz systematisch mit ihm.
- Zeigen Sie ihm, dass auch Kinder durch Zeichengeben mit der Hand sich sichern können, auch auf einem Zebrastreifen.
- Nie sich mit einer fremden Person auf ein Gespräch einlassen und schon gar nicht auf eine Einladung mitzukommen, kein Einsteigen in ein fremdes Auto, kein Annehmen von Süßigkeiten oder kleinen Geschenken.

Nach wie vor am häufigsten: Unfallquellen zu Hause

- Bei Hochbetten muss das oberste Bett mit Seitenschutz abgesichert sein.
- Auch Werkzeuge und Geräte werden jetzt interessant, da Ihr Kind, Sie nachahmend, gerne mitarbeiten würde.
- Zeigen Sie ihm, wie Messer, Scheren, Streichhölzer richtig zu gebrauchen sind.
- Ziehen Sie Stecker elektrischer Geräte immer sofort nach Gebrauch heraus, und halten Sie Bohrmaschinen, Sägen,

Elektrosägen, Rasenmäher von Kindern fern, auch Ihren Gartengrill.

Solche Vorsichtsmaßnahmen gelten, weil Vierjährige überall dort, wo auch Erwachsene tätig sind, dabei sein und mittun wollen: „Kann ich auch!" – „Will ich auch!".

Gefahren in Garten und Freizeit

- Machen Sie Ihr Kind aufmerksam auf die heimischen giftigen Früchte und Beeren.
- Wenn Sie sich selber darüber nicht im Klaren sind, aber gerne in Wald, Flur und Wiesen unterwegs sind, lohnt es sich, ein kleines Jackentaschenbuch über Giftpflanzen und Giftpilze zu kaufen und auf die Wanderwege mitzunehmen.
- Aber es gibt auch Giftpflanzen in den Anlagen und um Spielplätze in der Stadt, im Dorf, die heute eigentlich dort nicht mehr in Pflanzungen verwendet werden dürfen.
- Wenn irgend möglich, sollte Ihr Kind so früh wie möglich schwimmen lernen. Es ist der beste Schutz vor Ertrinkungsunfällen.

DAS FÜNFTE LEBENSJAHR: 49. BIS 60. LEBENSMONAT

Das fünfte Lebensjahr: 49. bis 60. Lebensmonat

Im fünften Lebensjahr durchläuft die kindliche Entwicklung einen Prozess der Konsolidierung, vor allem in der Sprachentwicklung, bei der Zunahme der sozialen und emotionalen Kompetenz, in der Selbstständigkeit und schließlich auch in der Entwicklung des Ich bzw. Selbst.

Altersgebundene Entwicklung – Entwicklungspfade

Der Prozess einer gewissen Konsolidierung von Entwicklungsprozessen, der im 5. Lebensjahr stattfindet, ist der Grund, warum für Generationen von Kindern in aller Welt seit Jahrtausenden die Kindheit mit ihren Vorrechten mit dem Erreichen des fünften Lebensjahres weitgehend beendet war.

Ab diesem Alter wurde und wird „Teilhabe" nun auch wirklich von ihnen erwartet und eingefordert, als Beitrag zur Lebenssicherung der Familie und zu der des Kindes selbst: Geschwister tragen und betreuen, Vorräte sammeln und konservieren, Vieh hüten, Spuren lesen, Jagdbegleitung, Aneignung der notwendigen handwerklichen Fertigkeiten, das waren – und sind noch an vielen Orten der Erde – die Pflichten, die von Fünfjährigen erwartet wurden und werden. Die Liste wäre leicht zu erweitern. Zu dieser Zeit erfolgt oft schon eine geschlechtsspezifische Trennung der Aufgaben, der Hilfen und Pflichten, die von Fünfjährigen erwartet werden.

Schulreife ist nicht alles

In unserer Kultur sind Kinder ab dem fünften und sechsten Lebensjahr fähig, in die Schule zu gehen. Welche Fähigkeiten dazu vorhanden sein müssen, ist im Abschnitt über die altersgebundenen Besonderheiten auf S. 214 ff. nachzulesen. Wir erinnern uns jedoch, wie groß trotzdem die zeitliche Streuung der schulbezogenen Fertigkeiten bei Schulbeginn ist: plus bzw. minus zwei Jahre (s. S. 24, 25).

Immer noch wird zur Begründung des Beginns der Schulpflicht von einem Reifekonzept der Entwicklung ausgegangen und die Einschulung vom Geburtstermin abhängig gemacht. Auf die große Variabilität der kindlichen Entwicklung einzugehen, wie es bei einem Großteil der gut abschneidenden PISA-Länder geschieht, darauf warten Kinder in Deutschland weiterhin vergebens. Ein hoher Anteil an Schulproblemen, an Frustrationen, Demütigungen und Kränkungen würde damit vielen Kindern erspart.

Die Entwicklung der Körpermotorik

Mit sicherem Gleichgewicht lässig und sicher zu gehen, zu laufen und zu rennen ist zu einer alltäglichen Fertigkeit geworden, für die von dem Kind keinerlei gesonderte Aufmerksamkeit mehr aufgebracht werden muss. Treppen werden schnell und sicher auf- und abwärts bewältigt. Auf einer Linie am Boden entlanggehend, gelingt es, Fuß vor Fuß setzend, nicht das Gleichgewicht zu verlieren.

Auf Spielplätzen und bei anderen Gelegenheiten klettern, rutschen, schaukeln, balancieren und springen Fünfjährige herab, mit guter Bewegungsflüssigkeit und ohne viel Zögern und Ängstlichkeiten.

Für zehn Sekunden kann sicher auf einem Bein balanciert, aber auch ein paar Mal gehüpft werden. Was jetzt zusätzlich gelernt wird, sind motorische Fertig- und Geschicklichkeiten, ganz nach dem Willen und Können eines individuellen Kindes: Einstiege in eine Sportart, wie Tennis, Schlittschuhlaufen, Fußballspielen, Schwimmen, Artistik und Akrobatik bei Zirkuskindern, Geräteturnen, um nur einige zu nennen.

Die Bewegungsentwicklung der Hände und Finger

Sichere Handhabung eines Stiftes ist selbstverständlich geworden. Die ersten Buchstaben und Zahlen, die wahrgenommen und als solche erkannt werden, fordern zum Nachzeichnen auf. Besonders motivierend ist dabei, seinen eigenen Namen schreiben zu können, wenn auch manchmal mit Mühe, mit starkem Druck auf den Stift und gelegentlich mit spiegelbildlichen Ergebnissen bei dem einen oder anderen Buchstaben.

Malen soll helfen, Lesen und Schreiben zu lernen

Viele Fünfjährige malen schon sehr differenzierte Bilder mit ganzen Geschichten. Mit Stiften zu arbeiten, gleichgültig ob zum Malen und Zeichnen verwendet oder zum Malen eines erzählenden Bildes, ist eine gute Vorbereitung zur Bildung von Repräsentationen im Gehirn: wie ein Gegenstand, ein Baum, ein Haus, ein Mensch aussieht, was sie charakterisiert und welche Bestandteile zu ihnen gehören. Davon haben wir schon bei den Vierjährigen und deren kognitiver Entwicklung gehört.

Gleichzeitig ist Malen auch eine Vorbereitung, Lesen und Schreiben zu lernen. Ich habe allerdings auch Kinder (Jungen vor allem) kennen gelernt, die bis kurz vor Schulbeginn ganz wenige und kaum erkennbare (fast schon Mitleid erregende) Bilder gemalt hatten und dann plötzlich und ganz unerwartet nicht mehr genug bekamen, Burgbelagerungen mit Kanonen und Feuerbränden zu malen, Piratenschiffe oder schwer bewaffnete Flugzeuge, Unterseeboote und Schlachtschiffe.

Basteln und Bauen

Sehr unterschiedlich sind auch die Begabungen von Fünfjährigen, basteln zu wollen oder zu können und mit Klebeband

Handlungsabläufe

Das Gedächtnis für Handlungsabläufe speichert zunehmend kompliziertere soziale Abläufe. In „Als-ob-Spielen" werden diese mit großem Ernst eingeübt. Die im Umgang mit bekannten und fremden Personen immer wichtiger werdenden sozialen Regeln werden in Schemata und Skripts im Gedächtnis für Handlungsabläufe festgehalten.

ENTWICKLUNG IN ALTERSABSCHNITTEN

und Schere umzugehen. Auch hier spielt eine Rolle, ob die anvisierte Bastelei bereits eine Repräsentation im Gehirn besitzt, also weitgehend korrekt vorstellbar ist, und vor allem, ob der Weg und die Abfolge des Entstehungsprozesses gekannt werden, an dem ein Kind sich bastelnd entlangarbeiten muss.

Das Gelingen im Malen und Basteln hängt daher selten nur von der Fingergeschicklichkeit ab, sondern sehr viel mehr von den nur teilweise vorhandenen oder nicht vorhandenen Repräsentationen im Gehirn über die Inhalte eines Bildes oder über die Beschaffenheit und die Gestalt dessen, was mit Basteln „hergestellt" werden soll.

Und schließlich: Besonders Jungen, aber nicht nur sie, beginnen in diesem Alter, nach Bauplänen und Vorgaben konstruktiv mit Bauteilen, wie Lego, Playmobil u. Ä., zu spielen.

Die Sprach- und Sprechentwicklung

Alle gröberen Aussprache- und Sprechfehler im fünften Lebensjahr benötigen eine sprachtherapeutische Beurteilung! Im fünften Lebensjahr sollte ein Kind über alles reden können, was seine direkten Lebensnotwendigkeiten, Interessen und Emotionen unmittelbar betrifft.

Erlebnisse werden in korrekter, zeitlicher und logischer Reihenfolge berichtet. Manchmal müssen Sie aber doch noch nachfragen, wie die Sache nun wirklich verlaufen ist, besonders dann, wenn größere Emotionen mit dem Bericht verbunden sind.

Gelegentlich werden Sie auch noch die eine oder andere Unsicherheit bei der Anwendung eines der, die, das, also eines Artikels, oder in der Beugung der Verben hören, oder eine noch nicht stimmige Silbenangleichung, wie „Pitte" und „Tanke", wie sie für die Drei- und Vierjährigen auf S. 156 und S. 190 als typisch beschrieben worden sind. Solche kleinen Auffälligkeiten korrigieren Kinder im Laufe der Zeit jedoch effektiv und selbst.

Die individuellen sprachlichen Fähigkeiten zu Schulbeginn sind sehr unterschiedlich. Die meisten Kinder sind jedoch fähig, alles zu sagen und zu berichten, was ihnen am Herzen liegt und im Kopf steckt, wenn auch oft noch wenig differenziert in der grammatikalischen Gestaltung und noch reduziert in der Sprechgeschwindigkeit. Ein voll automatisiertes, mit hoher Geschwindigkeit ablaufendes Sprechen und Sprachverstehen wird erst im Alter von etwa zehn Jahren möglich sein.

Die kognitive Entwicklung

Nicht von heute auf morgen, aber doch langsam und stetig ändert sich die Fähigkeit, kognitive Vorstellungen und Argumentationen von den Vorgaben der magischen Phase zu lösen. Die weiterhin sehr aktive Neugier nach Wissen und der Drang, Ursachen und Wirkungen auf die

Schliche zu kommen, bleiben lebendig mit den nicht nachlassenden W-Fragen.

Nebeneinander: Magie und Logik

Kinder experimentieren geradezu damit, was die „wirkliche Wahrheit" ist, ob es den Nikolaus, den Osterhasen gibt oder nicht. Die Grenzen ihrer eigenen magischen Kräfte und die ihrer Eltern werden immer wieder hinterfragt. Manchmal führen solche Unternehmungen zu einem merkwürdigen und schwierig auszuhaltenden Schwebezustand zwischen dem magischen und realistischen Denken.

Elias, ein Fünfjähriger, der wusste, dass er bald ein weiteres Geschwisterkind bekommen wird, argumentierte mit seiner Mutter: „Wir bekommen ja das neue Baby zu Weihnachten und sonst nichts, habt ihr gesagt, aber das gilt nur für euch!" Und eine weitere Überlegung stammt ebenfalls von ihm: „Das Baby kann ja nur ein Bub oder ein Mädchen sein. Höchstens noch ein Hund oder Katze oder ein Gockel – aber das gibt es ja nicht."

Dieses Zitat zeigt sehr eindrucksvoll und überzeugend, wie magische und rationale Argumentationen in dieser Entwicklungsphase geprüft, bedacht, erwogen und schließlich so oder so entschieden werden. Kommt der Nikolaus und legt etwas über Nacht in die Schuhe? Ida, von ihrem älteren Bruder „aufgeklärt": „Den Nikolaus gibt es ja gar nicht. Aber meine Schuhe stelle ich doch mal vor die Tür." Diese Aussprüche zeigen geradezu exemplarisch die fluktuierende Art und Weise der kognitiven Argumentationen.

Auch im Abschied vom Denken der magischen Phase klingt eine Ambivalenz an, wie wir sie für die Trennungsängste kennen gelernt haben. Dort ging es um die Sicherheit des Gebundenseins gegen die persönlichen Freiheiten des eigenen Lebens. Hier gab es bisher in der magischen Phase das Eingebettetsein in eine magische, manchmal auch gefahrvolle, meist aber in sich stimmige Welt. Dazu kommt nun die Ahnung, dass eine realistische, kognitiv erfassbare Welt existiert, die in vielen Bereichen logisch erfassbar und zu verstehen ist.

Nach Piaget soll die Fähigkeit zu logischen Operationen erst im Alter von etwa acht Jahren vorhanden sein. Sie können jedoch getrost davon ausgehen, dass auch schon Fünfjährige in Grenzen zu logischen, gedanklich schlussfolgernden Operationen erstaunlich fähig sind.

Die Gedächtnisspeicher füllen sich

Das gelernte Wissen nimmt weiterhin dramatisch zu. Neu erworbenes Wissen wird in das Gedächtnis für Fakten, Ordnungen und Regeln (s. S. 55 f.) übernommen.

Das Lebensgedächtnis (s. S. 57) speichert emotional positive oder negative, für die eigene Persönlichkeit bedeutungsvolle Erfahrungen und Erlebnisse: Der eigene Geburtstag wurde von den Eltern vergessen oder entsprach nicht den Erwartungen, eine hässliche, von physischer Gewalt bestimmte Auseinandersetzung mit einem Kind im Kindergarten, die sich unerwartet aus eher lächerlichem Anlass entlud, ein erlebnisreicher Urlaub mit den Eltern auf einem Bauernhof, das zum Geburtstag geschenkte und gewünschte Fahrrad.

Das Gedächtnis für Handlungsabläufe (s. S. 51) speichert zunehmend kompliziertere soziale Abläufe, „Als-ob-Spiele", die Abläufe von Spielen mit ihren Regeln und schließlich die wichtiger werdenden sozialen Regeln für bekannte und fremde Personen, die in Schemata und Skripts im Gedächtnis für Handlungsabläufe festgehalten werden.

Kognitive Herausforderungen: Geld und Zeit

Geld, Zahlen, Preise beginnen auch Fünfjährige zu interessieren. Neben dem Erkennen und Begreifen des Wertes einzelner Münzen und Geldscheine sind nun kognitive Kalkulationsprozesse, zunächst nur in ganz kleinen Schritten, zu lernen: Denn viele kleine Münzen bedeuten noch lange nicht viel Geld – eine Unterscheidung, die ihre Zeit benötigt, bis sie wirklich begriffen worden ist.

Auch die Zeit gerät in diesem Alter langsam, aber unaufhaltsam, zu einer messbaren Größe. Das Leben im Hier und Jetzt geht seinem Ende entgegen.

Uhren wollen gelesen werden. Die Zeit messen Uhren, das wissen Fünfjährige schon. Aber wie? Bis sie die Zeit zu messen gelernt haben, vergeht vergleichsweise eine lange Zeit, weil dazu viel an Abstraktionen und Symbolik gelernt werden muss:

- Zweimal ist es sieben oder acht Uhr, morgens und abends.

- Die Zeit kann über einen ganzen Tag gemessen werden, dann lässt sie sich in 24 Stunden einteilen.
- Oder der Tag wird zweimal gemessen. Die eine Hälfte beginnt mitten in der Nacht, die andere mitten am Tag. Wer mag das schon begreifen!
- Der kleine Zeiger gibt die Stunde an, der große die sechzig Minuten, die eine Stunde dauert. In dieser Zeit ist der kleine Zeiger eine Zahl weitergewandert.
- Schlägt die Uhr auch noch jede Stunde, dann kann in der Uhr nur ein Männchen sitzen, das weiß, wie oft an die Glocke geschlagen werden muss, damit die Uhr die richtige Zeit angeben kann. Kinder machen sich, wie wir inzwischen wissen, ihre eigenen Theorien.

Viele Kinder werden erst im Verlauf ihres sechsten Lebensjahres so weit kommen, dass sie sicher eine Uhr ablesen können.

Ist, mit welchen Hilfen auch immer, gelernt worden, die richtige Zeit sicher anzugeben, wäre es an der Zeit, den Lernerfolg mit einer eigenen und ersten Armbanduhr zu belohnen, die Ihr Kind sich auch selbst aussuchen darf. Vielleicht gab es aber auch Großeltern, Paten oder Geschwister, die an dem Lernerfolg beteiligt waren. Die erste Uhr, ob von Eltern, Großeltern oder Paten, wird für lange, wenn nicht für immer im Lebensgedächtnis bleiben.

Die soziale Entwicklung

Die Entwicklung einer sozialen Kompetenz, also die Fähigkeit, sich angemessen

DAS FÜNFTE LEBENSJAHR: 49. BIS 60. LEBENSMONAT

in sozial unterschiedlichen Gruppierungen zu verhalten, geht zunächst langsam, aber dann zunehmend von der Familie auf Kindergarten und Schule über.

Die Loslösung von der Familie wird in der Pubertät ihren Höhepunkt erreichen und in den direkten Jahren danach. Wenn Sie nicht gerade alles in der Erziehung falsch gemacht haben, werden Kinder dann aber wieder den Weg zu ihrer Familie finden, nun aber in einem eher partnerschaftlichen Verhältnis, um einen Begriff der Bindungstheorie zu übernehmen (s. S. 43, 220).

Für sich und in der Gruppe

Ihr Kind hat sich im Kindergarten inzwischen gut eingelebt. Es hat Freunde und Freundinnen gewonnen, wird eingeladen und lädt auch selbst ein, meist zu Geburtstagen. Ihr Kind ist fähig, mit anderen Kindern Spielsachen oder Süßigkeiten weitgehend gerecht zu teilen.

Jüngeren Kindern oder Geschwistern wird fürsorglich begegnet und, wenn nötig, geholfen. Bei intensiven und komplizierteren gemeinsamen Spielen werden Rollen übernommen und deren Skripts durchgehalten: Jedes Kind hält sich daran. Spielverderber werden benannt, aber auch die, die immer das Sagen haben wollen, werden kritisiert. Aus Protest gegen solche Mitspielerinnen und Mitspieler wird auch einmal ein Spiel abgebrochen.

Hüpfspiele sind besonders bei Mädchen beliebt, die Regeln werden dabei streng beachtet und kontrolliert. Hüpfspiele stellen ausgesprochen hohe motorische und kognitive Anforderungen an die Hüpferinnen und Hüpfer.

Trau, schau, wem?

Fünfjährige erkennen nun auch, dass andere Kinder – aber auch Erwachsene – ihnen etwas Falsches gezielt erzählen oder etwas Richtiges ihnen vorenthalten, um sich einen Vorteil vor ihnen zu schaffen. Sie wissen inzwischen aber auch, dass sie selbst sich um eines Vorteils willen ebenso verhalten. Dazu gehört auch die Erkenntnis, nicht alles zu sagen, was gerne gesagt würde, und zu unterstellen, dass andere Kinder das auch tun. Dieses Verhalten haben wir bereits als „Alltagspsychologie" (s. S. 204) kennengelernt.

Angewendet wird ein solches Verhalten vor allem bei Gruppenbildungen mit Ausschluss Einzelner: Wer gehört dazu, bei Geheimnissen und bei „Bandenbildungen" auch harmloser Art, bei Mitleid und beim Verstecken von Mitleid, bei Antipathien und Verstecken von Antipathien, bei Wahrung des Verhältnisses oder bei dessen Bruch mit der „besten Freundin", dem „besten Freund"?

Ein Feiertag für Sie kann es aber sein, wenn Sie zum ersten Mal von Ihrem Kind ernsthaft gefragt werden: „Und wie geht es dir?"

Unverblümtes Mogeln

Ein harter Prüfstein für Fünf- und auch noch Sechsjährige sind Würfelspiele. Um zu gewinnen, werden die Würfelzahlen möglichst unauffällig oder auch ohne eine Spur von Gewissensbissen manipuliert.

211

Weisen Sie Ihr Kind auf diese Unmöglich-
keiten hin und beharren Sie auf den Regeln,
wird Ihr Kind bald die Lust am Spiel verlieren, die Stimmung wird kippen und für eine
Weile angeschlagen bleiben. Denn wer lässt
sich schon gerne sagen, er bzw. sie be-
schummele bei jeder sich bietenden Gelegenheit gnadenlos und unverblümt?

Manche Kinder scheinen dabei nicht die
geringste Spur von schlechtem Gewissen
zu haben. Das haben sie auch wirklich –
noch – nicht. Gewinnen ist alles in diesem
Alter, für Mädchen wie für Jungen. Nehmen Sie es gelassen und lassen Sie sich
beschummeln. Der Tag wird kommen, an
dem Ihre Tochter, Ihr Sohn plötzlich erstaunt fragen wird: „Warum gewinne (fast)
immer ich? Und du nie?"

Dann ist die Zeit reif geworden, über bestimmte Regeln zu sprechen, an die auch
Kinder sich zu halten hätten, auch bei
Würfelspielen. Ihr Kind hat mit dieser Frage und mit der Frage nach Ihrem Ergehen
einen wirklich ganz entscheidenden
Schritt in seiner sozialen und emotionalen
Entwicklung geleistet, der gar nicht genug
gewürdigt werden kann.

Ein neues Bindungsverhalten

Mit diesen Fragen beginnt ein anderes Bindungsverhalten zwischen Ihnen und Ihrem
Kind, das partnerschaftlich genannt worden ist (s. S. 40), daher ist ein Feiertag
mit Ihrem Kind gerechtfertigt. Sie brauchen jedoch Ihr Kind über die Gründe
nicht unbedingt zu informieren, da es sich
kaum seines Entwicklungsschrittes bewusst sein wird.

Der Zeitpunkt der Umstrukturierung von
dem bisherigen „egozentrischen" zu einem
partnerschaftlichen, einem auch füreinan-
der verantwortlichen Bindungsverhalten
ist nicht zufällig. Als kritische Instanz der
moralischen Bewertung unseres Verhaltens hat das Stirnhirn seine Aufgabe als
Zensor übernommen (s. S. 37).

Von jetzt ab sind Kinder wirklich fähig und
in der Lage, ihr eigenes Tun auch kritisch
zu sehen und zu reflektieren: Die einen
früher, die anderen später, je nach ihrer
eigenen, individuellen, zeitlichen Variabilität. Jetzt verstehen sie auch, dass Höflichkeit, Rücksichtnahme und gute Manieren
Werte für sich selbst und für andere sind,
dass sie das soziale Miteinander erheblich
erleichtern und das eigene Leben damit
auch.

Die emotionale Entwicklung

Im Abschnitt über die kognitive Entwicklung wurde auf das Abklingen der magischen Phase bei Fünfjährigen bereits
eingegangen. Rationale Überlegungen und
rationale Deutungen der Emotionen beginnen, sich – wenn auch zögerlich –
durchzusetzen, mit immer wieder unerwarteten Rückfällen. Beispiele dafür wurden bereits bei der kognitiven Entwicklung genannt.

Ein weiteres Beispiel hier: Der sechsjährige
(!) Jens fragte seine Mutter besorgt, bevor
er sich auf den Weg in die Schule auf-
machte und seine rote Mütze aufsetzte,
denn es war über Nacht sehr kalt gewor-

den: „Mama, jetzt sehe ich doch aus wie das Rotkäppchen – kommt da nicht der Wolf und frisst mich auf?"

Magisches Denken begleitet uns weiterhin

Die magische Phase wird jedoch nie ganz aus unserem Leben und aus unserem Gehirn verschwinden, nur nennen wir sie nicht mehr so. Unangenehme oder folgenschwere Ereignisse oder Vorstellungen verdrängen wir rasch, versuchen, nicht mehr daran zu denken: Denn, magisch gedacht: Was nicht gedacht, nicht existiert.

Während eines Vortrages, einer Vorlesung, beim Hören von Musik, beim Geschirrspülen und bei vielen anderen Gelegenheiten, bei denen wir nicht direkt gefordert sind, driften Gedanken gerne in Tagträume hinüber, zu einem Urlaub vielleicht, auf einer einsamen Insel, aber ein schönes Hotel mit Strand sollte es dort schon geben, zu einer Reise in ferne Länder, oder wie das Leben doch auch ganz anders sein könnte. Welcher Partnerin, welchem Partner vielleicht doch hätte der Vorzug gegeben werden sollen. Die Lebensrealitäten zählen dabei nicht mehr, alles ist möglich.

Im Gegensatz zu Kindern in der magischen Phase können wir uns jedoch jederzeit und sofort wieder in die Wirklichkeit zurückrufen, wenn sie uns fordert. Kinder können das nicht, denn sie leben tatsächlich in einer magischen Welt.

Wer aufmerksam geworden ist, wird schnell genug Beispiele finden, wie auch in unserer aufgeklärten westlichen Welt magische Vorstellungen und Handlungen weiterhin ihre versteckten Wirkungen in unserem Leben geltend machen. Ein Beispiel ist die Empfehlung, wer auf Reisen gehe, tue gut daran, sein Haus, seine Wohnung rückwärts zu verlassen, dann sei die unbeschadete Rückkehr garantiert. Aber da gibt es noch ganz andere Dimensionen magischer Einflussnahmen zu entdecken.

Stirnhirn und Emotionen

Im fünften Lebensjahr und auch noch im sechsten hat die emotionale Entwicklung ein Plateau erreicht: Kinder sind sich ihrer eigenen Emotionen bewusst, sie können über sie auch reden, meist sogar unter Beachtung der emotionalen gesellschaftlichen Regeln und Tabus (kein totales Ausflippen, keine Aggressionen, keine aus dem Trotzverhalten Zwei- und Dreijähriger übernommenen Trotzreaktionen).

Mütter und Väter haben als heiratsfähige Kandidatinnen und Kandidaten ausgedient, dazu werden nun eher Freundinnen oder Freunde aus dem Kindergarten ausersehen. Kinder haben inzwischen auch gelernt, nicht sprachliche, emotionale Äußerungen aus Gestik, Mimik, Gebärden, Körpersprache wahrnehmen und deuten zu können.

Sie selbst sind aber auch fähig, auf die gleiche Weise nicht sprachliche, emotionale Botschaften mit ihrer Körpersprache auszudrücken. Starke negative und positive Emotionen und deren Stressfolgen werden, wenn sie nicht überwältigend sind, altersgemäß bewältigt.

ENTWICKLUNG IN ALTERSABSCHNITTEN

Die nun wirksam gewordene Aktivität des Stirnhirns als moralischer Zensor löst, für Sie gelegentlich überraschend, aus, dass Ihr Kind sich für etwas schämt, wozu es Ihrer Meinung nach auch einen Grund hat, dass es bedenklicher wird in manchen Unternehmungen und dass es gelegentlich auch etwas bereut, was bisher nie vorgekommen war. Dass Ihr Kind ein schlechtes Gewissen haben wird, wenn dazu ein Grund besteht, das dürfen Sie von nun ab getrost unterstellen. Ob es darüber mit Ihnen sprechen möchte, ist dagegen eine andere Sache. Bleiben Sie dafür offen.

Altersgebundene Besonderheiten

In diesem Abschnitt werden zunächst die Bedingungen zusammengefasst, die ein Kind mitbringen muss, um der Schulpflicht zu genügen. Die allermeisten Kinder erfüllen sie. Einige Kinder zeigen gewisse Entwicklungsdefizite. Die verbleibende Zeit bis zur Einschulung kann dann für eine Entwicklungsförderung noch genutzt werden. Eine kinderärztliche Beurteilung ist zuvor jedoch immer notwendig.

Schulreife: emotionale Kompetenz

Trennungsängste sollte Ihr Kind jetzt weitgehend selbst regulieren können. Auch die vielfältigen Bedrohungen und Ängste der magischen Phase sind weitgehend überwunden oder werden von Ihrem Kind selbst gebannt. Transitorische Gegenstände (Plüschtiere, Schmusetücher) werden nicht mehr als Ersatz für die Mutter, für eine Bindungsperson gebraucht. Körperkontakte zur emotionalen Stabilisierung sind nur noch bei Ihnen und anderen engsten Bindungspersonen notwendig, und nur bei Kummer, Erschöpfung, Krankheit, Müdig-

keit. Fremde Personen (z.B. Erzieherinnen) werden dazu nicht mehr benötigt.

Die magische Phase ist weitgehend überwunden, spielt jedenfalls im täglichen Leben Ihres Kindes keine wesentliche Rolle mehr. Ihr Kind hat keine Probleme, sich von Ihnen über mehrere Stunden zu trennen. Es übernachtet sogar auch gelegentlich bei gut bekannten Bindungspersonen oder in der Familie von gut bekannten Freunden oder bei der Familie eines Freundes, einer Freundin.

Das Bindungsverhalten zwischen Ihnen und Ihrem Kind ist nicht mehr nur durch die beiderseitige Nähe charakterisiert, sondern wandelt sich zu einer partnerschaftlichen Bindung.

Ich-Stärke, Selbstwertbewusstheit

Ihr Kind verfügt bereits über eine ganz passable und relativ stabile „Ich-Struktur" oder es ist spürbar dabei, eine solche aufzubauen, bei bereits bestehender oder sich entwickelnder partnerschaftlicher Bindungsfähigkeit. Sein Selbstwertgefühl ist gestärkt worden durch positive soziale

Erfahrungen im Kindergarten und durch positive, motivierende, vorschulische Lernerfahrungen.

Die Lust zu lernen, sich Vergleichen auszusetzen, sich anstrengen zu müssen, die Bereitschaft, Hausaufgaben zu erledigen, ist bei vielen Kindern während ihres letzten Jahres im Kindergarten gewachsen. Viele Kinder schauen der neuen Zukunft jedoch auch mit Skepsis und Zweifeln entgegen. Sie fühlen mit Recht, dass ihre Freiheit nicht mehr die alte sein wird.

Obwohl Ihr Kind gerne zu einer Gruppe von Freundinnen und Freunden gehört, legt es doch Wert darauf, nicht völlig von ihnen vereinnahmt zu werden. Es besteht auf seinen eigenen, ihm wichtigen Aktivitäten und weiß seine Familie und sein Zuhause zu schätzen, nicht zuletzt, weil es schon im Kindergarten andere Familien etwas genauer kennen gelernt hat.

Ihr Kind gibt bei Schwierigkeiten, die bei Ihren oder seinen Aktivitäten und Beziehungen entstehen, nicht gleich auf. Es versucht, zu einer angestrebten Lösung zu kommen, kann also gelegentliche Frustrationen ganz gut aushalten, Frustrationstoleranz gehört dazu. Ihr Kind weiß nun mit Bestimmtheit, dass es ein Mädchen, ein Junge ist, und übernimmt seine Rolle, auch imitierend, aktiv in Kleidung und Verhalten.

Der Schuleintritt fordert von Ihrem Kind die Akzeptanz, dass das Leben nun von Erwachsenen, von der Uhr, von den Notwendigkeiten und Realitäten des Alltags bestimmt wird.

Schulische Anforderungen

Dass die körperlichen und gesundheitlichen Voraussetzungen gegeben sind, davon gehe ich hier aus. Sie ist Sache der kinderärztlichen Beratung, der Vorsorgeuntersuchung und einer eventuellen, in den Bundesländern unterschiedlich gehandhabten Schuleingangsuntersuchung.

Der Schuleintritt eines Kindes erzwingt nicht nur vom Kind eine komplette Veränderung seines Tagesablaufes. Die ganze Familie ist davon betroffen. Ihr Kind muss morgens für die Schule mit oder ohne Ihre Hilfe gerichtet sein, sollte mit etwas Ruhe gefrühstückt haben. Der Schulweg wurde bereits erkundet, auf die Gefahren aufmerksam gemacht, vielleicht sogar die notwendigen Überquerungen geübt. Auf der Toilette muss sich Ihr Kind selbst zu helfen wissen.

Die Uhrzeit spielt plötzlich eine das Leben bestimmende Rolle. Sie ist von einer Uhr abzulesen. Viele Kinder können die Zeit bei Schulantritt noch nicht präzise, aber doch annähernd an einer Uhr ablesen. Aber keineswegs alle. Diejenigen, die mit Uhren noch ihre Schwierigkeiten haben, werden dieses Ziel im laufenden Schuljahr erreichen. Die Motivation ist hoch, nicht allzu sehr hinter den anderen zurückzubleiben, die bereits die Zeit sicher an ihren eigenen Armbanduhren ablesen können.

Ihr Kind muss eine bestimmte Zeit auf einem Stuhl sitzen bleiben. Es kann sich nicht mehr nach Belieben bewegen, wenn ihm danach zumute wäre. Zu einem Klassenverbund gehören auch immer Störfaktoren, die ein Kind zwingen, auch unter Störungen bei einer Sache zu bleiben, seine Konzentrationsfähigkeit aufrechterhalten zu können.

Noch nicht schulfähig?

Auffälligkeiten, die die Schulfähigkeit bedrohen, sollen hier nur aufgezählt werden. Eine kinderärztliche Beratung ist notwendig bei:

- Hinweisen auf frühe Lernstörungen, Konzentrationsschwäche (s. S. 197),
- geringen positiven oder negativen, vorschulischen Lernerfahrungen, ohne oder mit Kindergarten,
- geringen, positiven oder negativen, vorschulischen sozialen Erfahrungen, ohne bzw. mit Kindergarten,
- auffälliger Angstsymptomatik vor Menschen, Tieren, Situationen,
- noch enger, auch körperlicher Bindung an Bindungspersonen,
- wenn transitorische Gegenstände noch von erheblicher Bedeutung sind,
- bei fast ausschließlichem Rückzug in eigene Spielwelten,
- bei geringer Selbstwertbewusstheit oder geringem Selbstbewusstsein.

Schlafen und Schlafzeiten

Ab dem fünften Lebensjahr sollten Schlafstörungen selten sein. Die tagsüber geleisteten Aktivitäten sorgen meist für einen guten, manchmal auch sehr tiefen Schlaf. Ob Rituale noch notwendig sind und welche, entscheiden Kinder in diesem Alter oft selbst.

Bei immer wiederkehrenden Schlafstörungen, wie Angstträumen, Schlafwandeln, Einnässen, ist kinderärztliche Hilfe notwendig. Auch schwierige Familienkonstellationen vermögen den Schlaf eines Kindes in diesem Alter zu beeinträchtigen.

Auf ausreichenden Schlaf ist zu achten, wobei ich wiederhole und betone, dass die Schlafdauer, die Kinder benötigen, individuell sehr unterschiedlich ist.

Ruhezeiten ohne Schlaf

Tagsüber werden die wenigsten Kinder bereit sein, sich eine Ruhepause zu gönnen. Wenn jedoch die Mutter, der Vater eine Pause benötigt und ihr Kind um eine stille Zeit in seinem Zimmer oder beim eigenen Spiel gebeten wird, sollte es im Zusammenhang mit der Teilhabe nicht so schwierig sein, mit dem Kind eine Übereinkunft zu finden, die allen Beteiligten das Ihrige ermöglicht.

Gefährdungen durch Unfälle

Kinder werden zunehmend selbstständiger, auch in ihren Unternehmungen.

Spielen im Freien

Die Unternehmungen nachmittags hängen stark von der häuslichen Umwelt und auch von den Interessen der Eltern ab.

Ist ein Garten zum Spielen geeignet? Ist ein Kinderspielplatz, ein Park in der Nähe? Sind die Spielmöglichkeiten sehr eingeschränkt? Sind sie mit Gefahren verbunden?
- Lesen Sie noch einmal, was auf S. 202 ff. zu diesen Gefahren steht.
- Die Ertrinkungsgefahr ist immer noch groß, allerdings nicht mehr in Behältern, Wannen und Gewässern mit niedrigem Wasserstand. Ihrem Kind Schwimmen beizubringen ist jedoch die andere, weit bessere Alternative.

Gefahren zu Hause

Die Unfallgefahr wird groß sein, wenn Kinder ihre „Teilhabe" ausprobieren wollen: Gefahren durch elektrischen Strom, durch Verletzungen durch laufende Geräte, schwere Verletzungen durch ungeübte Handhabung.
- Die Werkzeuge eines handwerklich geschickten Vaters gehören unter Verschluss, damit der nachahmen und teilhaben wollende Sohn sich nicht gefährdet oder verletzt.

- Vergiftungsmöglichkeiten mit Lösungs- und Reinigungsmitteln, mit Säuren, mit Essigkonzentrat, mit Medikamenten ausschließen. Keine dieser Chemikalien in Flaschen aufbewahren, in denen auch Getränke bevorratet werden.

Gefahren im Straßenverkehr

Fünf- und Sechsjährige reagieren immer noch spontan und leicht ablenkbar im Straßenverkehr: Eine Katze, die sie versuchen zu streicheln, ein Hund, den sie fürchten und dem sie aus dem Weg zu gehen versuchen. Üben Sie mit und erklären Sie ganz direkt Ihrem Kind, wie es sich im Straßenverkehr zu verhalten hat:
- Fußgängerüberwege, Zebrastreifen benutzen. Vor Betreten des Überwegs: Stopp! Genau schauen! Gehen! Dabei den Verkehr nicht aus den Augen lassen, Handzeichen geben.
- Nicht den kürzesten Weg zum Kindergarten, sondern den sichersten.
- Nicht zwischen parkenden Autos plötzlich versuchen, die Straße zu überqueren.
- Anderen Verkehrsteilnehmern mit der Hand Zeichen geben.
- Die wichtigsten Verkehrszeichen Ihrem Kind verständlich machen.
- Ampelzeichen verstehen und beachten.
- Nie und nimmer spielen auf der Straße, auf verkehrsgefährdeten Plätzen.
- Im Herbst und Winter farblich auffällige, lichtreflektierende Kleidung.
- Kein Radfahren ohne Helm!

ENTWICKLUNG IN ALTERSABSCHNITTEN

Grenzsteine 60. Monat

Bewegungsentwicklung
- Kann Treppen beim Auf- und Absteigen, mit Beinwechsel, sicher und freihändig begehen.
- Fängt größere Bälle (Durchmesser etwa 20 cm) mit Händen, Armen, Körper auf, wenn sie aus etwa 2 m Entfernung zugeworfen werden.

Bewegungsentwicklung der Hände und Finger
- Kann mit Kinderschere an einer geraden Linie ziemlich genau entlangschneiden.
- Schreibt einzelne Buchstaben, Zahlen, den eigenen Namen mit großen Buchstaben (auch seitenverkehrt erlaubt).

Sprach- und Sprechentwicklung
- Gibt Ereignisse/Geschichten in richtiger zeitlicher und logischer Reihenfolge wieder, mit korrektem, jedoch noch einfach strukturiertem Satzbau.
- Keine auffälligen Aussprachefehler.

Kognitive Entwicklung
- Erkennt und benennt Grundfarben (Blau, Grün, Rot, Gelb, Schwarz, Weiß).
- Intensive Rollenspiele, Verkleidungen, Verwandlungen in Tiere, „Helden", Vorbilder, auch mit anderen Kindern (Skripts).
- Malt und gestaltet gut erkennbare Bilder und Szenen.

Soziale Entwicklung
- Kann Spielzeug, Süßigkeiten u. Ä. zwischen sich und anderen gerecht aufteilen.
- Lädt andere Kinder zu sich ein, wird selbst eingeladen.

Emotionale Entwicklung
- Sucht gelegentlich noch engen Körperkontakt: bei Kummer, Müdigkeit, Erschöpfung, Krankheit u. ä. Ereignissen.
- Kann auch über beschämende, frustrierende, unerfreuliche Ereignisse berichten.

Ich-Entwicklung
- Weiß, dass es Mädchen oder Junge ist, und verhält sich auch danach.
- Schämt sich, wenn es zu Recht getadelt wird, freut sich sichtbar über verdientes Lob.

Selbstständigkeitsentwicklung
- Kennt die Bedeutung der Farben Rot und Grün bei Ampeln im Straßenverkehr und beachtet sie auch.
- Selbstständiges Waschen, Zähneputzen.
- Zieht sich weitgehend selbst an.
- Vorder- bzw. Rückseite der Kleidung wird erkannt und beim Anziehen beachtet.

Glossar

Als-ob-Spiele Kinder haben die angeborene Tendenz, alleine oder mit anderen Kindern Erfahrungen, die sie gemacht und die sie emotional beeindruckt haben, nachzuspielen. Dazu bedienen sie sich auch fiktiver Mittel. Ein Stück Holz dient als mobiles Telefon, ein flacher Stein als Teller, Blätter, kleine Ästchen als Spaghetti und Salat, aus einem leeren kleinen Plastikgefäß wird mit einem imaginären Löffel Suppe gegessen oder einer Puppe, einem Plüschtier gefüttert. Die Liste ließe sich beliebig fortsetzen.

Wenn mehrere Kinder ein Als-ob-Spiel beginnen, müssen zuerst die Rollen verteilt werden. Übernimmt ein Kind eine bestimmte Rolle, z.B. als Krankenschwester, Kellnerin, Pirat, Mutter, Vater oder Kind, wird von den Mitspielerinnen und Mitspielern erwartet, dass sie ihr Drehbuch (Skript s. u.) kennen, beherrschen und übernehmen können. Spielt ein Kind alleine, z.B. als Mutter einer Puppenfamilie, wird es im Verlauf des Spiels verschiedene Personen und deren Skripts abwechselnd spielen müssen und tut das auch.

Dopamin und dopaminerge Wirkungen
Dopamin, ein eher einfach gebautes Molekül, ist einer der chemischen Botenstoffe des Gehirns, ein sog. Neurotransmitter (s. u.). Dopamin ist u. a. der Botenstoff zum Aufbau von Belohnungsgefühlen des Gehirns, vermittelt über das limbische System (s. u.).

Endorphine Endorphine werden im Gehirn gebildet, sie sind daher körpereigene Botenstoffe. Chemisch sind sie wie kleine Eiweißmoleküle gebaut. Sie haben ähnliche, schmerzreduzierende Wirkungen wie Opium. Bei schwerer körperlicher Anstrengung, bei Dauerstress und bei hohen sportlichen Belastungen kommt es zur Ausschüttung von körpereigenen Endorphinen. Außer der Schmerzreduzierung haben Endorphine aber auch eine Wirkung wie das Dopamin auf das Belohnungssystem und auf das Stirnhirn (s. o. und u.).

Evolutionstheorie Die Evolutionstheorie von Charles Darwin (1809–1882) geht davon aus, dass die Entstehung des Lebens auf der Erde, also der Pflanzen, Tiere und Menschen, bis heute über einen sehr langen Zeitraum und über einen Prozess der natürlichen Selektion erfolgte. Die Selektion bevorzuge Lebewesen, die eine optimalere Anpassung an vorgegebene Lebensbedingungen in ihrer genetischen Ausstattung besitzen. Ein menschenaffenähnliches Lebewesen ist vor etwa fünf Millionen Jahren in Afrika „auf die Beine" gekommen. Es konnte bereits aufrecht gehen, auf Füßen, die den heutigen Füßen bereits sehr ähnlich waren. Dieses schon auf den Beinen stehende und gehende

GLOSSAR

Wesen ist eines der frühesten Glieder aus der Reihe der Vorfahren des heutigen Menschen gewesen. Ein etwas jüngeres Glied (etwa 3,25 Millionen Jahre alt) von dem 1972 ziemlich viele Skelettteile in Ostafrika gefunden wurden, ist, da weiblich, unter dem Namen „Lucy" weltberühmt geworden.

Genotyp Die Gesamtheit aller in den Genen eines Individuums vorhandenen und potenziell vererbbaren Eigenschaften, die ein Individuum von seinen Eltern und von den Vorfahren über viele Generationen hin geerbt hat.

Handlungsschemata Schon von Anfang an bilden Kinder in ihrem Gedächtnis für Wiedererkennung und für Handlungsabläufe spezifische Erinnerungskomplexe (Repräsentationen s. u.) für bestimmte Kategorien (z. B. Frauen, Männer, Flasche, Brust), die sie erleben und die sie wiedererkennen. Das gilt auch für bestimmte, typische Ereignisse und Handlungsabläufe, wie Nahrungsaufnahme, Gewickeltwerden, Art der gemeinsamen Spielchen und Körperkontakte oder für Vorstellungen in der kinderärztlichen Praxis bei den Vorsorgeuntersuchungen. Die Handlungsschemata werden mit zunehmendem Alter komplexer, besonders für die Regeln der sozialen Kompetenz und des sozialen Verhaltens.

Hippocampus Der Hippocampus ist Teil des limbischen Systems (s. u.).

Hirnhälften Gemeint sind hier vor allem die rechte und linke Hirnrinde. Vorwiegend in der rechten Hirnhälfte werden gespeichert: Emotionen und emotional festgelegte Situationen und Personen, das Lebensgedächtnis, das Wiedererkennungsgedächtnis, das Gedächtnis für Handlungsabläufe, dazu Musik, kreatives und emotionales Denken, Sprachmelodie, automatisierte, gelernte Motorik. Vorwiegend in der linken Hirnhälfte werden gespeichert: Sprache, Wort- und Grammatikgedächtnis, Lesen, Rechnen, Schreiben, rationales Denken und Argumentieren, kontrolliertes Bewegungslernen.

Hypothesen- und Theoriebildungen Schon von Anfang an bilden Kinder mithilfe ihres Wiedererkennungsgedächtnisses eine gezielte Erwartung, wenn sich Erfahrungen wiederholen, die sie schon einmal so oder ähnlich gemacht haben. Sie versuchen, die neue Erfahrung an eine bereits gespeicherte Erfahrung anzukoppeln. Gelingt dies nicht, müssen sie für die neue Erfahrung eine neue Repräsentation (s. u.) in dem dafür zuständigen Gedächtnis einrichten.

Imitation Spontanes oder verzögertes Nachahmen von Gesten, Mimik, Sätzen, Dialekt, bestimmten Verhaltensmustern wie Trotz oder soziale Anpassung, Körperhaltungen, typischen Bewegungen, die Kindern imponieren und die sie von ihren Bindungspersonen oder von anderen Kindern übernehmen. Direkte Nachahmung ist vom ersten Lebenstag an möglich.

Die dazu notwendigen neuronalen Netzwerke (s. u.) sind bei Geburt bereits gereift und arbeitsfähig. Imitation ist der wohl

GLOSSAR

stärkste angeborene Lernmotor überhaupt, vor allem in Gesellschaften, in denen die Kinderwelt nicht von der Erwachsenenwelt getrennt ist.

Inkonsistenzen Das Überspringen, das Nichtabsolvieren oder ein vorübergehendes Zurückfallen von Entwicklungsstufen in einem bestimmten Entwicklungspfad (z. B. schon Stehen mit Festhalten, ohne schon frei sitzen oder krabbeln zu können; oder schon sind die ersten Schrittchen gegangen und dann wird doch wieder vorübergehend nur gekrabbelt. Bei der Sprachentwicklung: Die ersten Worte wurden gesprochen, dann scheint die Sprachentwicklung für Wochen blockiert zu sein). Inkonsistenzen, manchmal auch Diskontinuitäten genannt sind normale Anteile adaptiv verstandener Entwicklungsverläufe.

Intelligenz, multiple Die Intelligenz wird in unserer Kultur mit einem Intelligenztest gemessen und mit einem Intelligenzquotienten angegeben. Dieser sagt jedoch nur etwas über bestimmte Anteile der vorhandenen Intelligenz aus: die Intelligenz, die für die Schulleistungen zuständig ist. Nach Gardner existieren jedoch noch andere Intelligenzen, die in der Schule jedoch weniger gefragt sind: soziale, emotionale Begabungen, eine sprachliche Intelligenz der Schriftsteller, der Poeten, eine musikalische Intelligenz, eine Intelligenz für räumliche Erfassungen, wie sie Seefahrern, Nomaden, Architekten, Bildhauern eigen ist, eine Intelligenz für visuelle Eindrücke und Farben, wie sie Malerinnen und Maler, Innenarchitektinnen und Innenarchitekten besitzen, naturalistische Intelligenzen der Biologen und Naturforscher oder die körperlich-kinästhetische Intelligenz von Tänzerinnen und Tänzern, Schauspielerinnen und Schauspielern, Sportlerinnen und Sportlern oder von Artisten.

Limbisches System Ein in der Tiefe des Gehirns etablierter, uralter, schon bei niedrigen Wirbeltieren existenter Hirnanteil, der jede in das Gehirn einlaufende Wahrnehmung auf ihre Nützlichkeit oder Schädlichkeit überprüft. Beim Menschen legt das System außerdem die emotionale Bewertung fest. Das limbische System besteht aus drei Anteilen: den beiden Mandelkernen (weil sie wie Mandeln aussehen), einem dopaminergen neuronalen Netzwerk und dem Hippocampus. Die beiden Mandelkerne versuchen, negativen Erfahrungen durch ein Vermeidungsverhalten gegenzusteuern. Sie bilden damit ein Vermeidungssystem. Gute, nützliche, erfreuliche Erfahrungen möchte der Organismus gerne wieder und öfter erleben. Das dopaminerge neuronale Netzwerk sorgt dafür, dass positive Erfahrungen immer wieder erlebt werden, es steuert daher ein Belohnungs- und Motivationssystem. Bei beiden Verhaltensbeurteilungen gut oder schlecht sind immer auch andere Gehirnanteile involviert. Der Hippocampus überträgt die emotional positiv oder negativ eingefärbten Erfahrungen, wenn sie für das Leben des individuellen Menschen wichtig sind, in sein Langzeitgedächtnis. Die Übertragung in das Langzeitgedächtnis erfolgt während des Schlafes, vor allem in dessen REM-Phasen.

221

GLOSSAR

Mandelkerne Anteile des limbischen Systems, s. o.

Neuronale Netzwerke Neuronale Netzwerke werden von kleineren oder größeren Gruppen von Nervenzellen (Neuronen) gebildet, die, zusammengeschlossen, eine bestimmte Funktion steuern können. Sie sind lebenslang lern- und funktionsfähig und damit dynamisch veränderbar. In neuronalen Netzwerken werden neue oder veränderte Gefühle, Gedanken, Wahrnehmungen und neue motorische Fertigkeiten gespeichert. Einige ausgereifte, funktionsfähige motorische neuronale Netzwerke stehen schon einem neugeborenen Kind zur Imitation (s. o.) zur Verfügung.

Neurotransmitter Sie übertragen mit chemischen Reaktionen Informationen von einer Nervenzelle auf eine andere. Die Orte, an denen Nervenzellen Kontakt miteinander aufnehmen, heißen Synapsen. In den ersten Lebensjahren „vernetzen" sich die Nervenzellen (Neurone) massiv (synaptische Verknüpfung), danach werden die Vernetzungen zu etwa 50 Prozent wieder zurückgenommen, wenn sie keine ausreichenden Kontakte gebildet oder gefunden haben.

Objektpermanenz Etwa um den neunten Lebensmonat hat ein Kind gelernt, dass Spielzeug, Gegenstände, die mit einem Tuch vor seinen Augen verdeckt wurden, trotzdem nicht verschwunden sind. Es wird das Tuch wegziehen, um die verschwundenen Objekte wieder „zur Erscheinung zu bringen".

Vor dem Eintreten der Objektpermanenz existiert ein Gegenstand für ein Kind nicht mehr, sobald er nicht zu sehen ist: aus den Augen, aus dem Sinn. Die heutigen Kenntnisse über die kognitiven Fähigkeiten von Babys lassen jedoch Zweifel an der Allgemeingültigkeit der Objektpermanenz entstehen.

Repräsentationen Erfahrungen über und mit Objekten, Tieren, Pflanzen, Ereignissen, Geräuschen, aber auch Wörter, Sätze, Kategorien und Abläufe wie Schemata oder Skripts (s. u) werden in den entsprechenden Gedächtnissen gespeichert. Die neurobiologische Fixierung in einem Gedächtnis steht somit stellvertretend, repräsentierend, symbolisch für Objekte, für das Wahrgenommene, Erlebte, Gelernte. Repräsentationen ermöglichen dem Gehirn bewusstes oder unbewusstes Erinnern und Vergleichen. Neue Erfahrungen, neu gelernte Fakten werden möglichst mit bereits vorhandenen Repräsentationen verknüpft. Ist dies nicht möglich, muss eine neue Kategorie, ein „neuer Ordner" geschaffen werden. Repräsentationen sind die Voraussetzung für das Erlernen von neuen Fakten, neuen Handlungsstrategien und für kognitive und motorische Leistungen und Operationen.

Skripts Skripts (Drehbücher der Filmindustrie) sind Zusammenfassungen von Repräsentationen, die einen bestimmten und sehr typischen Handlungsablauf charakterisieren. Im Gegensatz zu einem Handlungsschema spielt bei Skripts die soziale Kompetenz eine große Rolle: Wie agiere ich mit anderen und in welchen zeitlichen logischen und sozialen Zusammenhängen?

Ein Beispiel wäre das persönliche Skript eines Vierjährigen, einer Fünfjährigen bei einer Vorsorgeuntersuchung, bei der sich Arzthelferin und Kinderärztin und Kinderarzt mit dem Kind unterhalten: Das Kind weiß, dass die Begegnung einen gewissen ritualisierten Ablauf nehmen wird. Paradebeispiele sind die schon etwas komplizierteren Als-ob-Spiele, bei denen jedes mitspielende Kind seine Rolle zu übernehmen hat, die es sprechend und spielend genau in das Spiel der anderen Kinder einpassen muss.

Spiegelneurone Spiegelneurone sind neuronale Netzwerke, die die Fähigkeit besitzen, beobachtetes Verhalten zu „spiegeln", damit es spontan oder verzögert genau und seitenkorrekt imitiert werden kann. Die Spiegelneurone lösen also bei einem Kind, das zu imitieren beabsichtigt, „gespiegelte" Bewegungsimpulse aus. Das Netzwerk der Spiegelneurone ist ab dem ersten Lebenstag funktionsfähig. Die neuronalen Netze der Spiegelneurone befinden sich u.a. auch im sogenannten

Broca-Zentrum, in dem die Sprach- und Mundbewegungen und die Sprachinhalte zusammengestellt und auf den Weg zu Stimme, Zunge und Mund geschickt werden. Aber auch in anderen Zentren zur Bewegungssteuerung liegen Netzwerke der Spiegelneurone.

Stirnhirn Das Stirnhirn ist der jüngste und ein großer Anteil des menschlichen Gehirns. Seine Funktionen steuern daher auch typisch menschliches Verhalten, wie Selbstkritik, emotionale und soziale Kontrolle, ethisches und moralisches Verhalten, Abwägen von Risiken und vorausschauendes Planen und Handeln, unter Beachtung der sich daraus ergebenden Risiken und Vorteile. Das Stirnhirn wird erst ab dem dritten Lebensjahr aktiv. Der untere, hintere Pol des Stirnhirns, der über den Augen liegt, ist direkt mit dem limbischen System verbunden. Sein Name ist von der Lage abgeleitet: orbitales (der Augenhöhle nahes) Stirnhirn.

Synapsen Das sind die Orte, auf denen Nervenzellen über ihre Fortsätze Kontakt miteinander aufnehmen, s. o., Neurotransmitter.

Literatur

L. Acredolo/S. Goodwyn: **Baby-Sprache.** Rowohlt, Hamburg 1999.

M. S. Ainsworth u. a.: **Patterns of attachment.** The strange situation. Erlbaum, Hilsdale-New York 1978.

J. A. Astington: **Wie Kinder das Denken entdecken.** Reinhardt, München 2000.

H. I. Bachmann: **Malen und Ich-Entwicklung.** In: B. Zollinger (Hrsg.): Kinder im Vorschulalter. S. 139–181. Haupt, Stuttgart, Wien 1998.

J. Bauer: **Warum ich fühle, was du fühlst (Spiegelneurone).** Hoffmann und Campe, Hamburg 2005

D. Bischof-Köhler: **Zusammenhänge zwischen kognitiver und emotionaler Entwicklung in der frühen Kindheit und im Vorschulalter.** In: H. Keller, (Hrsg.): Lehrbuch der Entwicklungspsychologie, S. 319–376. Huber, Bern, Göttingen 1998.

J. A. Bowlby: **A secure base.** Routledge, London 1988.

J. T. Bruer: **Der Mythos der ersten drei Jahre.** Beltz, Weinheim 2003.

W. Butzkamm/J. Butzkamm: **Wie Kinder sprechen lernen.** Franke, Tübingen 1999.

S. Fraiberg: **Die magischen Jahre.** Hoffmann & Campe, Hamburg 1996.

H. Gardner: **Vielerlei Intelligenzen. Spektrum der Wissenschaft**, S. 18–23. Spezial: Intelligenz, Nachdruck 1/2000.

U. Goswami: **So denken Kinder.** Huber, Bern, Göttingen 2001.

H. Grimm: **Störungen der Sprachentwicklung.** Hogrefe, Göttingen 1999.

K. E. Grossmann u. a.: **Die Bindungstheorie.** In: H. Keller (Hrsg.): Handbuch der Kleinkinderforschung, 3. Aufl. Huber, Bern, Göttingen 2003.

S. B. Hrdy: **Mutter Natur.** Berliner Taschenbuch Verlag, Berlin 2002.

J. Juul: **Das kompetente Kind.** 4. Aufl. Rowohlt, Hamburg 2005.

H. Keller: **Cultures of infancy.** Erlbaum,Mahwah NJ 2007.

H. Keller: **Die Kulturen des Säuglingsalters.** In: Handbuch der Kleinkindforschung. 4. Aufl. Huber, Bern Göttingen, 2011.

M. Knopf u.a. : **Die Entwicklung des Gedächtnisses von Säuglingen.** In H. Keller (Hrsg.): Handbuch der Kleinkindforschung, 4. A. Huber, Bern, 2011.

R. H. Largo: **Babyjahre.** 3.Aufl. Piper, München, 2009.

R. H. Largo/C. Benz: **Spielend lernen.** S. 56–75 In: M. Papousek, A. v. Gontard (Hrsg.): Spiel und Kreativität in der frühen Kindheit. Leben lernen, S. 159. Pfeiffer bei Klett-Cotta, Stuttgart 2003.

H. J. Markowitsch/H. Welzer: **Das autobiographische Gedächtnis.** Klett-Cotta, Stuttgart 2005.

A. Meltzoff, P. Kuhl: **Forschergeist in Windeln.** Piper, München 2003.

R. Michaelis: **Motorische Entwicklung (als Paradigma der kindlichen Entwicklung).** In: H. Keller (Hrsg.): Handbuch der Kleinkinderforschung, 4. Aufl. Huber, Bern, Göttingen 2011.

R. Michaelis: **Entwicklung der emotionalen Kompetenz.** In: H. G. Schlack (Hrsg.): Entwicklungspädiatrie. Marseille, München 2004.

R. Michaelis: **Entwicklung der Sprache und des Sprechens.** In: H. G. Schlack (Hrsg.): Entwicklungspädiatrie. Marseille, München 2004.

R. Michaelis: **Das Grenzsteinprinzip.** In: H. G. Schlack (Hrsg.): Entwicklungspädiatrie. Marseille, München 2004.

R. Michaelis: **Frühe Lernstörungen.** In: H. G. Schlack (Hrsg.): Entwicklungspädiatrie. Marseille, München 2004.

A. Newen: **Wer bin ich?** Spektrum der Wissenschaften 3, 62–66, (2011).

M. Papoucek u. a. (Hrsg.): **Regulationsstörungen der frühen Kindheit.** Huber, Bern, Göttingen 2004.

S. Pauen: **Säuglingsforschung aus kognitiver Sicht.** In: H.

LITERATUR

Keller (Hrsg.): Handbuch der Kleinkinderforschung, 3. Aufl. Huber, Bern, Göttingen 2003

S. Pauen: **Vor dem Sprechen. Gehirn und Geist.** Spektrum der Wissenschaft 1/2003.

F. Petermann/S. Wiesebusch: **Entwicklung emotionaler Kompetenz in den ersten sechs Lebensjahren.** Kindheit und Entwicklung 10: S. 189–200, 2001.

F. Petermann/I. Stein/T. Macha: **Entwicklungstest 6 Monate bis 6 Jahre,** (ET 6–6). 2. Aufl. Harcourt, Frankfurt 2004

N. A. Schore: **Zur Neurobiologie der Bindung zwischen Mutter und Kind.** In: H. Keller (Hrsg.): Handbuch der Kleinkinderforschung, 3. Aufl. Huber, Bern, Göttingen 2003.

G. Szagun.: **Das Wunder des Spracherwerbs.** Beltz, Weinheim 2007.

M. Tomasello: **Die kulturelle Entwicklung des menschlichen Denkens.** Suhrkamp, Frankfurt/M. 2002.

M. Tomasello: **Kulturelle Transmission:** Eine Betrachtung aus dem Blickwinkel von Schimpansen und kleinen Kindern. In:

H. Keller (Hrsg.): Handbuch der Kleinkinderforschung, 3. Aufl. Huber, Bern, Göttingen 2003.

M. Tomasello: **Warum wir kooperieren.** edition unseld, Suhrkamp, Berlin, 2010.

D. W. Winnicott: **Reifungsprozesse und fördernde Umwelt.** Kindler, München 1974.

D. W. Winnicott: **Von der Kinderheilkunde zur Psychoanalyse.** Kindler, München 1976.

C. Wolfensberger-Hässig: **Verhaltensforschung im Kinderzimmer.** Goldmann, München, 1974.

Register

Ablösungsprozess 148
Adaptation 9, 15, 26, 125
Als-ob-Spiele 71, 159, 178, 219
Ambivalenz 200
Anerkennung 80, 88
Ängste 11, 172, 181, 182, 183, 200, 214
– Kopfumriss 137
Anpassung 25
Anpassungsprozess 16
Arbeitsgedächtnis 60, 63
Artikulation 130

Babysprache 115
Basteln 206
Bauen 206
Belohnungssystem 33, 102, 103, 219
Bilderbücher 146
Bindung 44
Bindungsperson 26, 38, 42, 62, 73, 85, 114, 133, 147
– Zahl 43
Bindungsverhalten 10, 38, 96, 97, 122, 135, 160, 180, 212
– Kriterien 40
– sicheres, unsicheres 42
– Störung 46

Dialog 8, 41, 50, 76, 87
Dopamin 33, 219

Egozentrismus 161
Einschlafprobleme 188
Eltern 96
Endorphine 219
Entwicklung 14, 31
– 1. Lebenshalbjahr 110
– 2. Lebenshalbjahr 125
– 3. Lebenshalbjahr 142
– 3. Lebensjahr 172
– 4. Lebenshalbjahr 152

– 4. Lebensjahr 190
– 5. Lebensjahr 205
– altersgebundene 110, 125, 142, 152, 172, 190, 205
– altersgebundene Besonderheiten 119, 138, 149, 161, 181, 197, 214
– Anpassungsprozess 16
– Bewegungsentwicklung 114, 128, 143, 155, 174, 190, 206
– emotionale 117, 135, 148, 160, 181, 196, 212
– frühe 6
– individuell 20
– kognitive 115, 130, 146, 157, 177, 194, 208
– Körpermotorik 112, 127, 142, 152, 172, 190, 206
– Kultur 27
– Schlaf 119, 139, 149, 169, 187, 201, 216
– Sehen und Hören 119, 138, 149, 169, 187, 201
– soziale 116, 133, 147, 158, 179, 195, 210
– Sprach- und Sprechentwicklung 114, 129, 143, 155, 174, 191, 208
– Umwelt 26
– Verstehen 9
Entwicklungsalter 23
Entwicklungskonzept 21, 31
Entwicklungspfade 11, 20, 21, 107
Entwicklungsstörung 20
Erfahrungswelten 89
Erinnerung 58
Erinnerungsspeicher 57
Erklärungsmodelle 92
Evolutionstheorie 219

Fahren 172
Faktengedächtnis 56
Familie 94, 103
– Erziehungsaufgabe 94
– Gewohnheiten 158
Fernsehen 200
Fortschritte 19
Fremdeln 133
Frustrationstoleranz 215

Gedächtnis 7, 47
– Arbeitsgedächtnis 60
– bewusst 55, 63
– Fakten, Ordnungen, Regeln 55
– früheste Lebenserfahrungen 49
– Handlungsabläufe 51
– Konditionierung 54
– Körpergefühl 51
– Lebensgedächtnis 57
– unbewusst 47, 62
– Vergleichen 50
– Wiedererkennen 50
– Wiedererkennung 49
Gedächtnisbildung 58
Gedächtnisspeicher 209
Gefährdungen durch Unfälle 123, 139, 150, 171, 188, 202, 217
Gehirn 30, 32
– linke Hirnhälfte 133
– rechte Hirnhälfte 35, 39
– Stirnhirn 37
Gehirnentwicklung 15
Gehör 14
Genotyp 220
Geschlecht 73
Gewissen 37, 186, 211
Gleichgewichtskontrolle 154
Glückshormone 118
Grammatik 156
Greifreflex 114

REGISTER

Grenzen setzen 79
– Maßstäbe 82
Grenzsteine 10, 17, 106
– 6. Monat 124
– 12. Monat 140
– 18. Monat 151
– 24. Monat 170
– 36. Monat 189
– 48. Monat 203
– 60 . Monat 218
Großfamilie 96
Grunderfahrungen 158

Händigkeit 174
Handlungsabläufe 62
Handlungsschemata 131, 220
Helfenlassen 179
Hippocampus 33, 220
Hirnhälften 220
Hochziehen 128
Hörbeeinträchtigung 149
Hörfähigkeit 14, 119, 201
Hüpfen 172

Identifikation 72, 201
Imitation 8, 52, 54, 164, 176, 220
Individualität 9, 21, 28, 31, 56, 96
– angeboren 28
– erworben 28
Inkonsistenz 20, 21, 31, 127, 221
Intelligenz 24, 221

Kategorie 7, 54, 56, 90, 116, 146, 157, 177, 220
Kindergarten 15, 39, 69, 73, 149, 179, 190, 196, 197
Kinderreime 131
Kinderspielplatz 147
Kleinfamilie 94
Kommunikation 107, 114, 144, 156, 193
– nichtsprachlich 145
Konditionierungsgedächtnis 53, 54, 62

Konsens 75
Kontaktaufnahme 134
Kopfumrisse 137
Körpergefühl 51
Krabbeln 15, 19, 22, 85, 99, 125, 127
Kriechen 19, 127
Kultur 27

Lautäußerungen 114
Lautieren 115
Lebensalter 23
Lebensgedächtnis 57, 63
Lebensschemata 53
Lernen 10, 28, 32, 33, 35, 37, 44, 50, 73, 147
Lernstörung 22, 125, 190, 197, 216
Lese-Rechtschreib-Schwäche 22, 197
Limbisches System 32, 35, 221
– Bindungsverhalten 38
– Lernen 35
Logik 209
Logik, frühe 116
Lügengeschichten 199

Magie 182, 209
Magische Phase 172, 181, 198, 213
– Ängste 182
– Erwachsene 187
– Übergangsfunktion 186
– Verhalten 183
– Vorstellungswelt 182
Malen 174, 206
Mandelkerne 32, 34, 162, 163, 221, 222
Mehrsprachigkeit 176
Mimik 67
Missverstehen 70
Mogeln 211
Moral 160
Moro-Reaktion 113
Mutter 100

Nachahmung 8, 64, 80
– Auslöser 68
– Funktionen 64
– Identifikation 72
– negative Konsequenz 78
– positive Konsequenz 77
– spontane 66
– Sprache 68
– Störfaktor 74
– Verzögerung 70
Neugier 135, 157
Neurobiologie 101
neuronale Netzwerke 10, 20, 30, 33, 76, 101, 220, 222
Neurotransmitter 33, 219, 222

Objektpermanenz 60, 132, 222
Ödipuskomplex 186
Orientierung 58

Patchworkfamilien 98
Persönlichkeit 8, 83
Persönlichkeitsentwicklung 72
Pinzettengriff 129, 143, 155
Prototypen 116, 131

Regelmäßigkeit 52
Reifekonzept 18, 21, 99, 205
Reifung 14
Rennen 172
Repräsentationen 56, 60, 89, 131, 146, 195, 196, 206, 207, 208, 220, 222
Rituale 53, 147, 158, 165, 166, 188, 216
Rollenspiel 59, 72, 73, 80, 151, 179
Rückschritte 19
Rutschen 127

Scham 87
Schemata 51, 53, 110, 146, 157, 177, 210, 220
Schlaf 35, 53

227

REGISTER

Schmusetuch 136
Schreikinder 121
Schulbeginn 24
Schuleintritt 215
Schulfähigkeit 216
Schulreife 205, 214
Schulwissen 56
Schwachstellen 197
Selbst 83
Selbstbewusstheit 83
Selbstbewusstsein 41, 76, 159, 216
Selbstwahrnehmung 83, 85, 92
– bewusste 86
– selbstreflektiv 87
– unbewusste 85
Selbstwertbewusstheit 45, 76, 186, 214, 216
Selbstwertbewusstsein 100
Selbstwertgefühl 88
Sinneserfahrungen 32
Skripts 59, 157, 166, 177, 210, 211, 218, 222
Spiegelneurone 67, 80, 101, 223
Sprachbausteine 71
Sprache
– Anpassungsstrategien 191

– Einwortsätze 156
– Einwortsprache 145
– Experimentieren 193
– Grammatikfehler 156
– Pseudosprache 144
– Silbenketten 115
– Sprachliche Bewältigung von Abläufen 175
– Symbolsprache 130
– Zweiwortsätze 156
Sprachentwicklungsverzögerung 149
Stirnhirn 37, 57, 100, 101, 160, 213, 223
Stress 35, 37, 49, 158, 188, 203, 213
Symbolsprache 130
Synapsen 223

Teilhabe 8, 52, 64, 75, 81, 86, 112, 144, 162, 164, 205, 216, 217, 218
Teilnahme 8, 52, 70, 81, 146, 164
Theoriebildung 83, 110, 131, 165, 197, 198, 220
– Körper 198
– Religion 199
Theory of Mind 85

Tiefschlaf 35
Transistorische Objekte 136
Trennungsängste 88, 97, 136, 137, 158, 172, 179, 197, 200, 209
Treppen 142
Trotzalter 161
Trotzphase 161
Trotzverhalten 9, 53, 64, 74, 159, 162, 164, 213
– Entstehung 167
– Rituale 166
– Ursachen 165
– Zweijährige 168
T-Schema 117

Uhren 210
Umwelt 26
Urvertrauen 40

Variabilität 20, 21, 25
Vergleichen 50
Verlegenheit 87
Vernachlässigung 35
Verstehen 155
Vorlesen 178

Widerstand 54
Wiedererkennungsgedächtnis 49, 62

Impressum

Bibliografische Information der Deutschen Nationalbibliothek

Die Deutsche Nationalbibliothek verzeichnet diese Publikation in der Deutschen Nationalbibliografie; detaillierte bibliografische Daten sind im Internet über http://dnb.d-nb.de abrufbar.

Programmplanung: Alke Rockmann
Redaktion: Sabine Klonk
Bildredaktion: Christoph Frick

Umschlaggestaltung und Layout: CYCLUS Visuelle Kommunikation, Stuttgart

Bildnachweis:
Umschlagfoto: Gettyimages
Fotos im Innenteil: Fotolia: S. 29, 36 Mitte und unten, 65 unten, 95, 111, 126 Mitte, 141 Mitte, 153, 173 Mitte, 192, 207; Gettyimages: S. 3; Kunterbunt.net: S. 4, 5 unten, 12, 84, 126 oben und unten, 173 oben; Onoky/F1online: S. 141; Photo Alto: S. 5 oben, 65 oben und Mitte, 104; Plainpicture: S. 36 oben; Shotshop: S. 173 unten; Studio Nordbahnhof/Stuttgart: S. 48

Zeichnungen: Christine Lackner, Ittlingen

1. Auflage 2006, Knaur Ratgeber Verlag

4. vollständig überarbeitete Auflage 2012

© 2012 TRIAS Verlag in MVS Medizinverlage Stuttgart GmbH & Co. KG
Oswald-Hesse-Straße 50, 70469 Stuttgart

Printed in Germany

Satz und Repro: kaltner verlagsmedien GmbH, Bobingen
gesetzt in InDesign CS5
Druck: AZ Druck und Datentechnik GmbH, Kempten
Gedruckt auf chlorfrei gebleichtem Papier

ISBN 978-3-8304-6207-1

Auch erhältlich als E-Book:
eISBN (PDF)   978-3-8304-6157-9
eISBN (ePub) 978-3-8304-6159-3

1 2 3 4 5 6

Wichtiger Hinweis: Wie jede Wissenschaft ist die Medizin ständigen Entwicklungen unterworfen. Forschung und klinische Erfahrung erweitern unsere Erkenntnisse, insbesondere was Behandlung und medikamentöse Therapie anbelangt. Soweit in diesem Werk eine Dosierung oder eine Applikation erwähnt wird oder Ratschläge und Empfehlungen gegeben werden, darf der Leser zwar darauf vertrauen, dass Autoren, Herausgeber und Verlag große Sorgfalt darauf verwandt haben, dass diese Angaben dem Wissensstand bei Fertigstellung des Werkes entsprechen, jedoch kann eine Garantie nicht übernommen werden. Eine Haftung des Autors, des Verlags oder seiner Beauftragten für Personen-, Sach- oder Vermögensschäden ist ausgeschlossen.

Geschützte Warennamen (Warenzeichen) werden nicht besonders kenntlich gemacht. Aus dem Fehlen eines solchen Hinweises kann also nicht geschlossen werden, dass es sich um einen freien Warennamen handelt.

Das Werk, einschließlich aller seiner Teile, ist urheberrechtlich geschützt. Jede Verwertung außerhalb der engen Grenzen des Urheberrechtsgesetzes ist ohne Zustimmung des Verlags unzulässig und strafbar. Das gilt insbesondere für Vervielfältigungen, Übersetzungen, Mikroverfilmungen und die Einspeicherung und Verarbeitung in elektronischen Systemen.

Besuchen Sie uns auf facebook!
www.facebook.com/mama.mag.trias

Wie erziehe und reagiere ich richtig?

„Ja, super, dass ich es so gemacht habe."

Dieses sanfte Erziehungsbuch zeichnet sich durch den mitreißenden Stil der Autorin aus. Ein gelebtes Buch von Mutter zu Mutter und nicht von einer Erzieherin, die trocken Theorien und pädagogische Konzepte vorstellt.

Elizabeth Pantley
Erziehen ohne Frust und Tränen: Das liebevolle Elternbuch
224 Seiten, 40 Abbildungen
€ 17,99 [D] / € 18,50 [A] / CHF 25,20
ISBN 978-3-8304-6039-8

**In Ihrer Buchhandlung
Titel auch als eBook**

**Weitere Bücher zum Thema:
www.trias-verlag.de**

Mein Doktor heißt Mama!

Die Gesundheit unseres Kindes ist enorm wichtig. Deshalb fühlen wir uns so hilflos, wenn etwas nicht stimmt. Wie können wir ihm am besten helfen? Was tun bei Bauchweh, Halsschmerzen oder Lustlosigkeit? Muss ich immer gleich zum Arzt oder kann ich zunächst selbst etwas tun? Dieses Buch gibt Ihnen Sicherheit.

Isabella Schellenberg
Kinderkrankheiten von A–Z
440 Seiten, 121 Abbildungen
€ 24,99 [D] / € 25,70 [A] / CHF 35,–
ISBN 978-3-8304-6501-0

**In Ihrer Buchhandlung
Titel auch als eBook**

**Weitere Bücher zum Thema:
www.trias-verlag.de**

wissen, was gut tut